암치유 건강식단

한 그루의 나무가 모여 푸른 숲을 이루듯이
청림의 책들은 삶을 풍요롭게 합니다.

암 치유 건강 식단

목적별 집밥 레시피와 건강 식생활 지침서

삼성서울병원 & 삼성웰스토리 지음

증상별 추천 메뉴부터 매일 한 상까지,
맛과 영양을 모두 챙긴 집밥의 모든 것

청림Life

서문

의학이 빠르게 발전하는 시대에 살고 있지만, 암 치료의 본질은 여전히 '삶의 회복'에 있습니다. 그리고 그 회복의 출발점은 다름 아닌 '식사'와 '음식'이라고 할 수 있습니다. 영양과 식생활은 환자의 몸을 지탱하고 면역력을 유지하며, 부작용을 이겨 내도록 돕는 데 결정적인 역할을 하지요. 그러나 지금 우리는 불확실한 정보가 더 빠르게 유통되는 시대에 살고 있습니다. 인터넷과 SNS, 유튜브 등에는 '암에 좋다'는 이름 아래 다양한 식이요법과 민간요법이 쏟아지고 있습니다. 그렇다 보니 진료실에서 마주하는 많은 암 환자들이 "무엇을 먹어야 하나요?", "이건 정말 먹어도 되나요?", "인터넷에선 먹지 말라고 하던데요?"라는 질문을 합니다. 그 질문 속에는 공포와 불확실성, 정보의 홍수 속에서 길을 잃은 환자의 절박함이 담겨 있고요. 바로 그 절박함에 응답하고자, 『암 치유 건강식단』을 출판하게 되었습니다.

이 책은 단순한 식단 안내서가 아닙니다. 저희 삼성서울병원과 건강한 음식 문화의 동반자인 웰스토리가 협력하여, 암 치료 중 실제로 겪게 되는 오심, 구토, 식욕부진 등 식사 관련 증상을 이겨 낼 수 있는 식단과 유용한 지침들을 과학적 근거에 기반해 담은 생활 지침서입니다. 이 책은 삼성서울병원이 지향하는, 인류의 건강하고 행복한 삶에 기여하기 위한 노력의 일환이라고 할 수 있습니다.

앞으로도 변함없이 정확하고 신뢰할 수 있는 암 정보가 환자에게 전달될 수 있도록 끊임없이 노력하겠습니다. 끝으로, 이 책의 기획과 집필을 주도해 주신 암교육센터 실무진과 영양팀, 현장의 정성과 전문성을 아낌없이 보태 주신 웰스토리 관계자 여러분께 깊이 감사드립니다. 『암 치유 건강식단』이 치료 중이거나 치료 후의 삶을 살아가는 모든 암 환자와 가족에게 올바른 식단의 길잡이이자 회복을 위한 힘이 되는 지침서로 함께하길 진심으로 바랍니다.

2025년 9월
삼성서울병원 병원장 박승우

2022년 국가암정보센터 통계자료에 따르면 우리나라 국민들이 기대수명(남성 79.9세, 여성 85.6세)까지 생존할 경우, 남성은 5명 중 2명(37.7%), 여성은 3명 중 1명(34.8%)의 확률로 암이 발생한다고 합니다. 갈수록 가까운 지인들이 암에 걸렸다는 소식을 자주 접하게 되니 통계가 실감이 납니다.

반면, 최근 5년간(2018~2022년) 암을 진단받은 환자의 5년 상대생존율(이하 생존율로 표기)은 72.9%입니다. 10명 중 7명 이상은 5년 이상 생존한다고 하니 암 진단도 많아졌지만 치료를 통해 일상으로 복귀하는 사람, 다시 직장으로 돌아가 일을 시작하는 사람들도 늘었다는 뜻입니다.

암 치료를 받고 퇴원하는 환자들이 가장 많이 하는 질문이 "어떻게 먹어야 되나요?"라고 합니다. 허준의 동의보감에도 "약보다 음식으로 보하는 것이 낫다(藥補不如食補)"는 문구가 있듯이, 좋은 음식을 챙겨 먹는 것이 치료와 회복에 도움이 된다는 것은 모두가 아는 상식입니다.

삼성웰스토리는 수많은 고객들의 끼니를 책임지는 회사로서, 좋은 식사를 통해 암 치료 후 일상으로 복귀하는 분들이 건강하게 적응할 수 있도록 돕는 역할을 하고 싶었습니다.

이 책은 삼성서울병원 암교육센터에서 실제 암 환자들을 교육하며 쌓은 노하우와 암 증상별 식사 가이드에 맞춰, 당사의 영양·조리 전문가가 다년간 축적된 고객 선호도 데이터를 바탕으로 개발한 레시피를 담고 있습니다. 누구나 좋아하고 따라 하기 쉬운 이 레시피들은 삼성서울병원 영양팀 임상영양전문가들의 감수를 거쳐 완성되었습니다.

특히 사회생활을 하면 피할 수 없는 외식과 회식, 또 간편식으로 한 끼를 때워야 하는 경우 등 불가피한 환경 속에서도 건강한 선택을 할 수 있도록 가이드를 담아 실질적인 도움을 드리고자 노력했습니다.

이 책이 나오기까지 본업으로 바쁜 가운데에도 암 환자들에게 도움이 되길 바라는 마음 하나로 힘써 주신 삼성서울병원 암교육센터와 삼성서울병원 영양팀, 삼성웰스토리 헬스케어팀 직원들에게 감사의 말씀드립니다.

마지막으로 암을 진단받고 극복 중이신, 또 치료 후 회복 중이신 환자분들과 가족의 건강을 위해 사랑으로 곁을 지키시는 보호자분들을 뜨겁게 응원합니다. 꼭 완쾌하셔서 하고 싶은 일, 먹고 싶은 것, 가고 싶은 곳을 마음대로 누리는 질 높은 삶을 영위하시기를, 그 여정 속에 이 책이 작은 도움이 되기를 진심으로 바랍니다.

삼성웰스토리
대표이사 정해린

존경하는 암 환자와 그 가족 여러분, 그리고 치유의 여정을 살아가고 있는 모든 암 환우 여러분께, 우리는 오늘 한 권의 책을 세상에 내어놓습니다. 이 책의 이름은 『암 치유 건강식단』으로 단순한 '식단'의 의미를 넘어 생존의 기록이, 희망의 식탁이, 그리고 '내가 나를 돌보는 시간'이 담겨 있습니다.

암 치료를 시작하게 되면, 많은 것들이 달라집니다. 몸과 마음이 달라지고, 음식의 맛이 달라지고, 식사라는 평범했던 일상이 어려운 숙제처럼 느껴집니다. 하지만 그 와중에도 우리는 하루에 세 번, 음식을 선택하고, 입에 넣고, 소화하고, 그로 인해 다시 살아가게 됩니다. 이처럼 먹는다는 것은 단지 영양을 채우는 것이 아니라, 내 자신을 채우는 일입니다. 의학적으로도 이 사실은 분명합니다.

과학적 근거도 중요하지만 무엇보다 우리에게 필요한 것은 같은 경험을 한 분들의 이야기일 것입니다. 이 책에는 '식사'라는 단어 속에 담긴 우리의 이야기를 소중히 담고자 했습니다. "무엇을 먹고 싶은지", "어떤 음식이 안전한지", "어떤 음식이 기운나게 하는지" 그 각각의 이야기를 듣고, 기록하고, 함께 고민했습니다.

특히 이 책에는 환자 자신의 경험과 취향을 바탕으로 구성한 〈암 치료 중 나만의 인생 식단〉이 수록되어 있습니다. 입맛이 없어지고 변비가 생길 때 먹었던 월남쌈, 유방암 2기를 진단받은 후 항암 치료를 할 때 영양보충을 위해 먹었던 초간단 우삽겹채소찜, 전립선암을 진단받고 먹기 시작한 파이토케미컬주스, 대장암 수술 후 먹었던 다양한 재료로 만든 죽, 악성림프종4기 진단을 받고 조혈모세포 이식을 하는 동안 만들어 먹었던 추억의 토마토달걀볶음… 음식은 이렇듯 치료 과정 동안의 기억을 고스란히 담고 있습니다. 삶이 음식이 되고, 음식이 다시 삶을 이어주는 일. 이 책은 전문가가 말하는 건강한 식단과 더불어 환자 자신이 직접 경험한 살아 있는 식단의 기록이기에 '당신의 이야기를 담은 책'입니다. 지금 이 순간, 치료에 도움이 되면서도 부작용을 이길 수 있는 식단이 무엇인지, 그 질문에 답하고자 했습니다.

음식은 회복을 위한 토대이며, 가장 조용한 돌봄입니다. 식사는 가족이 함께하는 '작은 축제'가 되기도 하고, 혼자만의 시간 속에서도 스스로를 다독이는 '작은 의식'이 되기도 합니다. 그렇게 우리는 '암 치유 건강식단'이라는 이름 아래, 음식이 가진 생명력과 회복의 힘을 함께 나누고 싶습니다.

끝으로, 이 책에 따뜻한 시간을 보태 주신 환우 여러분께 깊은 감사를 드립니다. 이 책이 당신의 부엌과 식탁, 그리고 마음에 작은 힘이 되기를 바랍니다. 지금 이 순간, 당신이 무엇을 먹든, 누구와 함께하든, 그 모든 식사가 당신을 살리고 건강한 일상을 살아낼 힘을 주기를 소망합니다.

2025년 9월
『암 치유 건강식단』 집필진 일동

차례

서문　　　　　　　　　　　　　　　　　　　　　　　　　　　　　　004

Part 1.
암과 식생활
어떻게 먹어야 할지 고민하는 당신에게

1. 식생활의 중요성　　　　　　　　　　　　　　　　　　　　　017

2. 암을 극복하는 식사 원칙　　　　　　　　　　　　　　　　　019
　　적정 체중과 영양필요량 020 • 나에게 필요한 에너지와 단백질 021 • 균형 잡힌 식사를 위해 알아야 할 식품군의 모든 것 022 • 균형 잡힌 식사를 위해 알아야 할 영양소의 모든 것 025 • 위생적인 음식 관리 031

3. 에너지와 단백질 집중 관리 요령　　　　　　　　　　　　　033
　　에너지를 보충하는 방법 033 • 단백질을 보충하는 방법 034 • 숫자로 보는 단백질 밥상 035

Part 2.

항암 증상별 식사법
몸과 마음을 다정하게 채우는 시간

1. 요리가 쉬워지는 비법   **040**
    이 책의 계량 가이드 041 • 그때그때 꺼내 쓰는 홈메이드 육수 & 소스 & 드레싱 043

2. 증상별 가이드와 추천 메뉴   **056**

   증상 1 입맛이 없어요   **057**
    연포탕 059 • 명란크림파스타 062 • 시금치커리와 치킨스테이크 065

   증상 2 피곤하고 힘이 없어요   **068**
    흑임자오리탕 069 • 도미솥밥 072 • 아롱사태수육 075

   증상 3 체중이 계속 줄어요   **078**
    문어제육덮밥 079 • 묵은지오리볶음밥 082 • 단호박새우그라탕 085

   증상 4 체중이 계속 늘어요   **089**
    아보카도낫토비빔밥 090 • 참나물주꾸미샐러드 093 • 두부라따뚜이 096

   증상 5 변비 때문에 힘들어요   **099**
    해조류를 올린 비빔국수 101 • 시래기청국장찌개 105 • 흑임자오트밀죽 108

   증상 6 설사를 자주 해요   **111**
    돼지고기두부덮밥 113 • 코다리간장조림 116 • 소고기감자죽 119

   증상 7 소화가 안 돼요   **122**
    토마토스튜 124 • 조기찜 127 • 무밥 130

   증상 8 속이 메스껍고 토할 것 같아요   **133**
    후무스 135 • 새우완자탕 138 • 생강조개찜 141

증상 9 **계속 토해요**   **144**
유자를 넣은 연두부냉국 145 • 단호박수프 148 • 전복죽 151

증상 10 **입안과 목이 쓰리고 아파요**   **154**
들기름막국수 156 • 비프리소토 159 • 게살수프 161

증상 11 **입안이 건조해요**   **164**
레몬소스 생연어구이 165 • 마를 올린 닭고기냉채 168 • 맑은 대구탕 171

증상 12 **음식 맛이 변했어요**   **174**
닭가슴살양배추찜 176 • 사색비빔밥 179 • 가지피자 182

증상 13 **음식 냄새에 예민해졌어요**   **185**
도토리묵밥 186 • 구운 두부와 아보카도샐러드 189 • 뿌리채소콩밥 192

3. 매일 밥상을 위한 만능 국과 반찬   **195**

소고기장조림 196 • 두부조림 198 • 진미채고추장볶음 200 • 새우살애호박볶음 202 • 돼지고기가지볶음 204 • 도라지나물 205 • 가지나물 206 • 무나물 208 • 시금치나물 210 • 느타리들깨무침 212 • 두부쑥갓무침 214 • 김무침 215 • 당근샐러드 216 • 구운 채소샐러드 218 • 채소샐러드 220 • 양상추샐러드 & 홍시드레싱 221 • 감자샐러드 223 • 달걀찜 225 • 표고버섯전 227 • 버섯마늘종장아찌 229 • 오이장아찌 231 • 채소피클 233 • 연근피클 235 • 매실청 & 매실장아찌무침 237 • 동치미 239 • 배추겉절이 241 • 오이겉절이 243 • 시골된장찌개 245 • 순두부달걀탕 247 • 김치찌개 249 • 콩나물냉국 251

4. 참 쉽고, 참 맛있고, 참 건강한 디저트   **253**

팬케이크 & 사과절임 254 • 대파스콘 256 • 팥두유 258 • 오곡연두부셰이크 261 • 레몬젤리 263 • 견과류약밥 265

5. 유형별 나를 위한 한 상 차림   **268**

고단백 & 보양식 269 • 저열량식 272 • 고섬유소식 275 • 저섬유소식 278 • 부드러운 음식 281 • 새콤달콤한 음식 284

6. 제대로 알고 지키자! 자주 하는 질문과 답   **287**

Part 3.
함께 극복하는 암
모두의 건강한 일상을 위하여

1. 활기찬 식생활 가이드   **298**

외출 시 건강하게 음식 먹는 방법 298 • 식사 유형에 따른 건강한 메뉴 고르는 방법 299 • 외식과 회식 관련 질문과 답 309

2. 암 치료 중 나만의 인생 식단   **313**

환자들이 직접 뽑은 인생 식단 베스트 313 • 웰스토리 건강 요리사 선정! 환자들의 인생 식단으로 만드는 아침·점심·저녁 332

맺음말   **334**

part 1

암과 식생활

어떻게 먹어야 할지
고민하는 당신에게

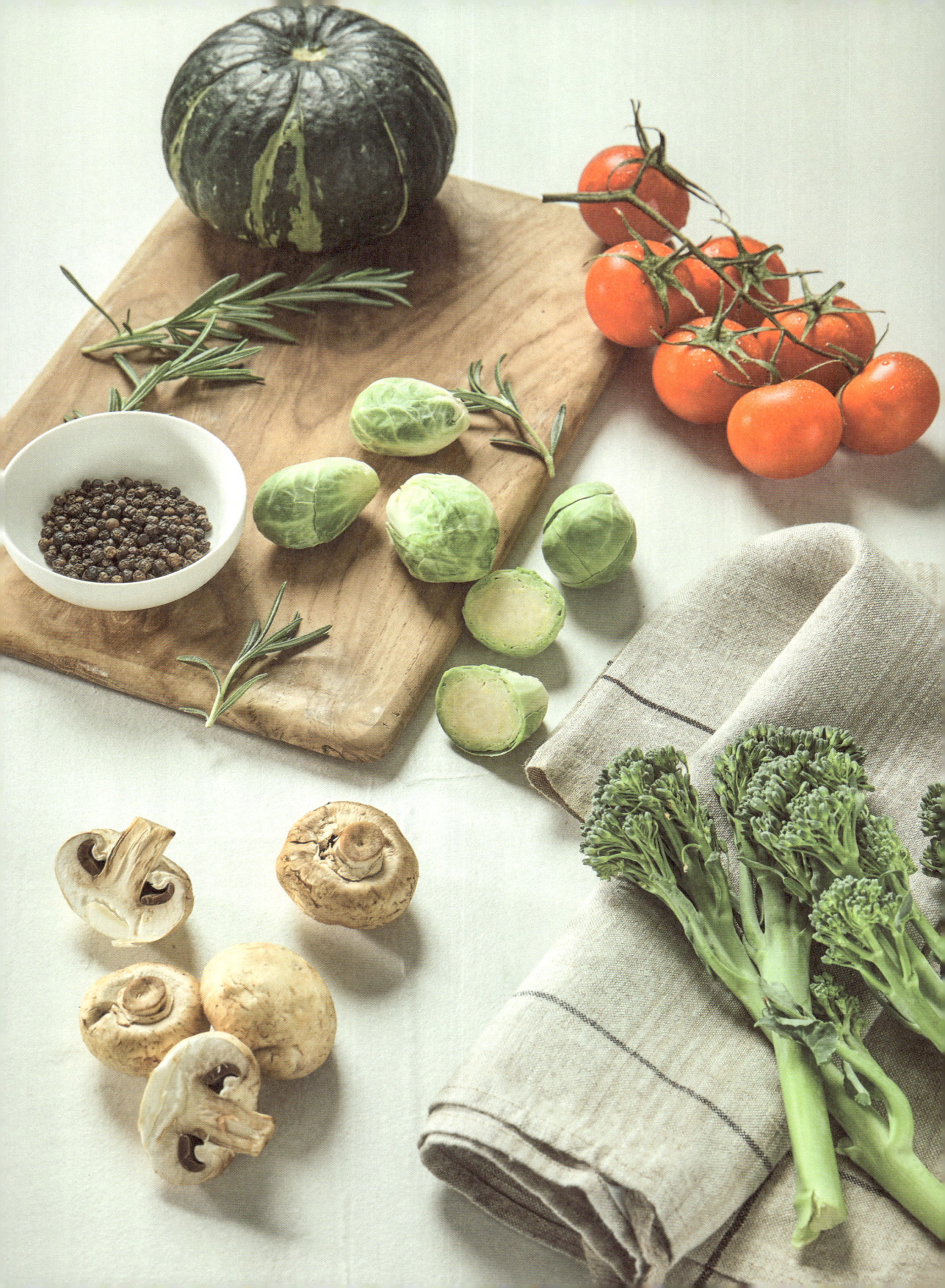

1

식생활의 중요성

좋은 영양상태를 유지하는 것은 치료 효과를 높이고 건강한 삶을 유지할 수 있도록 도와줍니다. 좋은 영양상태를 유지하면 아래와 같은 장점이 있습니다.

- 치료 효과가 높아집니다.
- 치료로 인한 부작용을 줄일 수 있습니다.
- 감염의 위험이 감소합니다.
- 암 치료로 손상된 정상세포가 빨리 회복됩니다.

흔히들 '암에는 ○○가 좋다'처럼 암 치료에 효과적인 음식이 있을 거라 생각하지만, 암을 치료하는 특별한 음식은 없습니다. 탄수화물, 단백질, 지방, 비타민 및 무기질 등 모든 영양 성분을 균형 있게, 골고루 섭취하는 것이 암을 회복하는 식생활의 전부라고 할 수 있습니다.

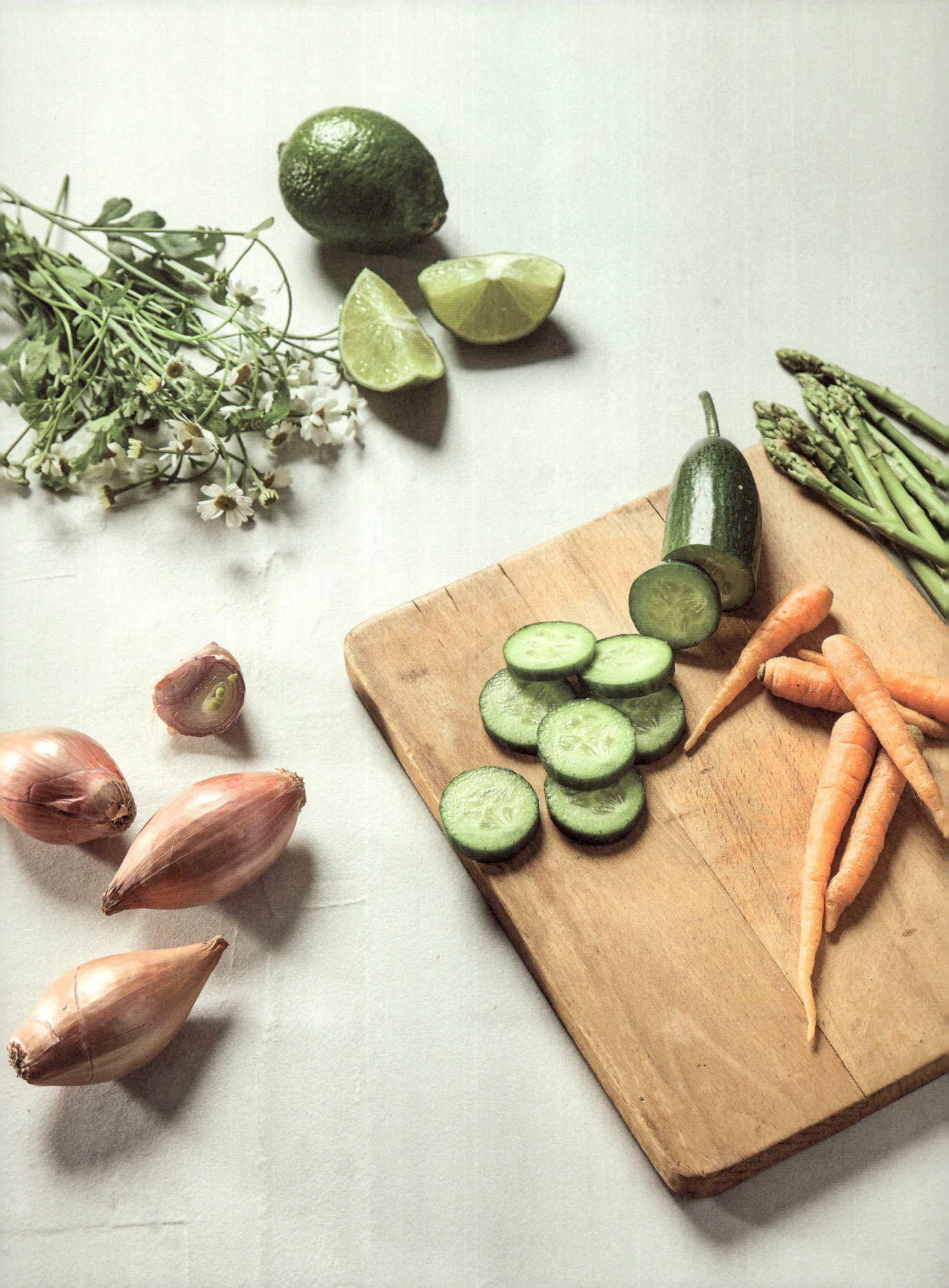

2

암을 극복하는 식사 원칙

어떻게 하면 좋은 영양상태를 유지할 수 있을까요? 당연한 이야기일 테고, 앞으로도 여러 번 강조할 테지만 골고루, 잘 먹어야겠지요. 그렇다면 어떻게 먹어야 잘 먹는 것일까요?

- 아침·점심·저녁 규칙적인 식사를 합니다.
- 반찬을 골고루 먹습니다.
- 매 끼니 단백질 반찬(고기, 생선, 달걀 등)을 충분히 섭취합니다.
- 고기나 생선류의 섭취가 여의치 않을 경우, 달걀, 두부, 콩, 유제품 등을 통해 반드시 단백질을 섭취합니다.
- 우유 섭취가 여의치 않을 경우, 두유나 요구르트, 치즈 등으로 대체할 수 있습니다.
- 매 끼니 한두 가지 이상의 채소 반찬을 섭취합니다.
- 한 가지 이상의 과일을 하루 1~2회 적당량 나누어 섭취합니다.
- 양념과 조미료는 적당히 활용하여 지나치게 맵거나 짜지 않게 섭취합니다.

적정 체중과 영양필요량

잘 먹고 있는지를 확인하는 가장 간단한 지표는 체중입니다. 매일 일정한 시각에 체중을 측정해 기록하고, 실제 체중이 표준체중(건강 유지에 가장 적절하고 신체 활동에 가장 효율적인 체중)에서 크게 벗어나지 않는지, 얼마나 가까운지를 확인합니다. 일반적으로 적정 체중은 표준체중에서 아래 또는 위로 10%까지입니다. 혹시나 체중이 급격하게 늘거나 줄어들 경우, 반드시 의료진과 상의해 주세요. 특히나 치료 또는 회복 과정에서만큼은 체중감소가 현재 체중의 10% 이상 되지 않도록 해야 합니다.

- 나의 표준체중은?
  (여성) 키(m) × 키(m) × 21
  (남성) 키(m) × 키(m) × 22

키에 따른 표준체중

키 (cm)	여성 키(m) × 키(m) × 21	남성 키(m) × 키(m) × 22
150	47.3	49.5
155	50.5	52.9
160	53.8	56.3
165	57.2	59.9
170	60.7	63.6
175	64.3	67.4
180	68.0	71.3
185	71.9	75.3

예) 키 160cm 여성의 표준체중은 1.6 × 1.6 × 21 → 53.8kg입니다.
※ 소수둘째자리 반올림 기준.

나에게 필요한 에너지와 단백질

환자의 체중, 영양상태, 치료의 종류 등에 따라 필요한 에너지와 단백질의 양은 달라집니다. 건강한 성인의 경우, 체중 1kg당 30kcal의 에너지와 1.0g의 단백질이 필요하고, 수술 등 치료 후 회복이 필요할 때에는 체중 1kg당 에너지는 35kcal, 단백질량은 1.5g까지도 권장됩니다.

| 체중에 따른 필요 에너지 및 단백질량 |

체중 (kg)	에너지 (kcal)	단백질 (g)
50	1,500~1,750	50~75
60	1,800~2,100	60~90
70	2,100~2,450	70~105

단백질은 곡류, 어육류, 채소류, 우유 및 유제품 등 여러 식품에 들어 있지만, 특히 어육류와 유제품에 많이 들어 있습니다. 매 끼니마다 단백질이 풍부한 반찬을 식단에 포함하고 간식으로 우유 등의 유제품을 보충해 준다면 하루 필요량을 채울 수 있습니다.

체중이 60kg인 성인을 예로 들면, 매끼 식사에 어육류 반찬 한두 토막씩 하루 총 다섯 토막을 드시고 유제품 1개를 간식에 포함할 경우 하루 단백질 요구량의 약 75%를 섭취한 것이 됩니다. 여기에 밥, 채소 반찬, 과일 등 다른 음식까지 포함하면 나머지 단백질 요구량을 충족할 뿐만 아니라 하루에 필요한 에너지와 단백질을 골고루 섭취할 수 있습니다.

- 어육류 한 토막의 예: 소, 돼지, 닭 등 고기류 40g, 생선류 50g, 알류 55g, 두부

80g(연두부 150g), 검정콩 20g 등
- **우유 및 유제품 1개의 예:** 우유 200mL, 두유 200mL, 요구르트류 100mL 등
  + 단, 환자의 체중 및 영양상태, 치료의 종류, 신장 기능의 정도에 따라 필요한 에너지와 단백질의 양은 달라질 수 있습니다.
  + 자세한 식단 구성은 〈단백질을 보충하는 방법〉(참조 p. 34)에 나와 있습니다.

균형 잡힌 식사를 위해 알아야 할 식품군의 모든 것

균형 잡힌 식사를 하려면 어떻게 해야 할까요? 몸에 필요한 영양소를 다 갖춘 단일 식품이 있다면 좋겠지만 안타깝게도 그런 식품은 없습니다. 결국 여러 가지 식품을 골고루 잘 챙겨 먹는 수밖에 없다는 말이지요. 그러기 위해서는 우선 식품군에 대해 알아야 합니다. 모든 식품을 영양소가 비슷한 것끼리 묶어서 분류한 것을 식품군이라고 합니다. 이 식품군을 매일, 골고루 빠짐없이 먹는 것이 중요합니다.

식품군 정리

기초식품군	영양소	역할	종류(예)
곡류	탄수화물과 단백질 약간, 섬유소	에너지원	밥, 국수, 빵, 떡, 감자, 고구마, 밤, 옥수수 등
채소 및 과일류	비타민과 무기질, 섬유소, 파이토케미컬	생리조절작용	시금치, 호박, 오이, 당근, 양상추, 해조류, 양파, 사과, 귤, 배, 딸기, 포도 등

어육류	단백질과 지방	신체 구성, 에너지원	소고기, 돼지고기, 닭고기, 각종 생선류, 콩류, 계란, 두부, 조개류 등
우유 및 유제품	단백질과 칼슘	칼슘 공급원	우유, 치즈, 요구르트 등
지방류	지방	신체 구성, 에너지원	대두유, 참기름, 들기름, 잣, 마가린, 버터, 마요네즈 등

① 곡류

주요 에너지원인 탄수화물이 가장 많이 들어 있는 식품군으로 특히나 (쌀)밥은 한국인의 주식입니다. 가급적 도정되지 않아 섬유질이 풍부한 현미밥이나 잡곡밥, 현미빵을 선택하는 것이 좋습니다. 그러나 소화기능이 떨어져 있고, 식감이나 맛의 차이 때문에 현미밥이나 잡곡밥을 먹기 어렵다면 흰쌀밥이나 국수를 먹어도 괜찮습니다. 먹는 양은 개인에 따라 차이가 있지만, 매 끼니 밥 한 공기 정도면 충분합니다. 만일 매끼 밥 한 공기를 다 먹기 어렵다면 간식(감자, 빵, 밤, 옥수수 등)을 추가하세요.

② 채소 및 과일류

채소 및 과일류는 우리 몸의 영양소를 만들고 대사활동을 돕는 비타민과 무기질의 함량이 높습니다. 이러한 성분은 체내에서 합성되지 않으므로 음식을 통해 채울 수밖에 없습니다. 따라서 다양한 색깔의 채소를 반찬으로 드시면 좋습니다.

과일류는 종류를 다양하게 하여 매일 1~2회 정도 간식으로 먹도록 합니다. 씹기가 어려운 경우 갈아서 마셔도 됩니다. 면역력이 떨어지거나 설사가 심한 경우 생채소와 생과일을 드시면 설사나 감염이 심해질 수 있으니 먹어도 되는지 의료진에게 물어본 뒤 드시기 바랍니다.

③ 어육류

어육류는 우리 몸의 세포를 만들기 위해 반드시 먹어야 하는 식품군입니다. 육류, 특히 소고기나 돼지고기 같은 붉은 고기를 두고 암에 좋지 않다며 기피하는 경우가 많은데, 육류는 세포를 만드는 주재료이며 면역력을 높이는 데 필요한 필수아미노산을 가장 많이 함유하고 있기 때문에 적당하게 드시는 게 좋습니다. 특히 소고기는 철분 함량이 높아 암 환자들의 빈혈 예방에도 도움이 됩니다.

가장 이상적인 섭취 방법은 매일 매 끼니 다른 종류의 어육류를 조리해 먹는 것입니다. 그게 어렵다면 종류에 상관없이 살코기 반찬을 하루 한 끼 또는 적어도 이틀에 한 번은 드세요. 소고기, 돼지고기, 닭고기, 달걀, 생선, 두부 등 질이 좋은 동물성단백질과 식물성단백질을 고루 먹는 것이 좋습니다.

④ 우유 및 유제품류

우유 및 유제품은 하루에 1~2회 정도 마시는 것이 좋습니다. 우유를 소화시키기 힘들다면 따뜻하게 데우거나 다른 음식과 섞어 먹거나 두유나 요구르트 등 다른 식품으로 대체하세요. 권장섭취량은 하루에 1~2컵(200~400mL) 정도입니다. 여성의 경우 우유를 섭취하면 골다공증을 예방할 수 있습니다. 반면 중년을 넘긴 남성의 경우 전립선암 위험이 높이지기 때문에 하루 2컵 이하로 마시는 것이 좋습니다. 당연한 이야기지만 유제품도 너무 많이 섭취하게 되면 체내에 과량의 에너지, 과량의 동물성지방을 공급할 수 있으므로 지방 함량이 낮은 제품으로 적당량을 드시는 것이 좋습니다.

⑤ 지방류

지방에는 필수지방산이 포함된 식물성기름과 견과류, 포화지방산이 함유된 버터, 마가린, 마요네즈 등이 있습니다. 조리에 사용하는 기름은 식물성기름(옥수수, 참기름, 들기름, 올리브유 등)이 바람직하며 쇼트닝이나 돼지기름은 좋지 않습니다. 다만 식사량이 적을 경우, 버터나 생크림 등을 활용해 조리하거나 간식으로 드시면 보다 높은 에너지를 공급받을 수 있습니다.

균형 잡힌 식사를 위해 알아야 할 영양소의 모든 것

영양소 또는 영양 성분이란 식품에 함유된 성분으로, 에너지를 공급하거나 신체의 성장·발달·유지에 필요한 것을 의미합니다. 크게 탄수화물, 단백질, 지방, 비타민, 무기질, 물(수분)로 나뉘며 영양 성분의 구체적인 특징 및 주요 기능은 다음과 같습니다.

① 탄수화물

주요 에너지 공급원으로 1g당 4kcal의 에너지를 냅니다. 당의 개수에 따라 단당류, 이당류, 올리고당류, 다당류로 나뉘며 식품 중에는 곡류, 감자류, 과일 등에 많이 함유돼 있습니다.

- 당류: 단당류, 이당류 등을 총칭하는 표현으로 물에 녹으면 단맛이 나는 특징이 있습니다. 권장량보다 많이 먹으면 비만 등이 생길 수 있습니다.
- 식이섬유: 식물에 존재하는 다당류 중 인체에서 소화가 되지 않는 성분으로, 섭취 시 포만감이 높아 추가적인 에너지 섭취를 줄이며 혈중 콜레스테롤 수치를 낮추는 효과가 있습니다. 비만 등 만성질환의 위험을 낮추는 데 도움이 되며 배변을 촉진하는 효과도 있습니다.

② 단백질

근육, 머리카락, 호르몬 등 우리 몸을 구성하는 중요한 성분이며, 1g당 4kcal의 에너지를 내는 에너지 공급원이기도 합니다. 단백질은 20여 가지 아미노산으로 구성되며, 식품 중에는 육류, 어패류, 달걀, 콩류, 유제품 등에 많이 들어 있습니다.

- **필수아미노산**: 체내에서 만들 수 없어 반드시 식품 등으로 먹어야만 하는 성분을 의미합니다. 히스티딘, 이소류신, 류신, 리신, 메티오닌, 페닐알라닌, 트레오닌, 트립토판, 발린 등 9개의 아미노산이 여기에 속합니다.

③ 지방(지질)

매우 효율적인 에너지원으로 1g당 9kcal의 에너지를 내며, 체온조절, 장기 보호 및 지용성비타민의 흡수를 도와주는 기능이 있습니다. 육류 등 동물성 식품에는 포화지방산이, 옥수수기름, 콩기름, 참기름 등 식물성 식품에는 불포화지방산이 많이 있습니다.

- **포화지방산**: 주로 육류 등 동물성지방에 들어 있고, 많이 드실 경우 협심증 및 심근경색 등 심혈관계질환이 생기는 것으로 알려져 있습니다.
- **불포화지방산**: 참기름 등 식물성지방에 다량 들어 있고, 성장 촉진, 피부의 정상적 기능, 생식기능의 정상적 발달에 중요한 영향을 미칩니다. 불포화지방산 중에는 리놀렌산과 같이 체내에서 합성되지 못하거나 그 양이 부족한 까닭에 반드시 식품을 통해서 섭취해야 하는 것들이 있는데, 이를 필수지방산이라 부릅니다.
- **트랜스지방산**: 식물성 기름으로 만든 것으로 오래 보관하기 위해 딱딱하게 만드는 과정에서 생기는 지방산입니다. 한마디로 몸에 나쁜 기름으로, 트랜스지방을 많이 먹으면 몸속에 기름이 쌓여서 혈관이 막힐 수 있습니다. 그 결과 심혈관계질환이 생길 확률이 높아집니다.
- **콜레스테롤**: 우리 몸에 있는 세포의 막을 구성하는 성분으로, 호르몬 생성과 지질대사에 중요한 역할을 하는 것으로 알려져 있습니다. 꼭 필요한 물질이긴 하지만, 혈관 내에 쌓이게 되면 혈관이 좁아지고 심장 기능에 영향을 줄 수 있

습니다. 달걀노른자, 오징어, 새우, 장어, 간 종류에 많이 들어 있습니다.

④ 비타민

에너지를 내는 영양 공급원은 아니지만, 탄수화물 등으로부터 에너지를 생산하는 과정을 돕기도 합니다. 지용성비타민과 수용성비타민으로 분류할 수 있는데, 두 비타민의 특징은 아래와 같습니다.

| 지용성비타민

영양 성분	주요 공급 식품	결핍 및 과잉 시 증상
비타민A (레티놀)	동물의 간, 생선 기름, 달걀 등	· 결핍 시 야맹증 유발 · 급성 과잉 시 구토, 현기증, 가려움증 등을 유발 · 만성 과잉은 두통, 탈모증, 피부건조 및 가려움증, 골관절통증 등을 유발
베타카로틴 (비타민A의 전구체)	당근, 시금치 같은 녹황색 채소와 해조류 등	· 과잉 섭취 시 피부색이 황달기가 있는 것처럼 노랗게 변할 수 있음
비타민E (토코페롤, 토코트리에놀)	콩, 옥수수, 해바라기씨 같은 식물성기름 등	· 성인의 경우 결핍이 거의 없으나, 미숙아나 만성췌장염이 있는 경우, 흡수가 어려운 상황 발생 · 과잉에 의한 독성은 거의 없으나, 일부 위장질환, 백혈구 기능의 손상 등이 보고됨

※ 식약처 식품영양성분자료집 참조

수용성비타민

영양 성분	주요 공급 식품	결핍 시 증상
비타민B1 (티아민)	돼지고기, 내장육, 해바라기씨, 콩류, 감자류, 참치 등	· 결핍 시 체중감소, 무감각 등 정신적 증세, 심장비대 등 심혈관계 증상을 수반함. 심할 경우 각기병까지 유발할 수 있음
비타민B2 (리보플래빈)	간, 육류, 닭고기, 생선과 같은 동물성 식품과 유제품 등	· 결핍 시 구순염, 설염 등과 코, 입, 음낭, 외음부의 지루성피부염, 안구충혈 및 빈혈 등의 증상이 유발됨
비타민B12 (코발라민)	육류, 가금류, 해산물, 달걀, 유제품 등	· 결핍 시 피로, 숨 가쁨, 빈혈, 무감각, 인지능력 및 신경계 장애 등이 발생할 수 있으며 운동능력이 감소할 수 있음
비타민B3 (니아신)	소고기, 닭고기, 고등어, 내장육, 달걀, 유제품, 밀가루, 버섯, 아스파라거스, 땅콩 등	· 결핍 시 피부나 소화관 점막에 염증이 발생할 수 있으며 구토나 변비 또는 설사 등의 소화장애를 일으킬 수 있고, 우울증, 무감각, 두통 등 신경계 장애를 일으킬 수 있음
비타민B9 (엽산)	시금치 같은 짙푸른 잎채소, 브로콜리, 아스파라거스, 콩류, 간, 오렌지 등	· 결핍 시 빈혈, 피로, 불안증, 가슴 두근거림, 위장장애 유발 가능 · 임신 및 수유 기간 동안 필요량이 증가하는 까닭에 결핍되기 쉽고, 임신 초기 단계에 부족한 경우 태아의 신경관 형성에 장애가 생겨 기형아 출산의 확률이 커짐
비타민C	오렌지, 토마토, 고추, 브로콜리, 감자, 양배추, 시금치 등 신선한 채소와 과일 등	· 결핍 시 만성피로, 소화장애, 우울증이 나타나며 장기간 결핍 시 잇몸부종이나 출혈, 모세혈관이 약해져 피부점상출혈 및 괴혈병이 유발될 수 있음

※ 식약처 식품영양성분자료집 참조

⑤ 무기질(회분)

비타민과 마찬가지로 에너지를 내는 영양 공급원은 아니지만, 신경계 기능, 대사, 수분평형 및 골격 구조에 중요한 역할을 하는 물질입니다. 하루 권장섭취량을 기준으로 다량무기질(100g 이상)과 미량무기질(100g 이하) 두 종류로 분류할 수 있으며, 인체에 필요한 무기질은 약 스무 가지 정도가 있습니다.

| 다량무기질

영양 성분	주요 공급 식품	결핍 및 과잉 시 증상
나트륨 (Na)	간장, 김치, 젓갈 등 소금을 첨가한 가공식품	· 결핍이 흔하지는 않으나 결핍 시 식욕부진, 열사병, 성장방해 등의 증상을 유발할 수 있음 · 장기간 과잉 섭취 시 고혈압, 부종, 위암 및 위궤양 발병률 증가
칼륨 (K)	토마토, 오이, 호박, 가공하지 않은 곡류, 사과, 바나나, 우유	· 결핍이 흔하지 않으나 결핍 시 식욕감퇴, 근육경련, 변비, 불규칙한 심장박동이 나타날 수 있음
칼슘 (Ca)	유제품, 뼈째 먹는 생선, 녹색 채소	· 결핍 시 골다공증 유발 · 과잉 섭취 시 철분 등 다른 미량 무기질의 흡수를 저해하고 변비나 신장결석의 위험이 증가함
인 (P)	육류, 어류, 난류, 유제품 및 단백질이 많이 함유된 식품	· 결핍 시 식욕저하, 근무력증, 골연화증 유발 · 과잉 섭취 시 마그네슘 흡수 저해, 저칼슘혈증, 부갑상선호르몬 증가 등으로 골격손실 유발
마그네슘 (Mg)	녹엽채류, 견과류, 콩류 및 곡류	· 결핍 시 혈중 칼슘 농도가 낮아져 근육경련, 고혈압, 관상혈관과 뇌혈관의 떨림이 생길 수 있음

| 미량무기질

영양 성분	주요 공급 식품	결핍 및 과잉 시 증상
철 (Fe)	육류, 가금류, 어류, 달걀, 동물의 간, 유제품 등 동물성 식품, 곡류, 콩류, 진한 녹색채소 등	· 결핍 시 빈혈 유발 · 과잉 섭취 시 간이나 혈액에 철이 축적되어 당뇨와 심부전 등을 유발할 수 있음
망간 (Mn)	땅콩 등 견과류, 귀리 등 식물성 식품	· 결핍 시 성장 및 생식장애를 유발할 수 있고 지질 및 당질대사 이상과 골다공증, 관절 질환 위험이 높아짐
셀레늄 (Se)	육류의 내장, 난류, 생선류, 조개류, 곡류, 견과류	· 결핍 시 근손실 또는 성장저하, 심근장애 및 암 유발 · 과잉 섭취 시 구토, 설사, 손발톱의 변화, 피로, 신경계 손상 유발
구리 (Cu)	조개류, 견과류, 동물의 간이나 내장, 버섯, 바나나, 토마토, 포도, 감자, 초콜릿 등	· 결핍 시 빈혈, 저색소증, 성장장애 유발 · 과잉 섭취 시 복통, 구토, 설사 등의 소화장애를 일으킬 수 있으며 심한 경우 간세포가 손상될 수 있음
아연 (Zn)	소고기의 간, 육류, 가금류, 굴, 게, 새우 등 단백질 함량이 높은 동물성 식품	· 결핍 시 성장저하, 식욕감퇴, 탈모, 신경장애, 면역력 감소로 인한 각종 감염(눈 및 피부) 유발

⑥ 물(수분)

물은 우리 몸의 약 70%를 구성하는 성분으로, 영양소와 노폐물을 운반하고 체온을 유지해 줍니다. 인간의 생명유지에 필수적인 요소라고 할 수 있지요. 물은 음식물을 통해서도 어느 정도 섭취가 가능하지만, 순수 물만으로는 성인 기준 하루 1.0~1.2L(종이컵 기준 6~8컵) 정도를 마시는 것이 바람직합니다.

위생적인 음식 관리

① 식품/음식 구입 시 주의할 점

- 구매 시 식품의 유통기한을 반드시 확인하시기 바랍니다.
- 다진 고기는 공기에 닿는 고기의 표면적이 넓어져 박테리아의 서식 위험이 높아지므로 구매하기 직전 그 자리에서 바로 다진 것을 구매합니다.
- 녹슬거나 움푹해진 캔은 구매하지 않습니다.
- 녹아 있는 냉동 제품은 구매하지 않습니다.

② 식품 및 음식 보관 방법

- 상하기 쉬운 음식은 냉장고나 냉동실에 보관합니다. 포장지에 기재된 식품의 보관 방법을 반드시 확인합니다.
- 요리하기 전의 고기, 생선 등은 비닐 팩이나 플라스틱 통에 따로 분리하여 보관합니다. 또한 다른 식품에 고기나 생선즙이 떨어지지 않도록 주의합니다.
- 고기는 가급적 실온이 아닌 냉장고에서 해동합니다.
- 고기나 생선류는 해동 후 즉시 조리하고 다시 냉동실에 얼리지 않습니다.
- 남은 음식을 냉장고에 보관하는 경우, 3~4일 정도 지나면 버립니다.
- 냉장/냉동실에 식품을 보관할 때는 랩이나 비닐 팩에 포장해 보관합니다.
- 곰팡이가 핀 음식은 먹지 않습니다.
- 식품이나 식재료의 냄새나 모양이 이상한 경우 먹지 않습니다.

③ 음식 준비 시 주의할 점

- 음식을 만지거나 요리를 시작하기 전, 반드시 손을 깨끗이 씻도록 합니다.
- 음식을 준비할 때 수건이나 스카프 등을 사용해 음식물에 머리카락이 들어가

지 않도록 합니다.

- 모든 식품은 사용하기 전에 반드시 유통기한을 확인합니다.
- 조리 도구, 식기, 수저는 깨끗이 씻어 사용합니다.
- 도마, 식기, 칼 등은 교차 오염을 방지하기 위해 식품 종류별로 분리해서 사용하거나 소독한 다음 사용합니다.
  예) 빨간색 도마: 생고기/생선, 파란색 도마: 세척하지 않은 채소/과일, 흰색 도마: 다 익힌 음식(익은 고기, 세척한 채소나 과일)
- 익히지 않은 육류, 생선 등에서 나오는 즙이 다른 식품이나 음식에 떨어지지 않도록 합니다.
- 육류, 생선 등은 완전히 익혀서 섭취하도록 합니다.
- 만약 다지거나 갈아 둔 고기를 요리하거나 고명으로 얹고자 할 때는 다른 재료들과 섞기 전에 충분히 익혀 줍니다.
- 간을 맞추기 위해서 익히지 않거나 덜 익은 육류, 어패류 및 날달걀 등을 맛보지 않습니다. 소량의 간을 한 후 재료들을 충분히 익힌 뒤 맛을 보고 양념을 추가합니다.

3

에너지와 단백질 집중 관리 요령

체력이 떨어진 상태라면 무엇보다 에너지와 단백질을 보충하는 일이 중요합니다. 일상생활에서 이를 어떻게 챙기면 좋을지 자세히 알아보겠습니다.

흔히들 육류에 대한 오해와 암 치료 후 음식 냄새에 대한 거부감으로 채식 위주의 식단을 유지하는 경우가 많습니다. 하지만 이는 단백질과 같은 필수영양소 섭취 부족 및 신체 활동에 필요한 에너지 부족으로 이어질 수 있습니다. 이런 경우 우리 몸은 당연히 더 쉽게 피로감을 느끼게 되겠지요. 그뿐만이 아닙니다. 단백질이 부족하면 우리 몸은 근육에 비축해 둔 단백질을 분해해서 에너지로 쓰게 되므로 근육량이 점차 감소합니다. 따라서 다양한 식단을 통해 적정 에너지와 단백질을 섭취해야 합니다.

에너지를 보충하는 방법

우리 몸이 기초대사를 유지하고 활동하는 데는 에너지가 필요합니다. 남성의 경우라면 체중 1kg당 30kcal, 여성의 경우라면 체중 1kg당 25kcal 정도 드시기를 권장합니다. 65세 이상이거나 활동량이 적은 경우라면 여기서 80% 정도의 칼로리를 목표로 하는 것이 좋습니다. 하지만 수술 후 상처를 회복하는 중이거나, (항암)치료 후 회복기에 접어든 경우라면 상처 회복을 돕고 감염과 같은 부작용을 최소화하기 위해 평소보다 많은 칼로리가 필요합니다(1kg당 30~35kcal).

치료 방법에 따라 식사 방법과 식사의 형태가 달라질 수 있습니다. 영양소를 충분히 섭취하기 위해 필요하다면 죽이나 연하보조식 등을 먹거나(혹은 마시거나) 이마저도 힘들다면 양갱이나 아이스크림을 먹는 것도 도움이 됩니다.

식사량이 적다면 영양보충음료(뉴케어, 그린비아, 메디웰 등)를 활용해 부족한 에너지를 보충해도 괜찮습니다. 소화기능이 떨어져 많이 먹기 어려운 경우에는 종이컵으로 한 컵씩 나누어 마셔 보세요. 만일 음료 형태의 액체를 마시기 어려운 상황이라면 영양보충음료를 카스텔라 등에 적셔서 먹거나, 점증제(또는 전분가루)를 한 꼬집 섞어서 셰이크나 미숫가루처럼 점도를 높이면 먹기 쉬워집니다.

식욕이 없어서 먹기 어려운 경우, 혹은 짠 음식을 계속 찾게 될 때는 식단에 신맛 또는 고소한 맛을 가미해 주세요. 식사량을 늘리는 데 도움이 됩니다.

단백질을 보충하는 방법

단백질은 한 번에 많은 양을 섭취하기보다 조금씩 매끼 나누어 먹는 게 체내 흡수에 더 효과적입니다. 매끼 단백질 반찬을 한두 가지씩 꼭 섭취해 주세요. 일일 적정 섭취량은 체중 1kg당 단백질 1~1.5g 정도입니다. 체중 60kg을 기준으로 계산해 본다면 60g~90g 정도가 이상적인 단백질 섭취량입니다. 이때 동물성단백질과 식물성단백질을 고루 드시는 것, 잊지 마세요. 음식에 단백질을 보충하는 구체적인 예시로는 다음을 들 수 있습니다.

- 국이나 찌개에 단백질 식품(두부, 달걀, 북어, 고기 등)을 추가하기
- 반찬으로 육류, 생선, 달걀, 두부 등을 포함시키기
- 잡곡밥(콩, 귀리, 현미)으로 단백질을 보충하기

숫자로 보는 단백질 밥상

단백질 약 30g 밥상

- 쌀밥 150g
  (단백질 약 4g)
- 북어뭇국
  (북어 20g과 무 포함,
  단백질 약 14g)
- 달걀말이
  (달걀 2개,
  단백질 약 13~14g)
- 김치 및
  한두 가지 채소 반찬
  (단백질 약 2~4g)

단백질 약 40g 밥상

- 잡곡밥 150g
  (단백질 약 4g)
- 된장찌개
  (모두부 40g,
  단백질 약 4g)
- 닭가슴살볶음
  (닭가슴살 100g,
  단백질 약 28g)
- 김치 및
  한두 가지 채소 반찬
  (단백질 약 2~4g)

- 현미밥 150g
  (단백질 약 4g)
- 순두부찌개
  (순두부 100g과
  달걀 1개 포함,
  단백질 약 10g)
- 가자미구이 100g
  (단백질 약 22g)
- 김치 및
  한두 가지 채소 반찬
  (단백질 약 2~4g)

단백질이 풍부한 식품 예시

식품명	1회 섭취량	에너지 (kcal)	단백질 (g)	특징
닭가슴살 (삶은 것)	100g	140	28	저지방·고단백 대표 식품

식품명	1회 섭취량	에너지 (kcal)	단백질 (g)	특징
소고기 양지 (구운 것)	100g	310	26	지방 함량이 높고 단백질이 풍부
소고기 등심 (구운 것)	100g	400	19	양지에 비해 단백질 함량이 낮으며 지방 함량이 높음
돼지고기 등심 (구운 것)	100g	184	32	지방 함량이 낮고, 단백질이 매우 풍부
연어 (구운 것)	100g	180	29	오메가-3지방산 풍부, 건강한 지방 함유
고등어 (구운 것)	100g	265	25	오메가-3지방산 풍부, 지방 함량이 높음
오징어 (삶은 것)	100g	80	17	에너지에 비해 단백질 함량이 높음
달걀 (삶은 것)	2개 (100g)	145	13	지방이 적지 않음, 하루 2~3개 섭취가 적절
달걀흰자 (삶은 것)	4개 (130g)	65	15	지방 없이 단백질 공급
두부 (단단한 것)	200g	195	19	식물성단백질 공급원

※ 1회 섭취량당 에너지 및 단백질 함유량은 대략의 양

음식만으로 충분한 양의 단백질을 드시기 어려운 경우라면 단백질 파우더를 이용하는 것도 도움이 됩니다. 단독으로 섭취해도 좋고 음식(죽, 국, 영양보충음료) 등에 섞어서 먹어도 좋습니다.

근력운동 후 하루 총 단백질 섭취량에 근거해 가급적 일정한 간격으로 단백질을 공급해 준다면 근육 생성에 도움이 될 수 있습니다. 다만 신장의 기능이 떨어진 경우, 과도한 단백질 섭취는 오히려 문제가 될 수 있으니 체중 1kg당 섭취량이 2g을 넘지 않

도록 주의해 주세요. 또한 늦은 시간에 단백질을 섭취하는 경우 역시 수면과 소화에 악영향을 줄 수 있으니 취침 직전까지 운동을 하거나 과량의 단백질 섭취는 주의가 필요합니다.

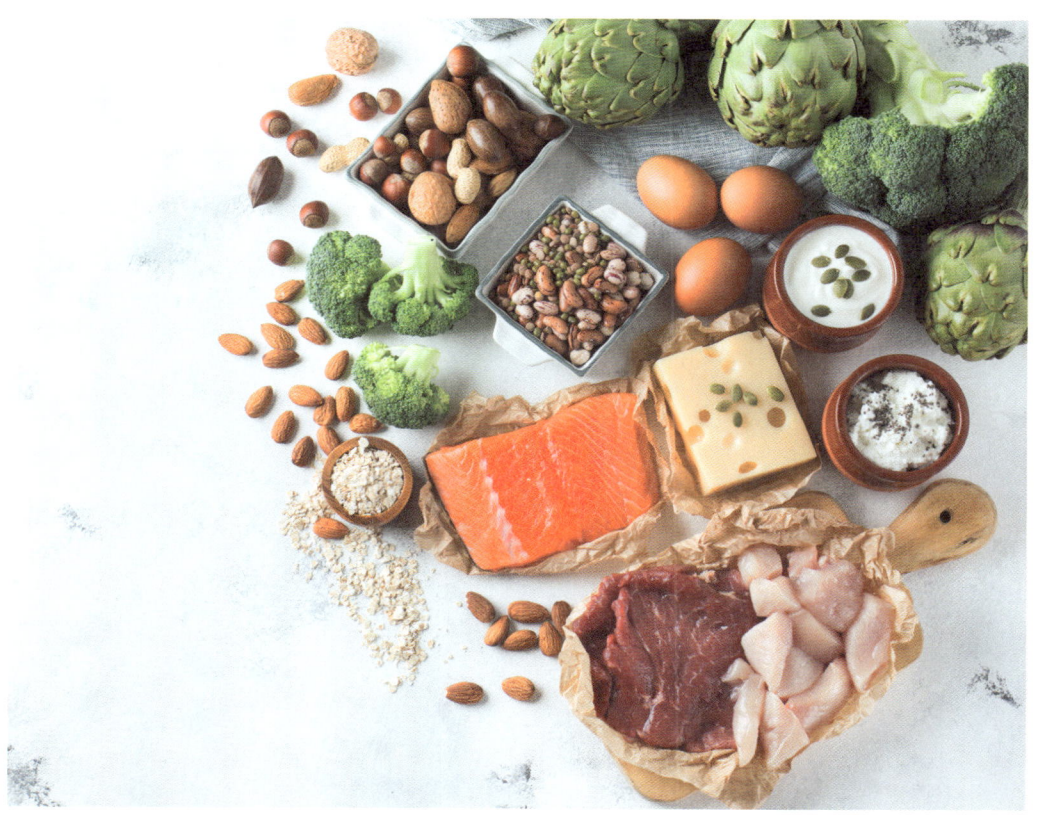

part 2

항암 증상별 식사법

몸과 마음을
다정하게 채우는 시간

1

요리가 쉬워지는 비법

이 책의
계량 가이드

이 책에서는 모든 재료를 g과 mL를 기준으로 계량하여 사용했습니다. 다만, 정확한 계량이 힘든 분들의 편의를 위해 각 재료별로 대략적인 분량을 함께 표기했으니 상황에 맞게 편한 쪽을 참고해 재료를 준비하도록 합니다.

가루와 액체 같은 양념류의 경우 1큰술은 밥숟가락을 기준으로, 1작은술은 차숟가락을 기준으로 계량합니다. 아래의 표를 참고해 주세요.

구분	1큰술	1/2큰술	1작은술
가루	10g	5g	3g
다진 채소	12g	6g	4g
액체	14mL	7mL	5mL

구분	1큰술	1/2큰술	1작은술
장류	18g	9g	6g

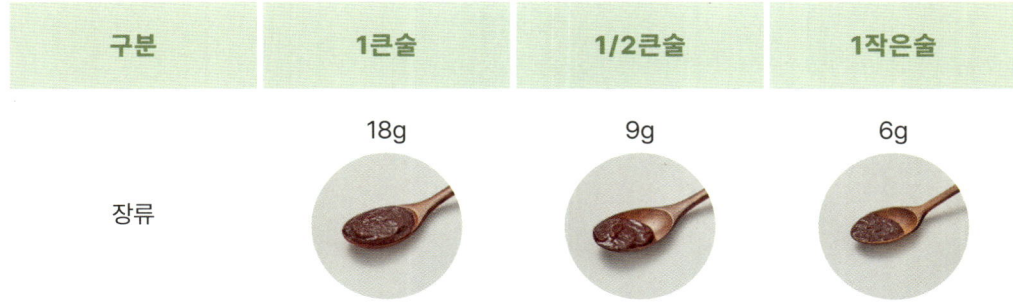

1컵은 자판기에 흔히 사용되는 종이컵을 기준으로 합니다.

구분	적당량 100mL=100g(약 1/2컵)	가득 180mL=180g(1컵)
쌀	100g	180g
육수	100mL	180mL

그때그때 꺼내 쓰는
홈메이드 육수 & 소스 & 드레싱

① 기본 육수

밥, 국, 찌개, 죽, 찜 등 천연 재료로 맛을 내 다양하게 활용 가능한 만능 아이템.

● **채소다시마육수**(1L 기준)

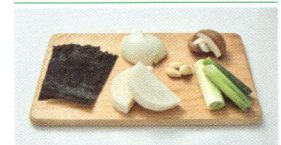

재료 물 1.2L(종이컵 6컵 반), 다시마 10g(10×10cm 1장),
무 150g(3cm 두께), 양파 100g(1/2개),
대파 30g(1/2대), 표고버섯 20g(1~2개),
마늘 10g(2쪽)

만드는 방법
1. 냄비에 모든 재료를 넣고 끓여 줍니다.
2. 물이 끓으면 다시마를 건져 내고 중불로 15분간 더 끓여 줍니다.
3. 육수를 체에 걸러 주면 완성됩니다.

● **멸치육수**(1L 기준)

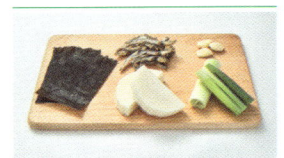

재료 물 1.2L(종이컵 6컵 반), 다시마 10g(10×10cm 1장),
국물용 멸치 30g, 무 100g,
대파 30g(1/2대), 마늘 10g(2쪽)

만드는 방법
1. 냄비에 모든 재료를 넣고 끓여 줍니다.
2. 물이 끓으면 다시마를 건져 내고 중불로 15분간 더 끓여 줍니다.
3. 육수를 체에 걸러 주면 완성됩니다.

● **북어육수**(1L 기준)

재료 물 1.2L(종이컵 6컵 반), 북어포 30g, 다시마 10g(10×10cm 1장), 무 100g(나박썰기), 대파 30g(1/2대), 마늘 10g(2쪽, 으깨기)

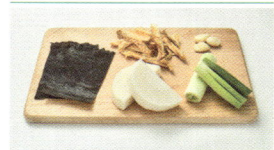

만드는 방법
1. 냄비에 모든 재료를 넣고 끓여 줍니다.
2. 물이 끓으면 다시마를 건져 내고 중불로 15분간 더 끓여 줍니다.
3. 육수를 체에 걸러 주면 완성됩니다.

● **바지락육수**(1L 기준)

재료 물 1.2L(종이컵 6컵 반), 바지락 300g, 다시마 10g(10×10cm 1장), 대파 30g(1/2대), 마늘 10g(2쪽, 으깨기), 청주 10mL(2작은술, 비린내 제거용)

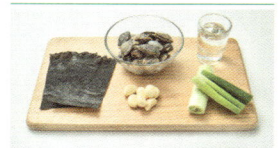

만드는 방법
1. 냄비에 모든 재료를 넣고 끓여 줍니다.
2. 물이 끓으면 다시마를 건져 내고 중불로 15분간 더 끓여 줍니다.
3. 육수를 체에 걸러 주면 완성됩니다.

● **소고기육수**(1L 기준)

재료 물 1.5L(종이컵 8컵), 소고기 양지 또는 사태 200g, 무 150g(3cm 두께), 대파 50g(1대), 마늘 10g(2쪽, 으깨기), 통후추 2g(1작은술)

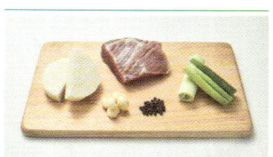

만드는 방법
1. 소고기를 찬물에 담가 핏물과 불순물을 제거합니다.
2. 냄비에 소고기와 물을 넣고 한번 끓여 데친 뒤 물을 버립니다.

3 냄비에 물 1.5L를 새로 받아 모든 재료를 넣고 약불로 1시간을 끓입니다.

4 육수를 체에 걸러 주면 완성입니다.

● **닭고기육수**(1L 기준)

재료 물 1.5L(종이컵 8컵), 닭다리 또는 닭가슴살 200g,
다시마 10g(10×10cm 1장),
대파 50g(1대), 마늘 10g(2쪽, 으깨기),
생강 5g(슬라이스), 통후추 2g(1작은술)

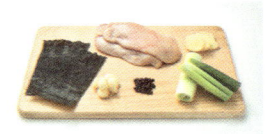

만드는 방법
1 닭고기를 찬물에 담가 핏물과 불순물을 제거합니다.
2 냄비에 닭고기와 물을 넣고 한번 끓여 데친 뒤 물을 버립니다.
3 냄비에 물 1.5L를 새로 받아 모든 재료를 넣고 약불로 1시간을 끓입니다.
4 육수를 체에 걸러 주면 완성입니다.

② 간장 베이스 양념

볶음이나 조림, 무침 요리 등에 손쉽게 활용하기 좋은 기본 아이템.

● **기본 간장 양념**(50g 기준)

재료 간장 30mL(2큰술), 다진 마늘 2g(1/2작은술),
다진 파 5g(1작은술), 꿀 또는 올리고당 5mL(1작은술),
참기름 2mL(1/2작은술), 볶은 깨 2g(1/2작은술)

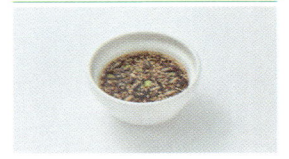

만드는 방법 **1** 양념 용기에 모든 재료를 넣고 고루 섞어 줍니다.

● 저염 간장 양념(50g 기준)

재료 간장 30mL(2큰술), 물 15mL(1큰술),
다진 마늘 2g(1/2작은술), 다진 파 5g(1작은술),
꿀 또는 올리고당 5mL(1작은술),
참기름 2mL(1/2작은술), 볶은 깨 2g(1/2작은술)

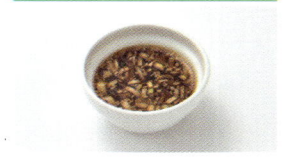

만드는 방법 **1** 양념 용기에 모든 재료를 넣고 고루 섞어 줍니다.
　＋ 기본 간장 양념 재료에 물만 추가로 넣으면 저염 간장 양념이 돼요!

● 간장비빔 양념(50g 기준)

재료 간장 30mL(2큰술), 물 10mL(2작은술),
다진 마늘 2g(1/2작은술), 다진 파 5g(1작은술),
참기름 5mL(1작은술), 꿀 또는 올리고당 5mL(1작은술),
볶은 깨 1g(1/3작은술), 고춧가루 2g(1/2작은술, 선택)

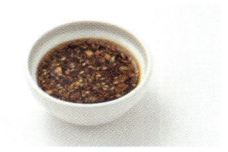

만드는 방법 **1** 양념 용기에 모든 재료를 넣고 고루 섞어 줍니다.

● 초간장 양념(50g 기준)

재료 간장 30mL(2큰술), 식초 10mL(2작은술),
물 10mL(2작은술), 꿀 또는 올리고당 5mL(1작은술),
다진 마늘 1g(1/4작은술),
다진 청양고추 2g(1/2작은술, 선택)

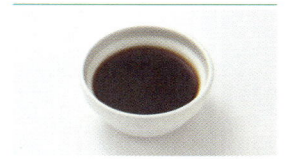

만드는 방법　**1**　양념 용기에 모든 재료를 넣고 고루 섞어 줍니다.

● 간장겨자 양념(50g 기준)

재료　간장 30mL(2큰술), 식초 15mL(1큰술),
　　　물 10mL(2작은술), 연겨자 2g(1/2작은술),
　　　꿀 또는 올리고당 5mL(1작은술),
　　　다진 마늘 1g(1/4작은술)

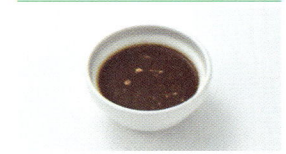

만드는 방법　**1**　양념 용기에 모든 재료를 넣고 고루 섞어 줍니다.

● 간장조림 양념(50g 기준)

재료　간장 30mL(2큰술), 꿀 또는 올리고당 15mL(1큰술),
　　　다진 마늘 5g(1작은술),
　　　생강즙 또는 다진 생강 5g(1작은술),
　　　들기름 또는 참기름 5mL(1작은술),
　　　물 150mL(3/4컵), 후추 약간

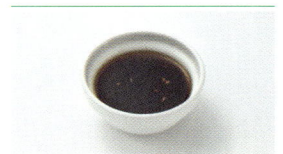

만드는 방법　**1**　양념 용기에 모든 재료를 넣고 고루 섞어 줍니다.

③ 고추장 베이스 양념

볶음이나 조림, 무침 요리 등에 매콤한 맛을 더해 식욕을 돋우는 아이템.

● 저염 고추장 양념(50g 기준, 생야채를 찍어 먹거나 무침 등에 활용)

재료　고추장 30g(1큰술 반), 물 10mL(2작은술), 다진 마늘 2g(1/2작은술),

다진 파 5g(1작은술), 꿀 또는 올리고당 5mL(1작은술),
참기름 3mL(1/2작은술), 볶은 깨 1g(1/3작은술)

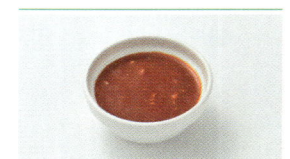

만드는 방법 1 양념 용기에 모든 재료를 넣고 고루 섞어 줍니다.

● **비빔장 양념**(50g 기준, 비빔밥용 고추장 등에 활용)

재료 고추장 30g(1큰술 반), 물 10mL(2작은술),
다진 마늘 2g(1/2작은술), 다진 파 5g(1작은술),
참기름 5mL(1작은술), 꿀 또는 올리고당 5mL(1작은술),
볶은 깨 1g(1/3작은술), 고춧가루 2g(1/2작은술, 선택)

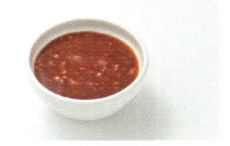

만드는 방법 1 양념 용기에 모든 재료를 넣고 고루 섞어 줍니다.

● **초고추장 양념**(50g 기준, 일반적인 초장으로 활용)

재료 고추장 30g(1큰술 반), 식초 10mL(2작은술),
물 10mL(2작은술), 꿀 또는 올리고당 5mL(1작은술),
다진 마늘 1g(1/4작은술),
다진 청양고추 2g(1/2작은술, 선택)

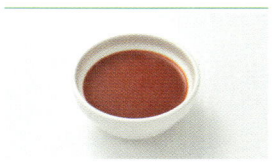

만드는 방법 1 양념 용기에 모든 재료를 넣고 고루 섞어 줍니다.

● **고추장조림 양념**(50g 기준, 조림 및 지짐 요리 등에 활용)

재료 고추장 30g(1큰술 반), 물 20mL(1큰술 반),
다진 마늘 2g(1/2작은술),
다진 생강 1g(1/4작은술, 선택),

꿀 또는 올리고당 5mL(1작은술),
참기름 3mL(1/2작은술),
후추 또는 통후추 가루 1g(1/4작은술)

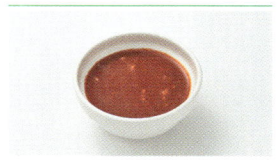

만드는 방법　**1**　양념 용기에 모든 재료를 넣고 고루 섞어 줍니다.

● **볶음고추장 양념**(50g 기준, 제육볶음, 닭갈비 등 볶음 요리에 활용)

재료　고추장 30g(1큰술 반), 고춧가루 5g(1작은술),
간장 15mL(1큰술), 무가당 매실청 15mL(1큰술),
다진 마늘 5g(1작은술), 참기름 5mL(1작은술),
올리고당 5mL(1작은술), 볶은 깨 1g(1/3작은술)

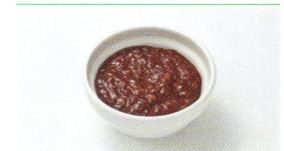

만드는 방법　**1**　양념 용기에 모든 재료를 넣고 고루 섞어 줍니다.

④ 된장 베이스 양념

무침이나 쌈 요리 등에 두루두루 활용하는 감칠맛 극대화 아이템.

● **나물무침 양념**(50g 기준)

재료　된장 30g(1큰술 반), 물 10mL(2작은술),
다진 마늘 2g(1/2작은술), 다진 파 5g(1작은술),
참기름 3mL(1/2작은술), 볶은 깨 1g(1/3작은술),
꿀 또는 올리고당 3mL(1/2작은술),
고춧가루 2g(1/2작은술, 선택)

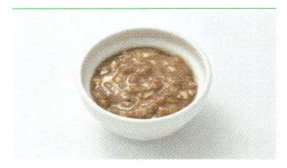

만드는 방법　**1**　양념 용기에 모든 재료를 넣고 고루 섞어 줍니다.

● **쌈장 양념**(50g 기준)

재료   된장 30g(1큰술 반), 고추장 15g(1큰술),
       물 10mL(2작은술), 다진 마늘 2g(1/2작은술),
       다진 양파 10g(1큰술),
       다진 청양고추 2g(1/2작은술, 선택),
       참기름 3mL(1/2작은술), 볶은 깨 1g(1/3작은술),
       꿀 또는 올리고당 5mL(1작은술)

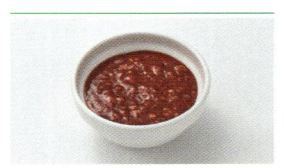

만드는 방법   **1**   양념 용기에 모든 재료를 넣고 고루 섞어 줍니다.

⑤ 토마토 베이스 소스

수프, 스튜, 리소토, 피자 등의 메뉴에 바로 활용하기 좋은 기본 아이템.

● **토마토소스**(200g 기준)

재료   다진 토마토 200g(1개 반), 다진 양파 100g(1/2개),
       토마토 페이스트 15g(1큰술),
       올리브오일 10mL(2작은술), 다진 마늘 5g(1작은술),
       간장 5mL(1작은술), 오레가노 가루 2g(1/2작은술),
       바질 가루 2g(1/2작은술), 후추 약간

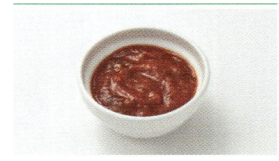

만드는 방법   **1**   팬에 올리브오일을 두르고 다진 마늘과 양파를 중불에서 볶아 향을 냅니다.

2   다진 토마토와 토마토 페이스트를 넣고 약불에서 5분간 졸입니다.

3   간장과 오레가노 가루, 바질 가루, 후추를 넣어 간을 맞춥니다.

✛ 오레가노와 바질 가루가 없는 경우라면 허브솔트로 간을 해 주세요. 이때 간장은 빼는 편이 좋아요!

● 미트소스(200g 기준)

재료 토마토소스(위 레시피 그대로),
다진 소고기 200g(1컵),
다진 양파 50g(1/4개), 다진 당근 30g(1/4개),
다진 셀러리 20g(1/4개, 선택),
올리브오일 10mL(2작은술), 소금 2g(1/2작은술)

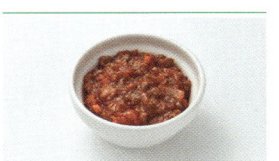

만드는 방법
1. 팬에 올리브오일을 두르고 다진 소고기를 볶아 줍니다.
2. 다진 당근과 양파, 셀러리를 넣고 한 번 더 볶아 줍니다.
3. 토마토소스를 넣고 소금으로 간을 맞춥니다.

⑥ 크림 베이스 소스

수프, 스튜, 리소토, 피자 등의 기본 소스로 활용하는 고소한 아이템.

● 크림소스(200g 기준)

재료 저지방 우유 또는 두유 200mL(1컵),
버터 또는 올리브오일 10g(2작은술),
밀가루 10g(1큰술), 다진 양파 50g(1/4개),
다진 마늘 5g(1작은술), 파마산치즈 10g(1큰술),
소금 2g(1/2작은술), 후추 1g(1/3작은술)

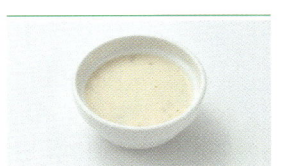

만드는 방법
1. 팬에 버터를 녹이고 밀가루를 볶다가 다진 마늘, 양파를 넣고 볶아 준 뒤 우유와 물을 넣어 농도를 맞춰 줍니다.
2. 소금, 후추, 파마산치즈로 간을 해 줍니다.

⑦ 오일 베이스 드레싱

올리브오일과 식초 혹은 레몬즙 등으로 새콤하게 맛을 낸 드레싱.
샐러드류에는 무난하게 다 잘 어울려요.

● 올리브오일드레싱(50mL 기준)

재료 올리브오일 30mL(2큰술),
레몬즙 또는 식초 15mL(1큰술),
꿀 또는 올리고당 5mL(1작은술), 소금 1g(1/3작은술),
후추 1g(1/3작은술), 다진 마늘 2g(1/2작은술, 선택)

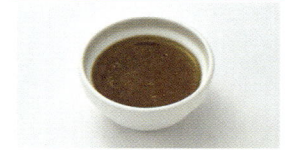

만드는 방법 **1** 양념 용기에 모든 재료를 넣고 고루 섞어 줍니다.

● 발사믹드레싱(50mL 기준)

재료 올리브오일 30mL(2큰술), 발사믹 식초 15mL(1큰술),
꿀 또는 올리고당 5mL(1작은술), 소금 1g(1/3작은술),
후추 1g(1/3작은술), 다진 마늘 2g(1/2작은술, 선택)

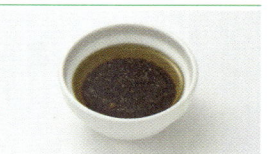

만드는 방법 **1** 양념 용기에 모든 재료를 넣고 고루 섞어 줍니다.

● 오리엔탈드레싱(50mL 기준)

재료 간장 15mL(1큰술), 참기름 10mL(2작은술),
식초 10mL(2작은술), 꿀 또는 올리고당 5mL(1작은술),
다진 마늘 2g(1/2작은술),
다진 생강 1g(1/4작은술, 선택),
볶은 깨 2g(1/2작은술), 후추 1g(1/3작은술)

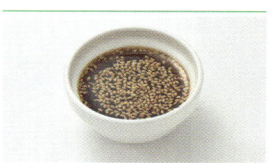

만드는 방법 1 양념 용기에 모든 재료를 넣고 고루 섞어 줍니다.

● 허브올리브드레싱(50mL 기준)

재료 올리브오일 30mL(2큰술),
레몬즙 또는 식초 15mL(1큰술),
꿀 또는 올리고당 5mL(1작은술), 소금 1g(1/3작은술),
후추 1g(1/3작은술), 신선한 다진 바질 2g(1/2작은술),
다진 마늘 2g(1/2작은술, 선택)

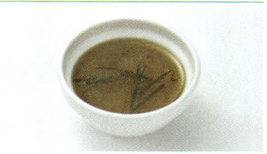

만드는 방법 1 양념 용기에 모든 재료를 넣고 고루 섞어 줍니다.
+ 소금 대신 허브솔트를 넣어도 좋아요!
+ 다진 바질 대신 파슬리, 로즈메리, 타임을 넣어도 좋아요!

● 아시아풍 올리브오일드레싱(50mL 기준)

재료 올리브오일 30mL(2큰술), 간장 10mL(2작은술),
고춧가루 2g(1/2작은술),
식초 또는 레몬즙 10mL(2작은술),
참기름 5mL(1작은술), 꿀 또는 올리고당 5mL(1작은술),
다진 마늘 2g(1/2작은술), 후추 1g(1/3작은술)
다진 청양고추 2g(1/2작은술, 선택)

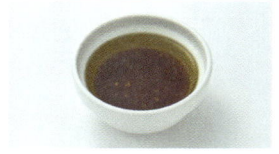

만드는 방법 1 양념 용기에 모든 재료를 넣고 고루 섞어 줍니다.

⑧ 마요네즈 베이스 드레싱

샐러드, 튀김류에 잘 어울리는 부드럽고 고소한 드레싱.

● 기본 마요네즈드레싱(50g 기준)

재료   마요네즈 또는 플레인요거트 50g(3큰술),
레몬즙 또는 식초 5mL(1작은술),
올리브오일 5mL(1작은술),
꿀 또는 올리고당 3mL(1/2작은술),
소금 1g(1/3작은술), 후추 1g(1/3작은술)

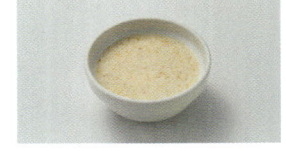

만드는 방법   **1**   양념 용기에 모든 재료를 넣고 고루 섞어 줍니다.

● 검은깨마요드레싱(50g 기준)

재료   기본 마요네즈드레싱 50g(3큰술),
검은깨 가루 또는 볶은 검은깨 5g(1작은술),
참기름 또는 들기름 3mL(1/2작은술)

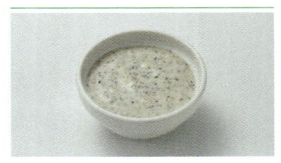

만드는 방법   **1**   양념 용기에 모든 재료를 넣고 고루 섞어 줍니다.

● 갈릭마요드레싱(50g 기준)

재료   기본 마요네즈드레싱 50g(3큰술),
다진 마늘 2g(1/2작은술),
올리브오일 5mL(1작은술)

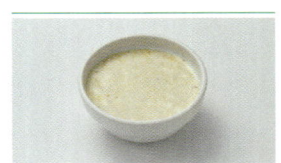

만드는 방법   **1**   양념 용기에 모든 재료를 넣고 고루 섞어 줍니다.

● 레몬마요드레싱(50g 기준)

재료   기본 마요네즈드레싱 50g(3큰술),
        다진 레몬청 5g(1작은술)

만드는 방법   1   양념 용기에 모든 재료를 넣고 고루 섞어 줍니다.

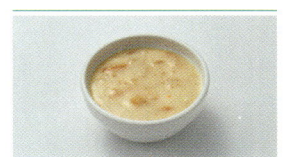

● 요거트드레싱(50g 기준)

재료   기본 마요네즈드레싱 50g(3큰술),
        무가당 요거트 25g(1큰술 반),
        꿀 또는 올리고당 3mL(1/2작은술)

만드는 방법   1   양념 용기에 모든 재료를 넣고 고루 섞어 줍니다.

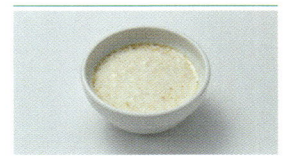

● 순수 요거트드레싱

재료   무가당 요거트 50g(3큰술), 레몬즙 또는 식초 5mL(1작은술),
        꿀 또는 올리고당 3mL(1/2작은술)

만드는 방법   1   양념 용기에 모든 재료를 넣고 고루 섞어 줍니다.
            ✚ 요거트에 꿀, 레몬즙(식초)만 넣어도 맛있어요!

2

증상별 가이드와 추천 메뉴

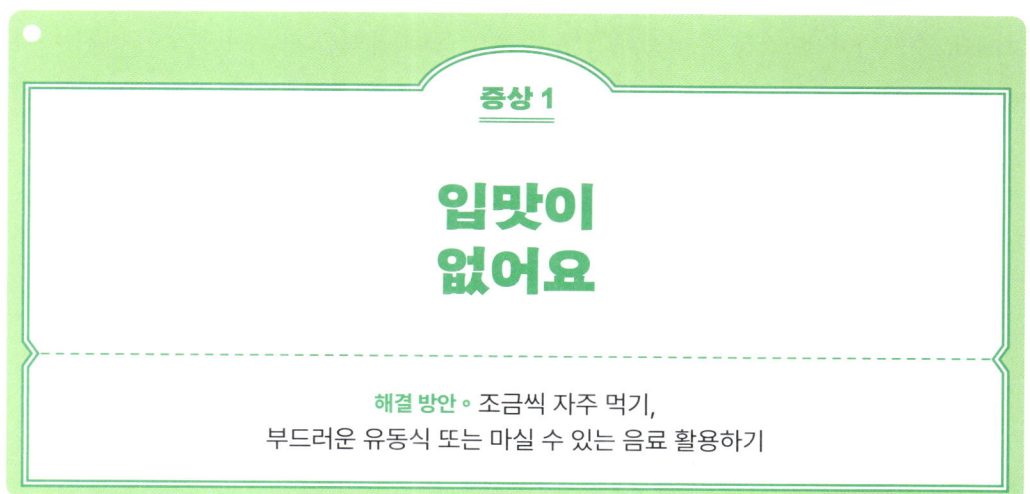

증상 1

입맛이 없어요

해결 방안 · 조금씩 자주 먹기,
부드러운 유동식 또는 마실 수 있는 음료 활용하기

    입맛 없음은 암 치료 중 가장 흔히 생기는 증상 가운데 하나입니다. 이렇듯 입맛이 없을 땐 음식을 조금씩 자주 드세요. 정해 놓은 식사 시간에 얽매이지 말고 평소 좋아하는 음식을 먹고 싶을 때, 먹을 수 있을 때, 또는 몸 상태가 좋을 때 충분히 먹는 것이 중요합니다. 일반적으로는 충분한 휴식을 취한 아침 시간이 가장 좋습니다.

    밥을 먹는 시간이나 장소, 분위기 등을 바꾸어 보는 것도 도움이 됩니다. 음악을 들으며 식사를 하거나 식탁보나 식기를 바꿔 보는 식으로요. 음식 형태에 변화를 주는 식으로 다양한 메뉴를 시도해 보세요. 또 먹고 싶을 때 바로바로 먹을 수 있도록 가까운 곳에 간식을 항상 구비해 두세요.

    가벼운 산책처럼 규칙적인 운동 역시 입맛을 돋우는 데 도움을 줄 수 있습니다. 음식의 맛을 왜곡 없이 느끼기 위해 식사 전후로 입안을 청결하게 하는 것도 중요합니다. 식사 중간중간 물을 마시면 포만감을 빨리 느끼게 되므로 물은 되도록 소량만 마시도록 합니다.

    그럼에도 불구하고 여전히 식사를 하기 힘들다면 간식으로 죽, 미음, 주스, 수프, 우유 및 유제품 등을 먹거나 그린비아, 뉴케어, 메디웰 등의 영양보충음료의 도움을 받아

보세요. 수프나 우유 같은 유제품, 영양보충음료 등에 단백질 파우더를 섞어 마시는 것도 부족한 에너지를 보충할 수 있는 방법 중 한 가지입니다. 식욕부진이 일주일 이상 지속된다면 의료진과 상의해 식욕촉진제를 처방받아 드셔 보세요.

> 입맛이 없을 때!
> 추천 메뉴
> BEST 3

01
연포탕

낙지와 콩나물, 무를 듬뿍 넣어
시원하고 담백한 요리.

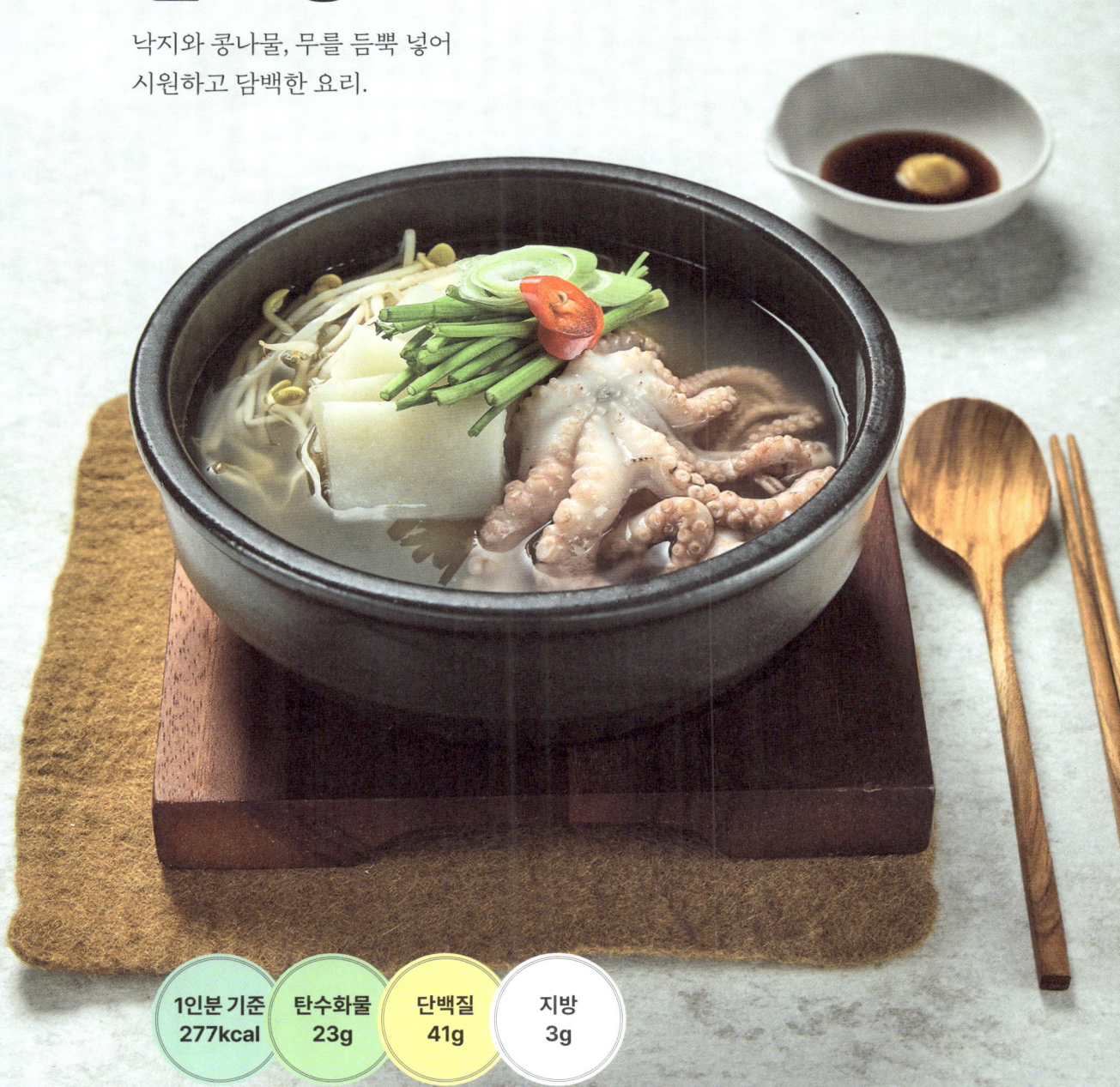

- 1인분 기준 277kcal
- 탄수화물 23g
- 단백질 41g
- 지방 3g

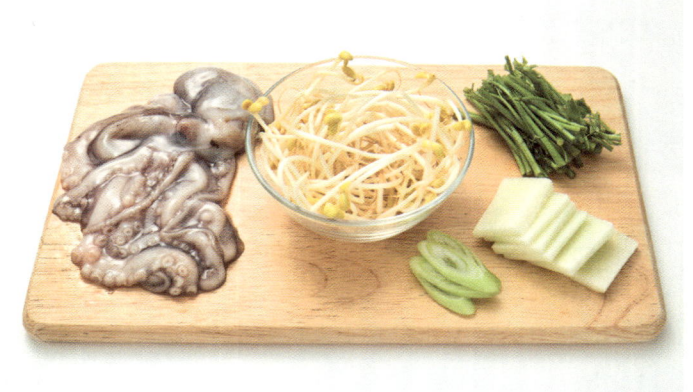

● 재료 1인분

낙지 200g(1마리)
무 150g(1/6개)
콩나물 100g(1줌)
미나리 30g(1줌)
대파 20g(1/3대)
밀가루, 소금(낙지 세척용)
멸치육수 또는 다시마육수 600mL(p. 43 참고)
국간장 5mL(1작은술)
소금 2g(1/2작은술)
다진 마늘 5g(1작은술)
후추 약간(선택)
청양고추 5g(1개, 선택)
홍고추 5g(1개, 선택)

● 이런 영양소가 들어 있어요

낙지
100g당 약 16g의 단백질이 들어 있어요. 인, 니아신(비타민B3)이 풍부해요.

콩나물
여러 종류의 무기질, 비타민이 골고루 들어 있고, 특히 비타민K가 많이 들어 있어요.

● 이렇게 만들어 봐요

1. 낙지를 깨끗하게 헹군 후 먹기 좋은 크기로 자릅니다.
2. 멸치육수 또는 다시마육수를 준비합니다.
3. 무는 얇게 나박썰기합니다. 콩나물은 깨끗이 씻어 체에 밭쳐 물기를 제거합니다. 미나리는 4~5cm 길이로 썰고, 고추(선택)와 대파는 어슷하게 썰어 준비합니다.

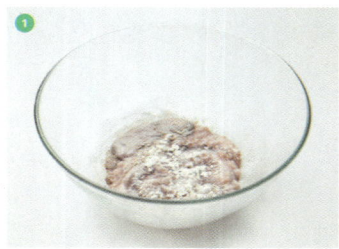
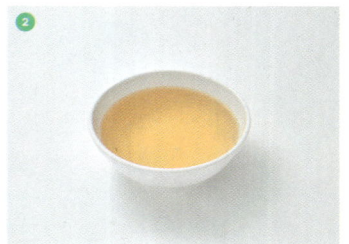

4 준비한 육수에 썰어 둔 무를 넣고 끓입니다. 무가 반투명하게 익으면 콩나물과 다진 마늘을 넣고 3분간 더 끓입니다. 국간장, 소금을 넣어 간을 맞춥니다. 손질한 낙지를 넣고 중불에서 1~2분 정도 짧게 익힙니다.

※ 낙지를 너무 오래 익히면 질겨지므로 주의!

5 대파, 고추(선택)를 넣고 1분간 더 끓입니다. 마지막으로 미나리를 넣고 30초 후 불을 끕니다. 기호에 따라 후추를 넣어 줍니다.

조리 tips

+ 낙지는 머리와 내장이 이어진 부분을 자른 후 머리를 뒤집어 내장과 눈, 다리 윗부분 안쪽에 있는 딱딱한 부분(이빨)을 제거해 주세요.
+ 소금으로 낙지의 빨판 부분을 잘 문질러 주세요. 그 후 밀가루를 넣고 조물조물 빨래하듯이 전체적으로 주물러 줍니다. 거품이 안 생길 때까지 주물러 준 후 깨끗하게 여러 번 씻어 내고, 체에 밭쳐 물기를 제거해 주세요.
+ 낙지를 익힐 때 청주를 한두 숟갈 넣으면 비린내를 잡고 풍미를 더할 수 있어요.
+ 굴이나 바지락을 넣으면 국물이 더 시원해져요.
+ 시중에 판매하는 멸치육수(팩) 사용 시 간편하게 조리할 수 있어요.
+ 낙지 대신 오징어나 주꾸미를 넣고 끓여도 좋아요.

02
명란크림파스타

부드러운 크림과 짭조름한 명란이 만나
입맛을 돋우는 요리.

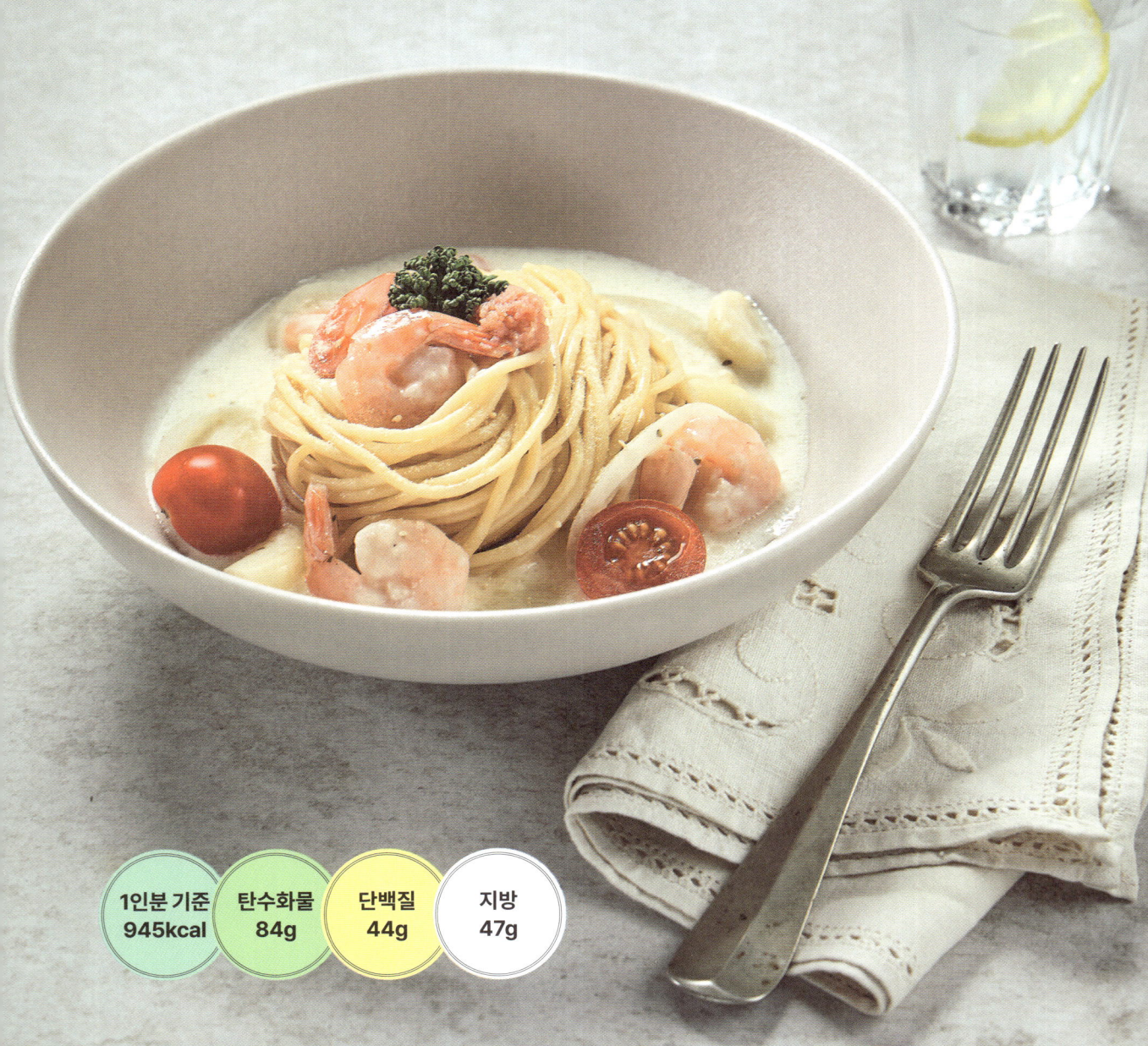

1인분 기준	탄수화물	단백질	지방
945kcal	84g	44g	47g

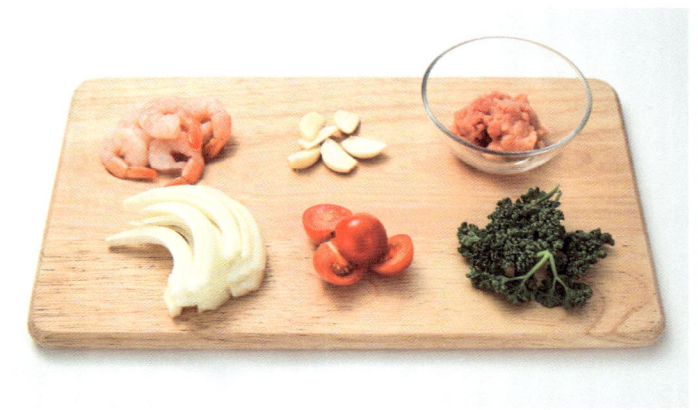

● 재료 1인분

명란 60g(1개)
칵테일새우 50g(5개)
양파 50g(1/4개)
마늘 5g(1쪽)
파슬리 또는 쪽파 약간
방울토마토 15g(1개)
스파게티 면 80g
크림소스 200mL(p. 51 참고)
올리브오일 5mL(1작은술)
파마산치즈 10g(1큰술)
소금, 후추 약간

● 이런 영양소가 들어 있어요

명란

100g당 약 21g의 단백질이 들어 있어요. 니아신과 비타민 B1이 풍부하고 레티놀이 들어 있어요.

● 이렇게 만들어 봐요

1. 냄비에 물과 소금 한 꼬집을 넣고 끓입니다. 물이 끓으면 스파게티 면을 넣고 포장지에 표시된 시간보다 1분 적게 삶아 줍니다.

2. 새우는 물로 씻은 후 물기를 제거해 주고, 명란은 껍질을 제거하고 속만 사용합니다. 마늘과 양파는 얇게 썰어 줍니다.

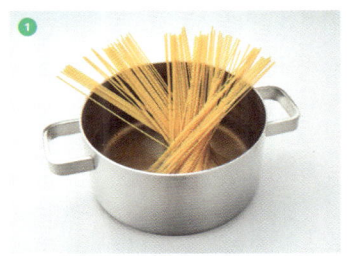
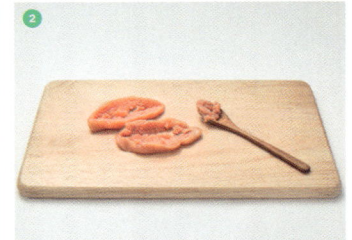

3 팬에 올리브오일을 넣고 중약 불에서 마늘과 양파를 볶아 향을 낸 뒤, 새우를 넣어 익을 때까지 볶아 줍니다.

4 삶은 스파게티 면과 크림소스, 명란, 방울토마토를 넣고 소스가 면에 골고루 묻을 때까지 약불에서 1분 더 볶아 줍니다. 파마산치즈, 후추와 다진 파슬리(또는 쪽파)를 넣어 마무리합니다.

조리 *tips*

+ 명란의 일부는 소스에 넣어 익히고, 일부는 토핑으로 남겨 고명처럼 올리면 맛과 식감을 모두 살릴 수 있어요. 명란이 없다면 맛을 보면서 간을 추가해 주세요.

+ 명란이 너무 짠 경우, 찬물에 5분 정도 담갔다가 체에 밭쳐 물기를 뺀 뒤 사용해 주세요.

+ 시중에 판매하는 크림소스를 이용하면 간편하게 조리할 수 있어요(시중에 판매하는 소스는 나트륨 함량이 높을 수 있으니, 우유를 추가로 넣어 주세요).

03
시금치커리와 치킨스테이크

시금치를 갈아서 넣은 커리와 든든한 치킨스테이크가 만나 부드럽게 입맛을 자극하는 요리.

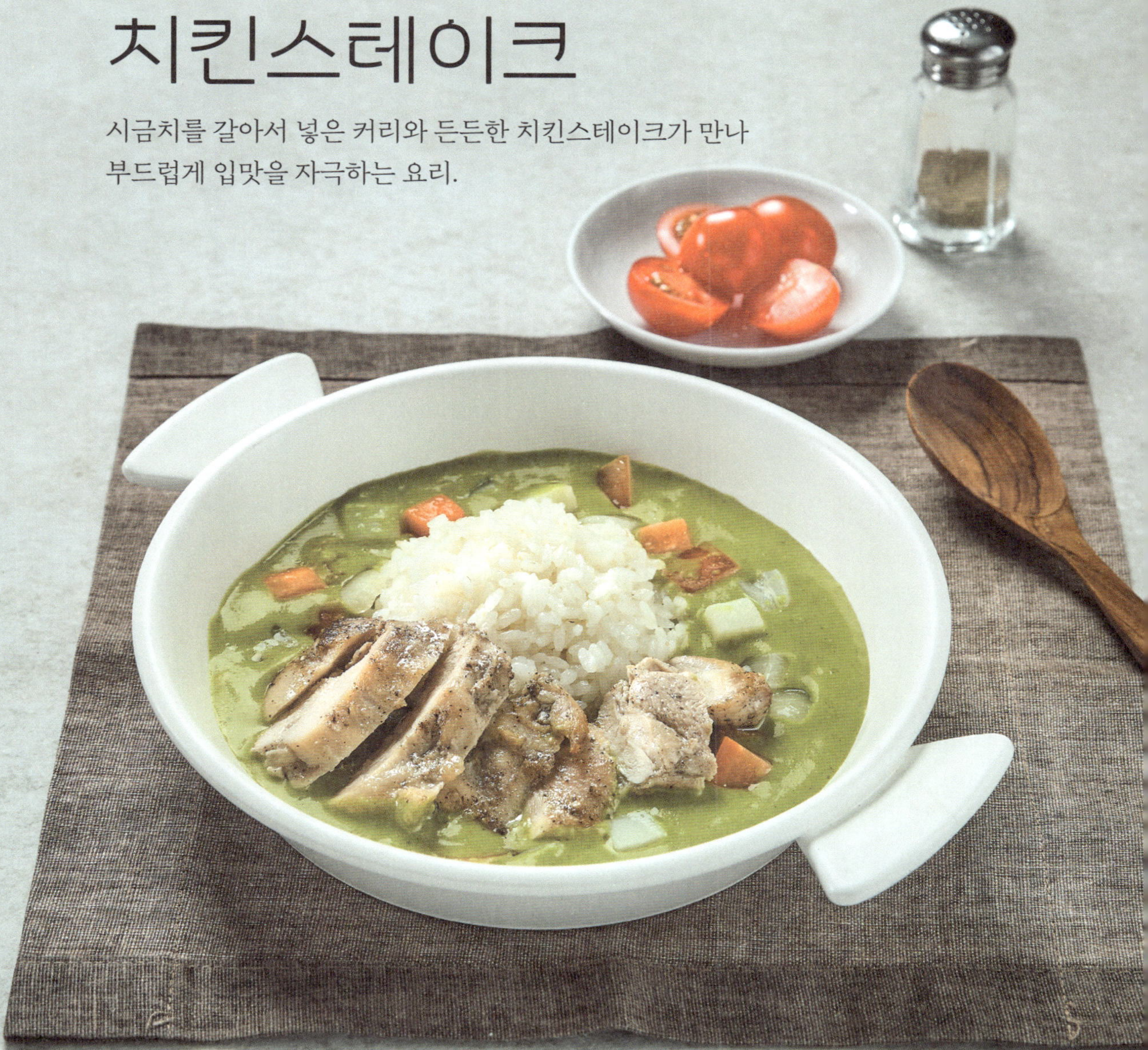

1인분 기준 677kcal | 탄수화물 71g | 단백질 50g | 지방 22g

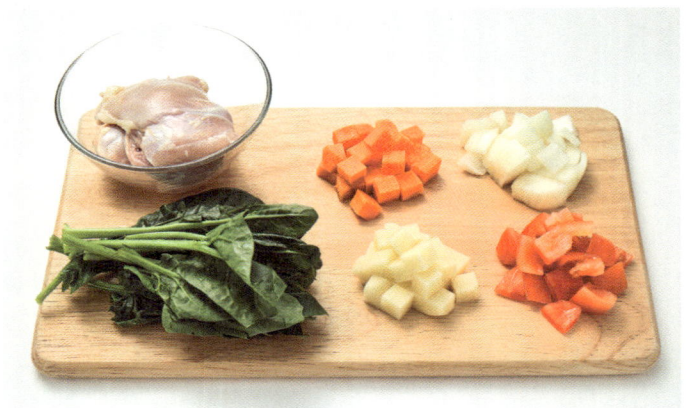

● **재료 1인분**

닭다리살 또는 닭가슴살 150g
시금치 60g(1대)
감자 40g(1/4개)
당근 40g(1/4개)
양파 30g(1/6개)
토마토 80g(1/2개)
다진 마늘 12g(1큰술)
다진 생강 5g(1작은술)
코코넛밀크 또는 우유 180mL(1컵)
올리브오일 10mL(2작은술)
카레 가루 10g(1큰술)
소금 3g(1작은술)
후추 약간
물 400mL(2컵)
쌀밥 100~120g(1/2공기)

● **이런 영양소가 들어 있어요**

시금치

비타민A와 비타민C, 엽산이 풍부해요. 단, 시금치는 수산(옥살산)이 많이 들어 있으므로 반드시 충분히 데친 다음에 드세요.

수산: 수산이 몸속에서 칼슘과 결합하게 되면 수산칼슘염이 만들어져 신장결석의 원인이 될 수 있어요. 이 성분은 수용성이라 물에 데치면 빠져나오며, 더불어 시금치 특유의 쓴맛도 제거할 수 있어요.

시금치커리에 치킨스테이크를 함께 드시면 부족한 단백질을 보충하기 좋아요(팬에 구운 닭가슴살에는 100g당 약 35g의 단백질이 들어 있어요).

● 이렇게 만들어 봐요

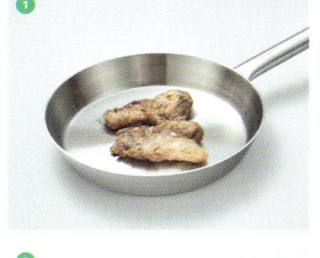

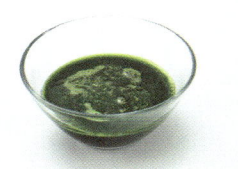

1. 닭고기는 껍질 부분에 칼집을 3~4번 내고, 올리브오일과 소금, 후추로 밑간을 해 10~15분 정도 재워 둡니다. 팬이 적당히 달궈지면 겉이 바삭하고 노릇해지도록 구워 줍니다.

2. 시금치를 끓는 물에 1~2분간 데치고, 블렌더에 시금치와 물(생수 100mL)을 넣어 부드럽게 갈아 줍니다.

3. 감자와 당근은 먹기 좋은 크기로 썰어 줍니다. 토마토와 양파, 마늘, 생강은 잘게 다져 주세요.

4. 팬에 올리브오일을 두르고 다진 마늘, 생강을 넣고 약 1분간 볶습니다. 그 후 다진 양파를 넣고 황금빛이 날 때까지 볶습니다.

5. 4번에 다진 토마토와 카레 가루를 넣고 중약 불에서 걸쭉해질 때까지 볶습니다. 그런 다음 썰어 둔 감자와 당근, 물(생수 300mL)을 추가로 넣은 후 10분간 끓여 줍니다.

6. 5번에 갈아 둔 시금치와 코코넛밀크(혹은 우유)를 넣고 잘 섞습니다. 추가로 소금 1~2g을 넣어 간을 맞추고 약불에서 5분간 더 끓입니다.

7. 밥 위에 완성된 커리를 붓고 치킨스테이크는 한 입 크기로 썰어 위에 올려 줍니다.

조리 tips

+ 전자레인지 전용 용기에 넣고 타이머를 1분으로 맞춰 시금치를 데쳐 줍니다. 씻은 시금치를 전자레인지로 돌리는 경우, 수산 성분 제거를 위해 꼭 찬물로 헹군 뒤 물기를 짜 주세요.

+ 아몬드(10g)를 갈아 넣으면 고소한 맛과 크리미한 질감이 더욱 살아나며 영양도 풍부해져요.

+ 코코넛밀크나 우유 대신 생크림, 두유, 아몬드밀크 등 취향에 맞게 골라 사용하세요.

증상 2

피곤하고 힘이 없어요

해결 방안 ◦ 충분한 휴식 취하기,
식욕을 돋울 수 있는 식사나 간식 챙기기

몸과 마음이 지치는 느낌인 피로감은 암 질환 자체나 암 치료로 인해 흔히 생기기 마련입니다. 영양이나 운동이 부족하거나 빈혈, 우울, 수면 부족 등이 원인일 수 있으며, 피로감이 심할 경우 의료진과 상의해 피로의 원인을 찾고 그에 따른 치료를 먼저 시행해야 합니다.

생활 속에서는 무엇보다도 충분한 휴식을 취하는 것이 가장 중요합니다. 밤에만 몰아서 자기보다 낮에 잠깐씩 낮잠이나 휴식을 취해 보세요. 보통 때의 활동보다 더 짧고 간단한 활동만 할 수 있는 환경을 만들어 두는 게 중요합니다. 아이 돌보기, 밥하기, 집안일 등은 주변 사람들에게 도움을 요청해 보세요.

이렇듯 충분한 휴식을 취했다면, 무리하지 않는 선에서 규칙적인 산책이나 운동을 해 보는 것도 좋습니다. 이는 피로감을 덜고 정신을 맑게 하는 데 도움이 되며 식욕도 돋울 수 있습니다. 만약 너무 피곤해서 잘 먹지 못한다면 두세 시간 간격으로 소량의 식사나 간식을 챙겨 먹는 게 도움이 됩니다. 생활 속에서 자기만의 바이오리듬, 패턴에 맞춰 가장 편한 시간에 골고루, 가능한 한 많이 드세요.

피곤하고 힘이 없을 때!
추천 메뉴
BEST 3

01 흑임자오리탕

흑임자를 갈아서 듬뿍 넣은
고소하고 담백한 영양탕.

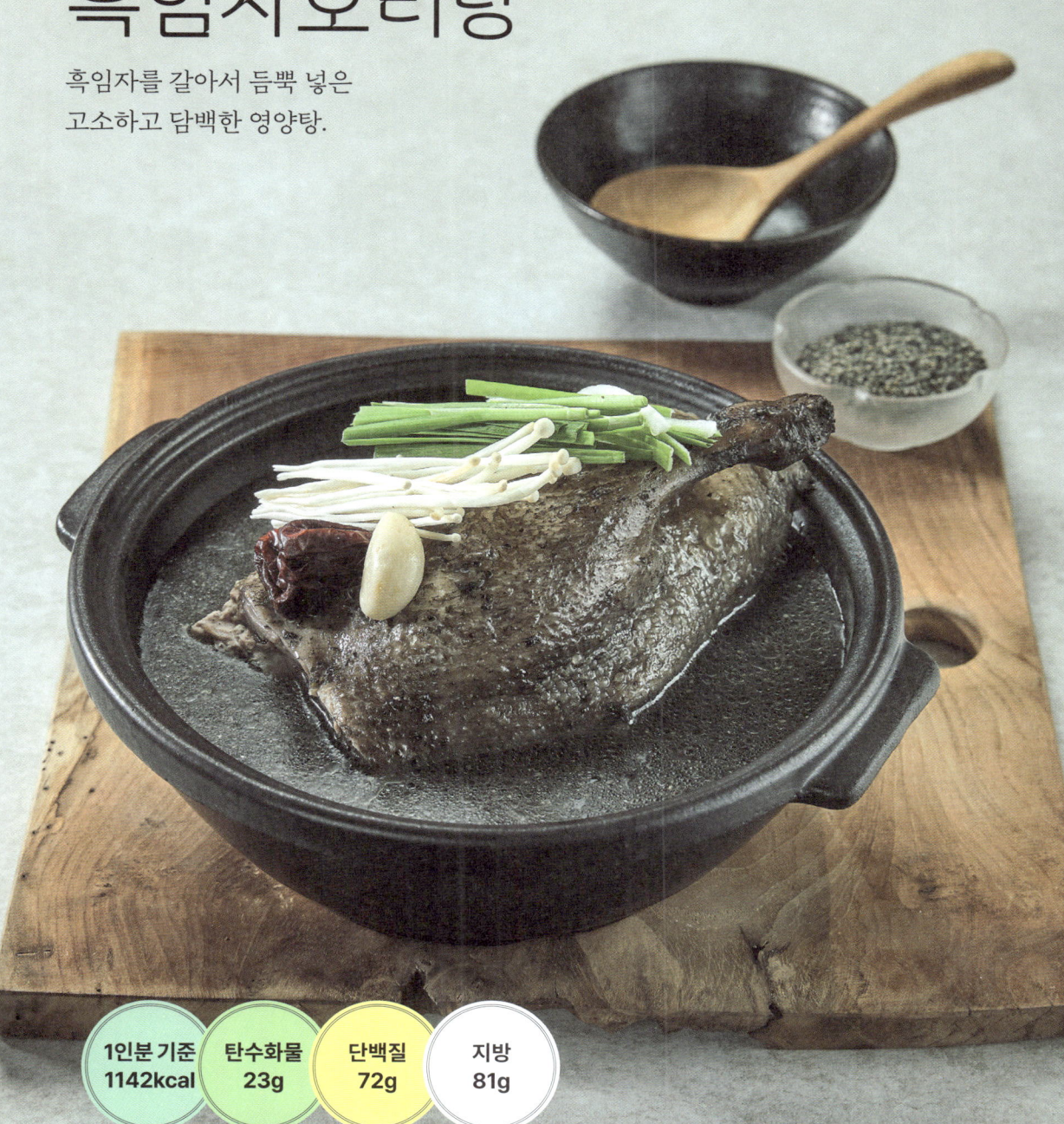

1인분 기준 1142kcal | 탄수화물 23g | 단백질 72g | 지방 81g

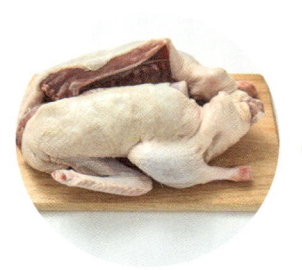 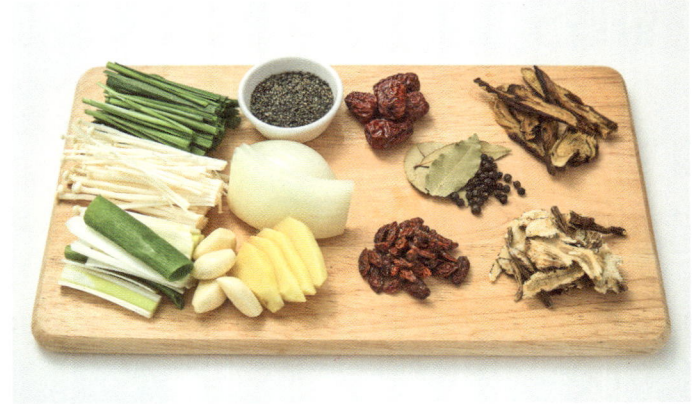

● 재료 3~4인분

냉장 통오리 2kg(1마리)
흑임자 100g(1/2컵)
팽이버섯 70g(1/2개)
부추 50g(1줌)
대파 150g(육수용 100g, 고명용 50g)
양파 100g(1/2개)
마늘 50g(10쪽)
통후추 3g(1작은술)
월계수잎 2g(7장)
건대추 15g(5알)
구기자 10g
당귀 6g
감초 2g
생강 10g(1개)
물 2.5L(14컵)

● 이런 영양소가 들어 있어요

흑임자

칼슘과 비타민E, 불포화지방산이 풍부해요. 다만 소화력이 많이 떨어졌다면 주의하세요.

오리

100g당 약 28g의 단백질이 들어 있어요. 비타민B12, 판토텐산 외 비타민B군, 비타민D, 비타민K 등 각종 비타민, 무기질이 많이 들어 있어 다른 육류에 비해 소화가 잘돼요. 조리 후 보관 시에는 반드시 식힌 후 냉장 보관해야 하고, 가급적 빨리(2일 이내) 드세요.

● 이렇게 만들어 봐요

1. 냉장 통오리를 깨끗이 세척해 줍니다.
2. 압력솥 혹은 냄비에 통오리를 넣을 때, 껍질 부분이 바닥으로 향하게 합니다.

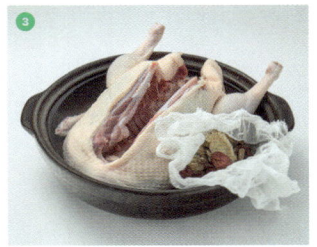

3 망에 구기자, 당귀, 감초, 월계수잎, 대파(육수용), 양파, 마늘, 통후추, 말린 대추, 생강을 넣습니다. 솥에 육수용 재료들이 들어간 망과 물을 넣은 후, 센불에서 15분, 중간 불에서 5분, 약한 불에서 10분간 끓여 줍니다.

4 부추는 7cm 길이로 자르고, 대파(고명용)도 7cm 길이로 길게 채 쳐 주세요.

5 팽이버섯의 밑동을 제거한 뒤 7cm 길이로 자르고, 흑임자는 곱게 갈아 둡니다(흑임자 가루 이용 시 한 번 더 곱게 갈아 주는 것을 추천합니다).

6 오리가 익었으면 망을 건지고, 흑임자 가루를 육수에 넣어 10분간 끓입니다.

7 전골냄비에 익은 오리와 육수를 담고, 손질한 부추와 대파, 팽이버섯을 넣어 주면 완성입니다.

조리 *tips*

+ 통오리 안쪽에 제거되지 않은 부산물이 남아 있을 수 있으니, 뼈 안쪽 사이사이를 깨끗하게 씻어 주세요(수저로 긁어내도 좋아요).
+ 가위를 이용해 통오리의 날개 끝부분, 꼬리 부분을 5cm 정도 잘라 주세요.
+ 오리의 목과 어깨 부위에 붙어 있는 두툼한 껍질을 제거하면 더 담백하게 요리할 수 있어요.
+ 감초, 당귀가 없을 경우 쌍화탕이나 삼계탕육수(티백)를 활용해도 좋아요. 이때 쌍화탕은 단 성분이 들어 있어 음식이 달아질 수 있으니 주의하세요.
+ 양파겨자소스(양파채, 청양고추)와 함께 드시면 더욱 맛있어요.
+ 오리 한 마리가 부담되는 경우, 도리육(절단육)을 사용해 먹을 만큼 준비해 보세요. 오리로스나 닭고기를 이용해도 좋아요.
+ 오리 절단육 약 4조각(1인분)을 조리할 경우, 레시피에 나오는 양념을 1/3로 줄여 주세요.

02 도미솥밥

손질된 흰살생선을 이용해 쉽고 간편하게 즐기는 요리.
표고버섯과 다시마의 감칠맛이 더해져 맛있는 솥밥 탄생!

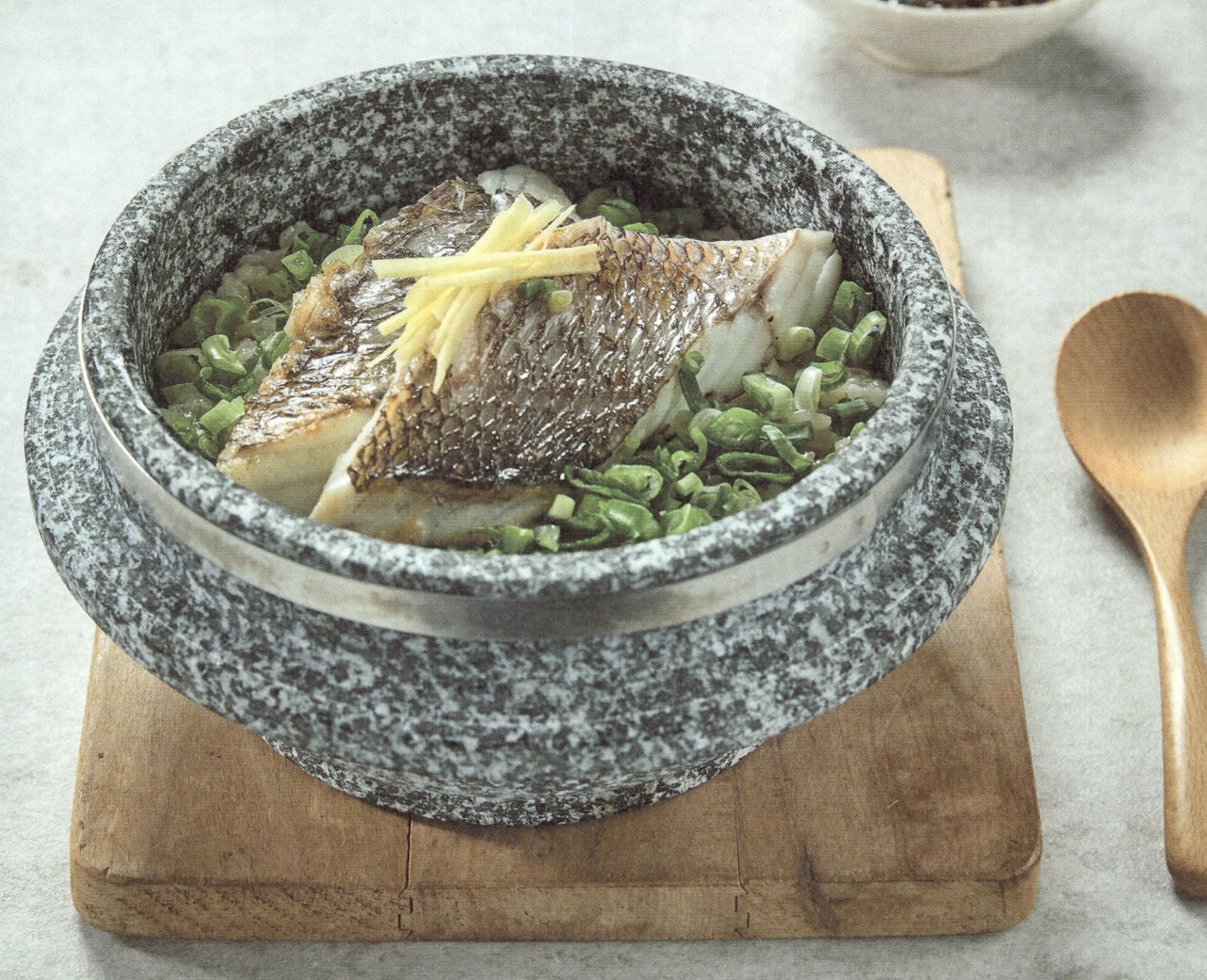

- 1인분 기준 706kcal
- 탄수화물 75g
- 단백질 46g
- 지방 25g

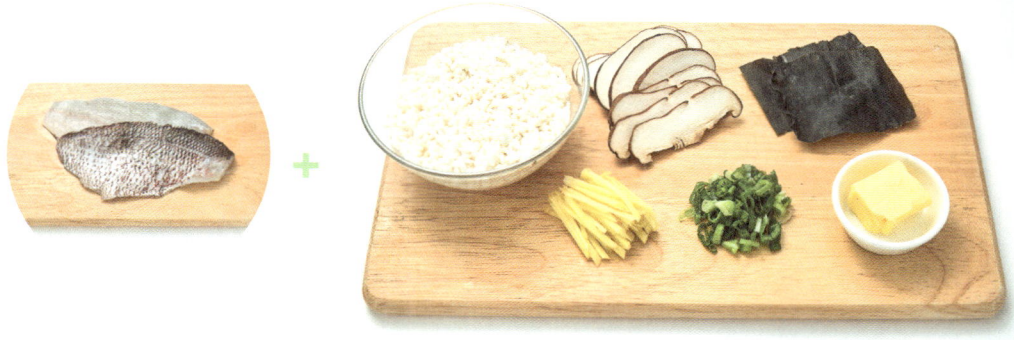

● 재료 1인분

껍질 있는 도미살 200g
쌀 80g(1/2공기)
표고버섯 30g(2개)
다시마 5g(5×5cm 1장)
버터 10~15g
올리브오일 5mL(1작은술)
들기름 10mL(2작은술)
쪽파 15g(3줄기, 선택)
생강 10g(1개, 선택)
쯔유간장 15mL(1큰술)
소금, 후추 약간

● 이런 영양소가 들어 있어요

도미(참돔/붉은색)

100g당 약 22g의 단백질이 들어 있어요. 비타민B12, 셀레늄, 비타민D, 비타민E, 니아신 등 각종 비타민과 무기질이 많이 들어 있어요. 아미노산이 골고루 있어 소화도 잘돼요.

표고버섯

판토텐산, 비타민B2, 아연이 들어 있어요.

다시마

표고버섯과 함께 대표적인 천연 조미료로 감칠맛이 뛰어나요. 칼륨과 칼슘, 비타민과 무기질이 많이 들어 있어요.

다시마는 찬물에서 먼저 우려야 하고, 너무 오래 가열하면 쓴맛이 생겨요.

● 이렇게 만들어 봐요

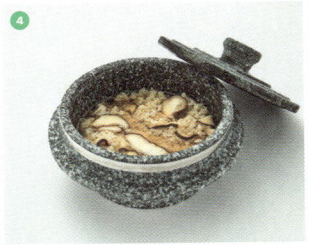

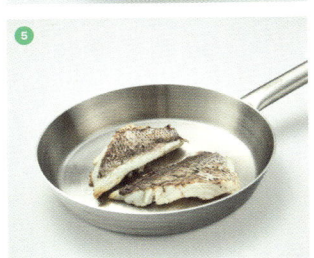

1 손질된 도미살 껍질 부분에 십자로 칼집을 낸 후, 소금과 후추를 뿌립니다.

2 쌀을 씻어 물에 담가 어느 정도 불린 다음 체에 밭쳐 둡니다. 다시마는 마른 수건으로 닦아 놓습니다.

3 표고버섯은 결대로 0.5cm 두께로 자르고, 쪽파는 0.3cm 두께로 썰어 줍니다. 생강은 껍질을 제거한 후 최대한 얇게 채 썰어 줍니다.

4 냄비에 들기름을 두르고 쌀과 표고버섯을 넣어 2~3분간 볶아 줍니다. 물(쌀 기준으로 1.2배)과 다시마, 쯔유간장을 넣고 밥을 짓습니다.

5 가열된 팬에 올리브오일을 두르고 도미를 살코기 부분부터 굽되, 껍질은 80%만 구워 줍니다.

6 밥이 거의 다 지어질 때쯤 냄비에 구운 도미와 버터를 넣고 5분간 뜸을 들입니다.

7 밥 위에 쪽파, 생강채(선택)를 올려 주면 완성입니다.

조리 tips

+ 생선은 반드시 도미일 필요는 없습니다. 가자미나 장어 같은 생선을 사용해도 좋아요.

+ 손질된 냉동 생선을 사용하면 더 간편하게 조리할 수 있어요.

+ 달래나 부추를 넣은 간장비빔 양념장에 비벼서 드셔도 좋아요. 이 경우, 간이 세질 수 있으니 밥을 지을 때 쯔유간장의 양을 조절해 주세요.

03
아롱사태수육

아롱사태를 부드럽게 삶아 국물과 함께 먹거나
채소무침을 곁들여 먹어도 좋은 활용도 높은 음식.

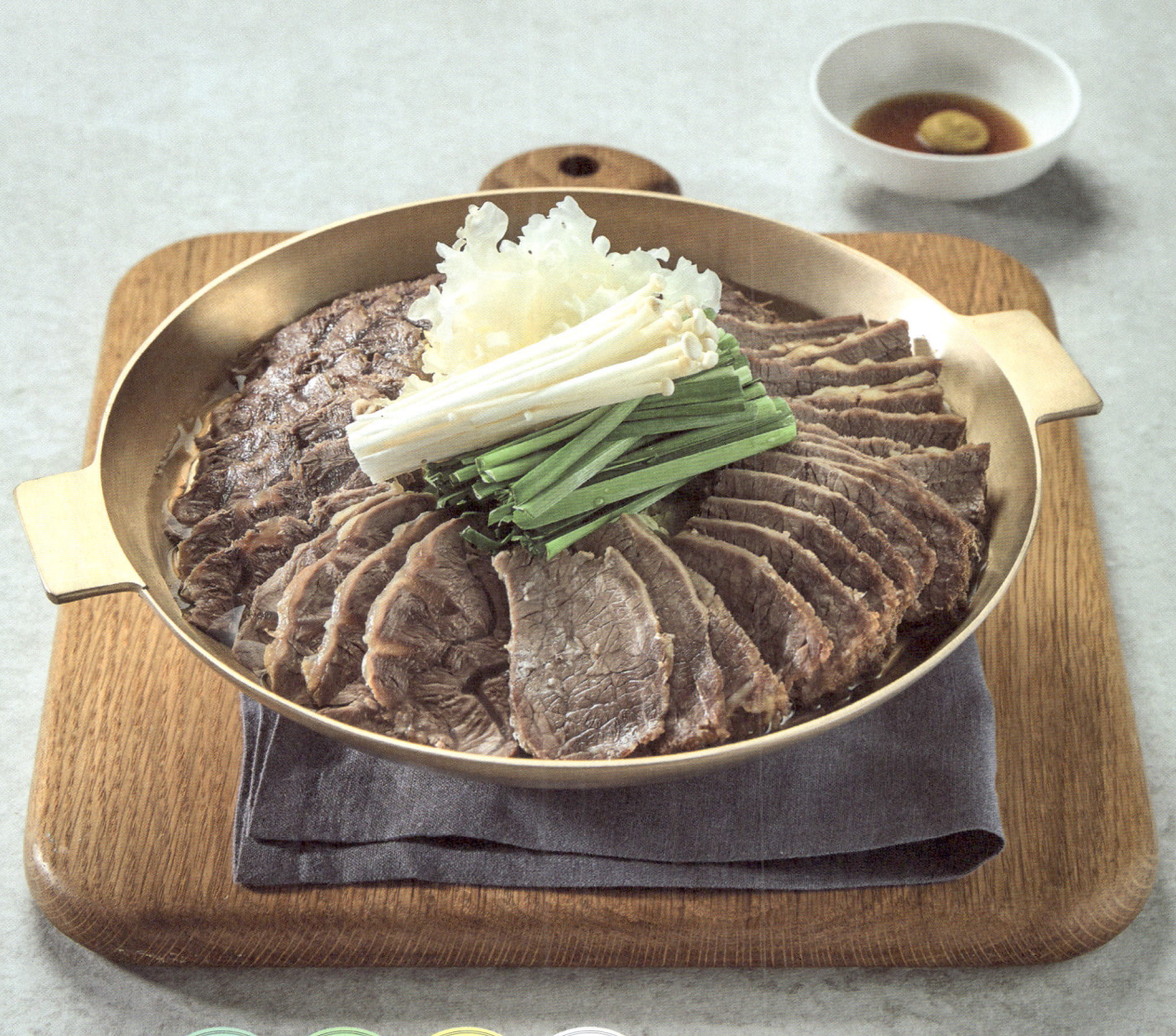

- 1인분 기준 779kcal
- 탄수화물 10g
- 단백질 63g
- 지방 52g

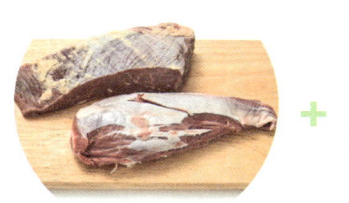 +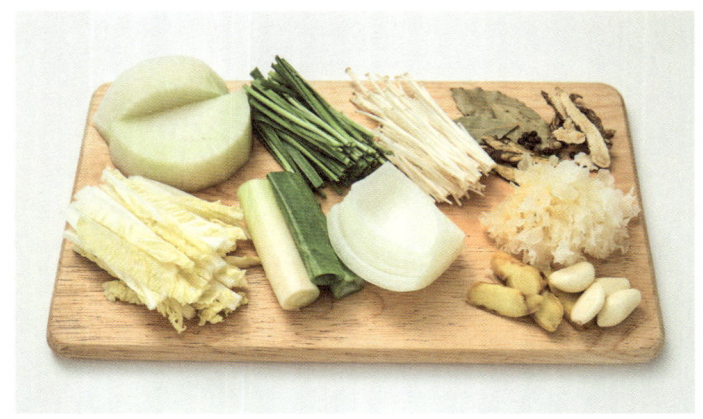

● 재료 3~4인분

아롱사태 600g
우양지 600g
대파 100g(2대)
양파 60g(1/3개)
마늘 15g(3~4쪽)
무 80g(1/10개)
생강 10g(1개)
부추 40g(1줌)
백목이버섯 10g(1개)
팽이버섯 70g(1/2개)
알배추 80g(3장)
당귀 2g
감초 1g
월계수잎 1g(3장)
통후추 1g
소금 약간

● 이런 영양소가 들어 있어요

소고기(아롱사태)

100g당 약 21g의 단백질이 들어 있어요. 아연, 비타민B12가 풍부하고, 그 외 셀레늄, 인, 철, 판토텐산, 비타민B2 등이 들어 있어요. 기름기가 적고 담백하며 깊은 맛을 내는 식재료예요.

● 이렇게 만들어 봐요

1. 아롱사태, 우양지를 찬물에 담가 핏물을 빼 주고, 백목이버섯은 찬물에 담가 5분간 불린 후 한 입 크기로 잘라 줍니다.

❶
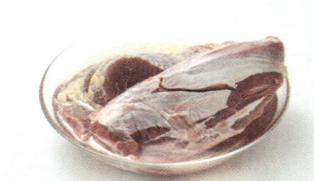

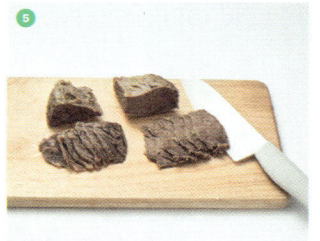

2 알배추는 4×7cm, 팽이버섯은 밑동을 제거해 7cm, 부추도 7cm 길이로 잘라 줍니다. 대파는 육수용으로 10cm 정도로 썰어 주고, 무와 양파, 마늘, 생강은 통으로(육수용) 사용합니다.

3 냄비에 고기가 잠길 정도로 충분한 양의 물을 넣어 줍니다. 아롱사태, 우양지를 넣고 물이 끓기 시작하면 건져내 뜨거운 물에 헹구어 불순물을 제거합니다. 이때 고기 삶은 물은 버려 주세요.

4 냄비에 물 4L를 넣고 불순물을 제거한 아롱사태와 우양지, 월계수잎, 통후추, 감초, 당귀를 넣고 센불에서 40분간 끓이다가 무, 대파, 양파, 마늘, 생강을 넣고 중불에서 30분, 약불에서 20분간 삶습니다.

5 고기가 익으면 살짝 식힌 후 아롱사태는 둥근 모양으로 얇게 썰고 양지고기는 결 반대로 얇게 썰어 줍니다.

6 육수는 고운 천에 거른 후 소금을 넣어 간을 해 줍니다.

7 전골냄비에 알배추를 깔고 고기, 백목이버섯, 부추, 팽이버섯을 담은 뒤 육수를 부어 끓이면서 전골로 드시면 됩니다.

조리 tips

+ 취향에 맞게 간장겨자 양념장을 추가해도 좋고, 겉절이나 생채를 곁들여도 좋아요.

+ 감초, 당귀가 없을 경우 삼계탕육수(티백)를 활용해 주세요.

증상 3

체중이 계속 줄어요

해결 방안. 고열량 음식 먹기, 음식을 고열량으로 조리하기, 단백질을 충분히 섭취하기

체중감소는 환자의 체력과 면역력을 약하게 만들어 암에 대한 저항력과 치료 효과를 떨어뜨립니다. 원만한 회복을 위해서는 에너지와 단백질을 충분히 드셔야 합니다.

규칙적으로 골고루 먹는 것 그리고 고열량 식단으로 체내에 영양분을 충분히 공급해 주는 것이 무엇보다 중요합니다. 같은 식재료도 다양한 방식으로 조리해 식욕을 자극해 주세요(밥, 김밥, 주먹밥, 볶음밥 식으로요). 감자나 고구마, 떡, 과일(통조림) 등의 간식을 활용하는 것도 도움이 됩니다. 빵이나 떡에는 잼이나 버터, 꿀 등을 발라 먹고 나물 요리나 샐러드를 만들 땐 각종 기름 및 드레싱을 적극 활용합니다. 과일 역시 과일 통조림으로 드시거나 아이스크림 등을 같이 먹으면 열량을 높일 수 있어요. 단백질을 충분히 섭취할 수 있도록 미숫가루에 물 대신 우유나 두유를 타 먹거나, 부침 요리라면 반죽에 물 대신 달걀을 넣는 것도 좋습니다.

체중이 계속 줄어들 때!
추천 메뉴
BEST 3

01
문어제육덮밥
바다(문어)와 육지(제육)의 만남.

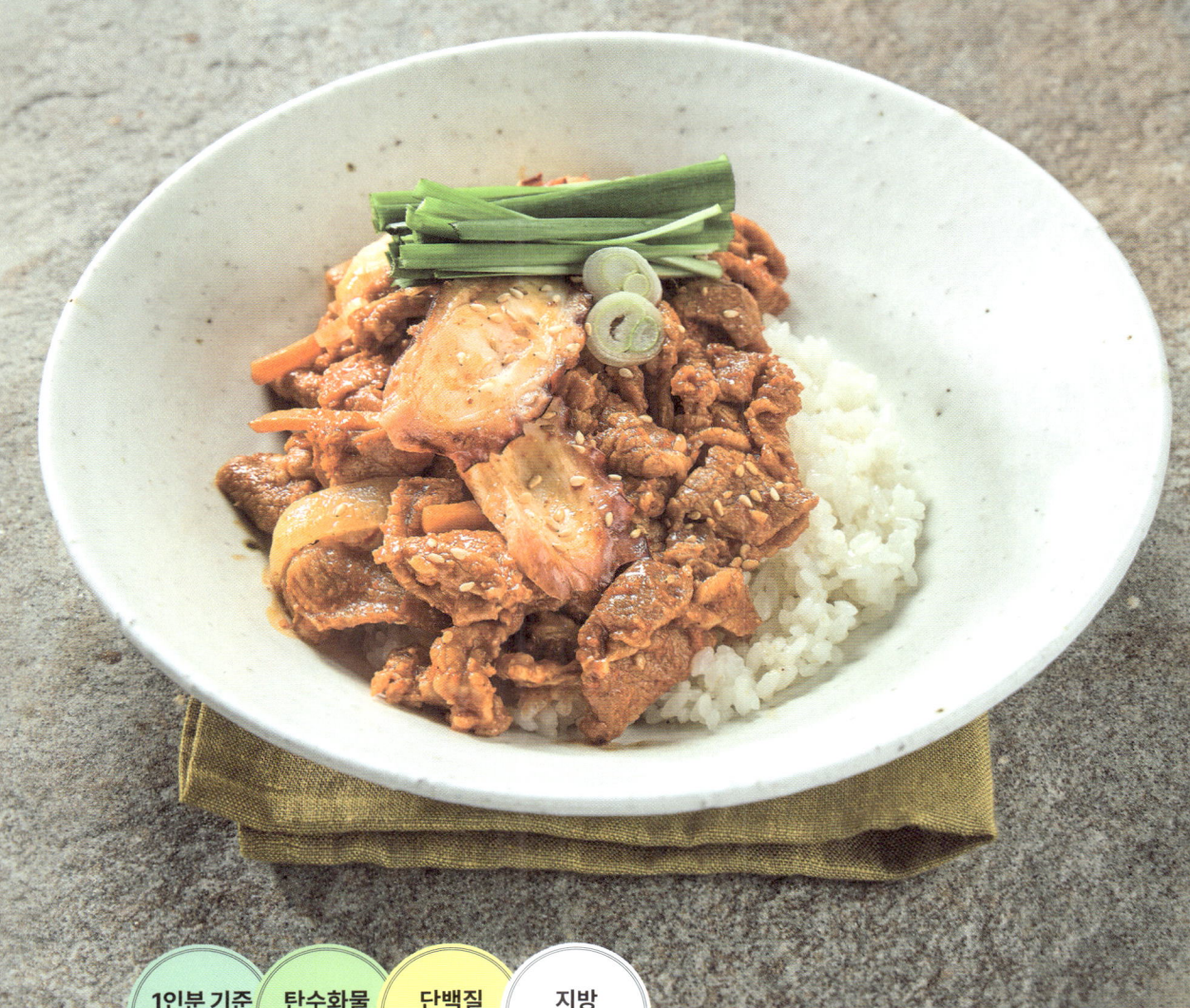

| 1인분 기준 | 탄수화물 | 단백질 | 지방 |
| 697kcal | 90g | 47g | 18g |

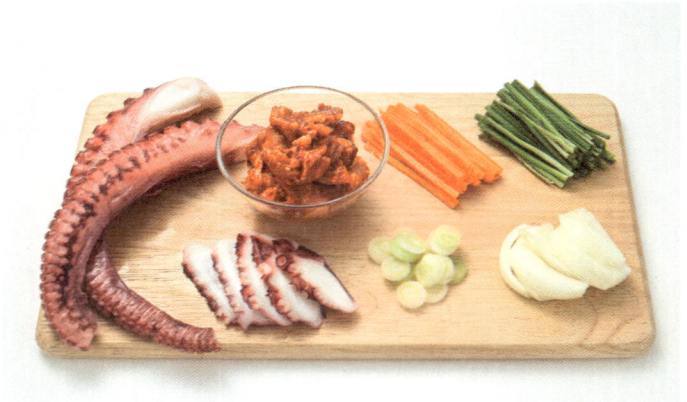

● 재료 1인분

돼지고기 앞다리살 또는 목살 100g

문어 100g

양파 50g(1/4개)

대파 30g(1/2대)

당근 30g(1/5개)

부추 또는 쪽파 20g

쌀밥 180g(1공기)

볶음고추장 양념 150g(p. 49 참고)

참기름 약간

● 이런 영양소가 들어 있어요

문어

100g당 약 21g의 단백질이 들어 있어요. 비타민B12, 셀레늄, 구리 등 각종 무기질이 풍부하고, 그 외 아연, 인, 마그네슘, 비오틴, 비타민D 등도 들어 있어요.

돼지고기(앞다리살)

100g당 약 20g의 단백질이 들어 있어요. 특히 필수아미노산 비율이 높고 비타민B1이 풍부하며, 니아신과 셀레늄, 아연 등이 들어 있어요.

● **이렇게 만들어 봐요**

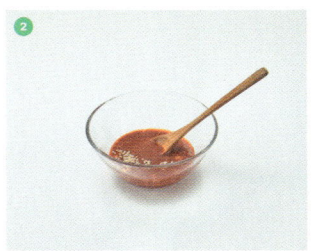
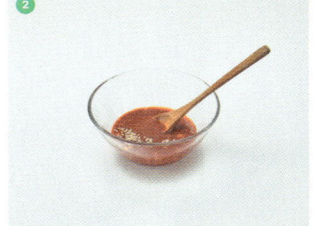

1. 문어는 5~6분 정도 삶아 부드럽게 씹을 수 있도록 얇게 썰어 둡니다.
2. 돼지고기는 얇게 썰어 준비하고, 볼에 볶음고추장 양념을 만듭니다. 돼지고기에 양념을 묻혀 10분 정도 재워 둡니다.
3. 양파, 당근은 얇게 채 썰고 대파는 송송 썰어 준비합니다. 부추는 3cm 길이로 썰어 줍니다.
4. 팬에 참기름을 두르고 양념에 재운 돼지고기를 중불에서 볶습니다. 돼지고기가 익어 가면 양파, 당근, 대파를 넣고 같이 볶습니다.
5. 돼지고기가 충분히 익으면 썰어 놓은 문어와 물(2큰술)을 넣고 1분 정도 더 볶아 줍니다. 질겨질 수 있으니 문어를 너무 오래 익히지 않도록 주의합니다.
6. 밥을 그릇에 담고 그 위에 팬의 내용물을 올려 주세요. 이때 잘라 놓은 부추도 같이 올려 주면 완성입니다.

조리 tips

+ 문어는 머리를 뒤집어 내장(먹물이 튈 수 있으니 주의), 눈, 다리 안쪽의 딱딱한 부분(입)을 제거해 주세요.
+ 부속물들이 제거된 문어는 먼저 소금으로 문질러 주는데, 특히 빨판 부분을 잘 문질러 주세요. 그 후 밀가루를 넣고 조물조물 빨래하듯이 주물러 줍니다. 거품이 안 생길 때까지 주물러 준 후 깨끗하게 여러 번 씻어 내고, 체에 밭쳐 물기를 제거해 주세요.
+ 문어 대신 새우나 오징어를 넣어도 좋고, 해물이 없다면 돼지고기만 이용해도 충분해요.
+ 돼지고기는 부추, 깻잎, 양파, 마늘과 같이 먹으면 좋아요.

02
묵은지오리볶음밥

새콤한 묵은지가 입맛을 돋워 주는 영양 듬뿍 볶음밥.

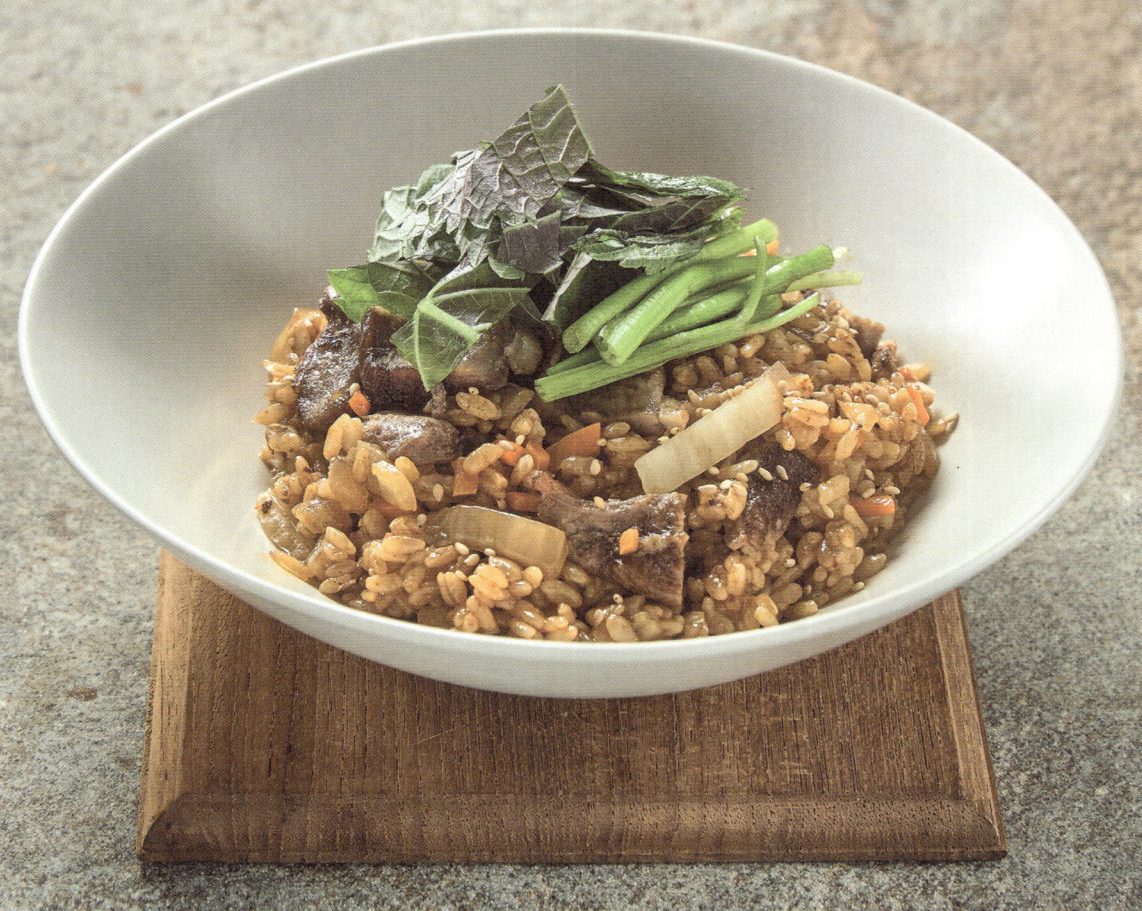

- 1인분 기준 804kcal
- 탄수화물 85g
- 단백질 38g
- 지방 34g

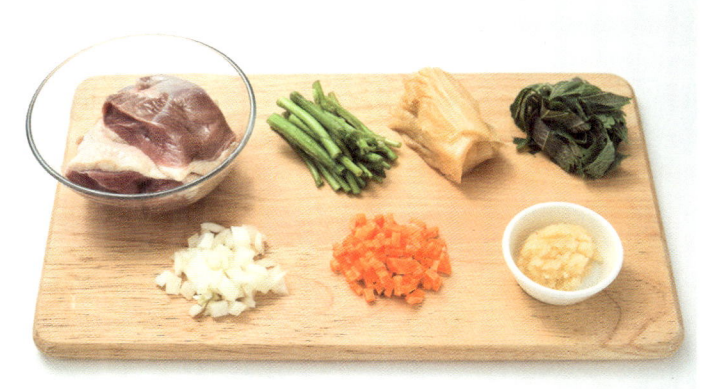

● **재료 1인분**

정육 오리 150g

묵은지 50g(2장)

돌미나리 30g(1줌)

깻잎 20g(4장)

양파 30g(1/6개)

당근 20g(1/8개)

다진 마늘 5g(1작은술)

밥 180g

기본 간장 양념 30mL(p. 45 참고)

참기름, 깨, 고춧가루 약간

● **이런 영양소가 들어 있어요**

미나리

비타민A, 비타민C, 철, 칼륨 등이 풍부해요. 미나리를 곁들여 먹으면 오리에 부족한 비타민A를 보충하기 좋아요.

● **이렇게 만들어 봐요**

1 묵은지는 찬물로 한번 씻어 잘게 썬 뒤 물기를 꼭 짜 줍니다. 양파와 당근은 잘게 다지고, 돌미나리와 깻잎은 깨끗이 씻어 4~5cm 길이로 채 썰어 둡니다.

2 오리고기는 적당한 크기로 잘라 달군 팬에 넣고 중불에서 살짝 구워 접시에 덜어 둡니다. 오리 기름은 닦지 말고 채소 볶을 때 사용합니다.

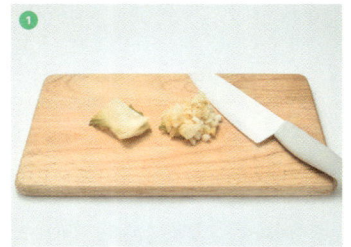
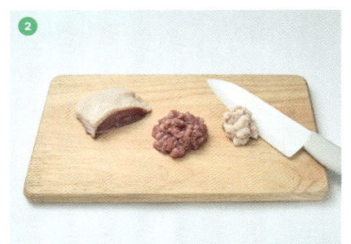

3 오리 기름에 다진 마늘을 볶아 향을 냅니다. 양파와 당근을 넣어 부드러워질 때까지 볶습니다.

4 묵은지를 팬에 넣고 2분간 볶아 신맛을 줄입니다. 초벌로 구워 둔 오리고기를 다시 팬에 넣고 함께 볶습니다.

5 4번에 밥을 넣고 간장 양념장, 고춧가루(선택)를 넣어 고루 섞으며 볶습니다. 불을 끄기 전에 참기름을 추가로 넣어 향을 더합니다.

6 볶음밥을 접시에 담고 돌미나리와 깻잎을 고명으로 얹습니다. 깨를 뿌려 마무리해 주면 완성입니다.

조리 *tips*

+ 시중에 판매하는 훈제오리 슬라이스를 사용해도 좋아요. 이 경우 나트륨과 첨가물 섭취를 줄이기 위해 뜨거운 물에 한번 데쳐주세요. 간장 양념장은 간을 보며 사용량을 조절해 주세요.

+ 청양고추를 추가해 매콤한 맛을 더해도 좋아요.

+ 구운 아몬드 슬라이스나 호두를 고명으로 추가하면 고소한 맛이 더 깊어지고 식감도 좋아져요.

03
단호박새우그라탕

단호박, 새우, 토마토, 치즈가
조화롭게 어우러진 맛있고 건강한 요리.

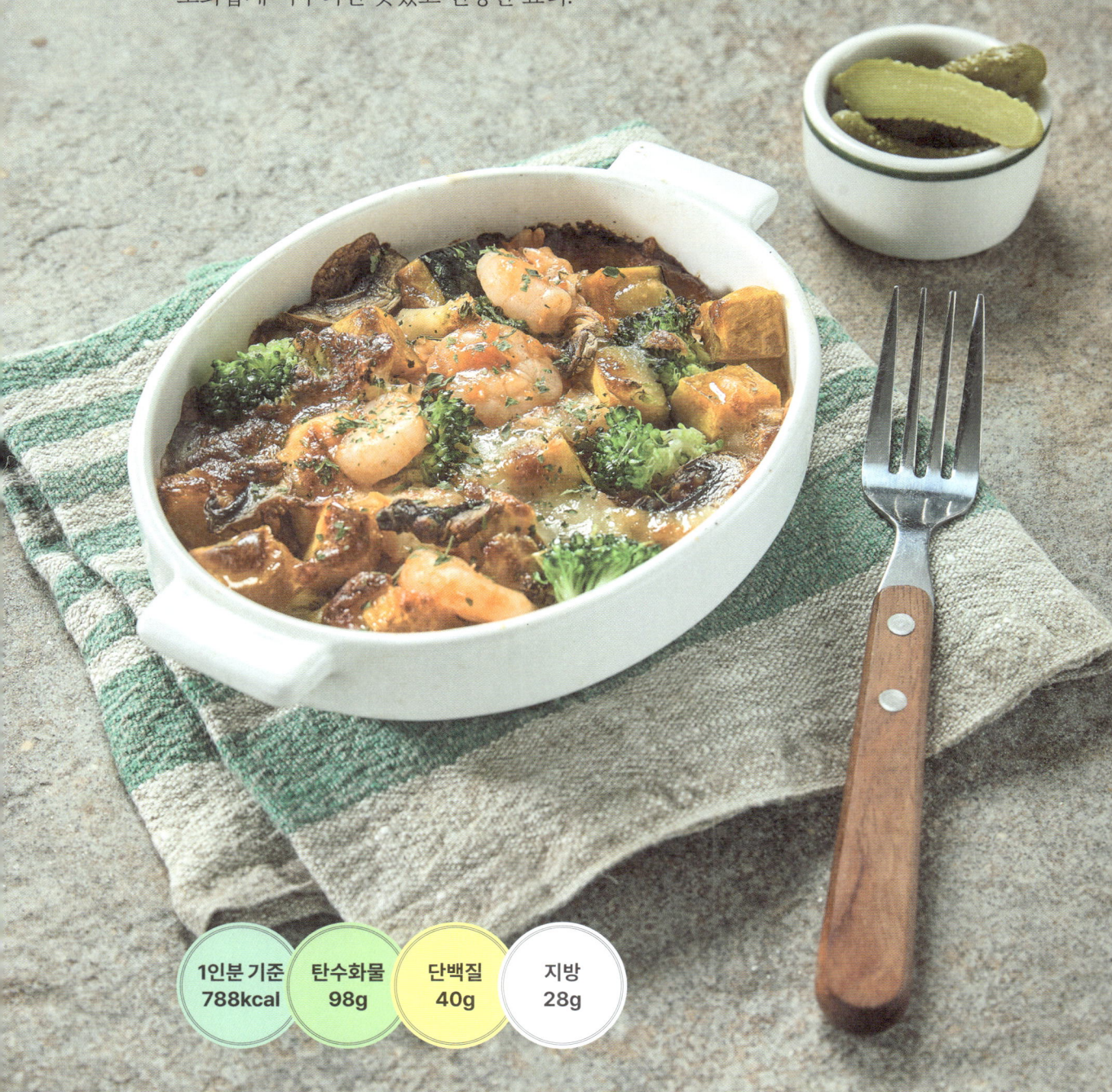

1인분 기준	탄수화물	단백질	지방
788kcal	98g	40g	28g

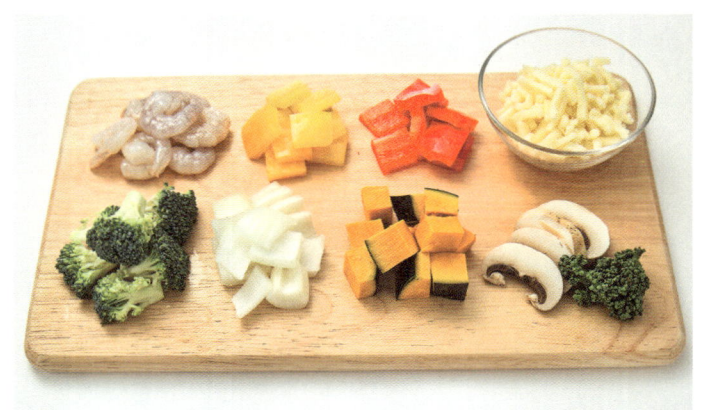

● 재료 1인분

단호박 100g(1/5개)
칵테일새우 80g(8개)
브로콜리 40g(3대)
양파 30g(1/6개)
양송이버섯 50g(3개)
빨간색 파프리카 30g(1/3개)
노란색 파프리카 30g(1/3개)
모차렐라치즈 60g
밥 160g
다진 마늘 5g(1작은술)
올리브오일 5mL(1작은술)
토마토소스 200mL
(p. 50 참고)
소금 약간
건조 파슬리 혹은
생파슬리 약간

● 이런 영양소가 들어 있어요

새우
100g당 약 18g의 단백질이 들어 있어요. 인과 니아신이 많이 들어 있고, 철과 칼슘의 함량이 높아요.

단호박
비타민A, 비타민C, 비타민E가 많이 들어 있어요.

브로콜리
비타민K 함량이 높아요. 그 외 몰리브덴, 비타민C, 엽산, 판토텐산, 비타민E 등 각종 비타민과 무기질이 풍부해요.

토마토
비타민C, 비타민A, 칼륨이 들어 있어요.

● 이렇게 만들어 봐요

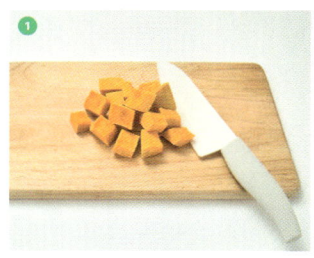

1. 칵테일새우는 흐르는 물에 여러 번 씻어 주고, 단호박은 잘라서 씨를 제거합니다(단호박 전처리 방법 p. 149 참조).

2. 브로콜리는 먹기 좋게 잘라 끓는 물에 소금을 1꼬집 정도 넣고 30초간 데친 뒤 찬물에 헹궈 줍니다. 단호박, 양파, 파프리카, 양송이버섯은 적당한 크기로 썰어 준비해 둡니다.

3. 팬에 올리브오일을 두르고 다진 마늘과 양파를 중불에서 충분히 볶아 향을 냅니다. 새우를 넣고 2분 정도 볶아 반쯤 익으면, 파프리카와 양송이버섯을 넣고 1분 정도 더 볶습니다.

4. 토마토소스와 밥을 넣고 고루 섞은 뒤 단호박과 데쳐둔 브로콜리, 팬에 볶은 채소와 새우를 오븐용 그릇에 담고 맨 위에 모차렐라치즈를 뿌립니다.

5. 180°C로 예열한 오븐에서 치즈가 녹아 약간 노릇해질 때까지 12~15분간 구워 줍니다. 오븐이 없다면 팬에 4번을 넣고 뚜껑을 덮어 약불에 올립니다. 치즈가 녹으면 파슬리를 뿌려 마무리합니다.

● 전자레인지 초간단 조리

1. 새우와 단호박 등 손질된 채소들, 올리브오일 소량(선택), 다진 마늘, 양파를 모두 버무려서 전자레인지 용기에 담고 5분간 돌립니다(스팀이 배출될 수 있는 덮개나 뚜껑으로 닫고 돌려 주세요).

2. 새우와 채소가 잘 익었는지 확인한 뒤, 새우와 채소들 위에 밥을 깔고 토마토소스를 적당량 부어 주세요. 마지막으로 맨 위에 치즈를 올리고 (**1**과 동일하게 뚜껑을 닫은 후) 전자레인지에 2~3분간 돌려 주면 완성입니다.

조리 *tips*

+ 쌀밥 대신 통밀파스타나 퀴노아를 사용해도 좋아요.
+ 나트륨 섭취량이 걱정된다면 시중에 판매하는 토마토소스의 양을 줄이고 생토마토를 섞어서 사용해도 좋아요.
+ 재료를 충분히 익혀서 사용해야 소화가 잘돼요.
+ 조갯살이나 오징어 등의 해산물을 토핑으로 올리면 색다른 맛을 느낄 수 있어요.

증상 4

체중이 계속 늘어요

해결 방안 ◦ 규칙적인 식사하기,
조리 과정에서 열량 줄이기, 간식 줄이기

치료 중 (정상 체중을 넘어) 체중이 계속 증가한다면 우리 몸이 필요로 하는 에너지보다 더 많은 양의 에너지를 섭취하고 있지는 않은지 의심해 봐야 합니다. 식사량과 조리 방법을 스스로 점검해 가며 원인을 찾아보세요. 버터나 식물성기름처럼 지방이 많이 함유된 식재료를 너무 자주 사용하고 있지는 않은지, 밥이나 빵 등 정제 탄수화물을 너무 많이 먹고 있지는 않은지 살펴봐야 합니다. 단, 체중을 감량하기 위해 무리하게 끼니를 거르기보다는 세 끼를 잘 챙겨 먹되, 간식이나 야식은 제한하는 것이 좋습니다. 간식을 참기 어려운 경우엔 설탕이나 우유가 들어 있지 않은 맑은 차 종류를 드세요.

체중이 계속 늘 때!
추천 메뉴
BEST 3

01
아보카도낫토비빔밥

낫토와 아보카도, 오트밀, 발사믹식초가 더해져
고소하면서 산뜻한 샐러드비빔밥.

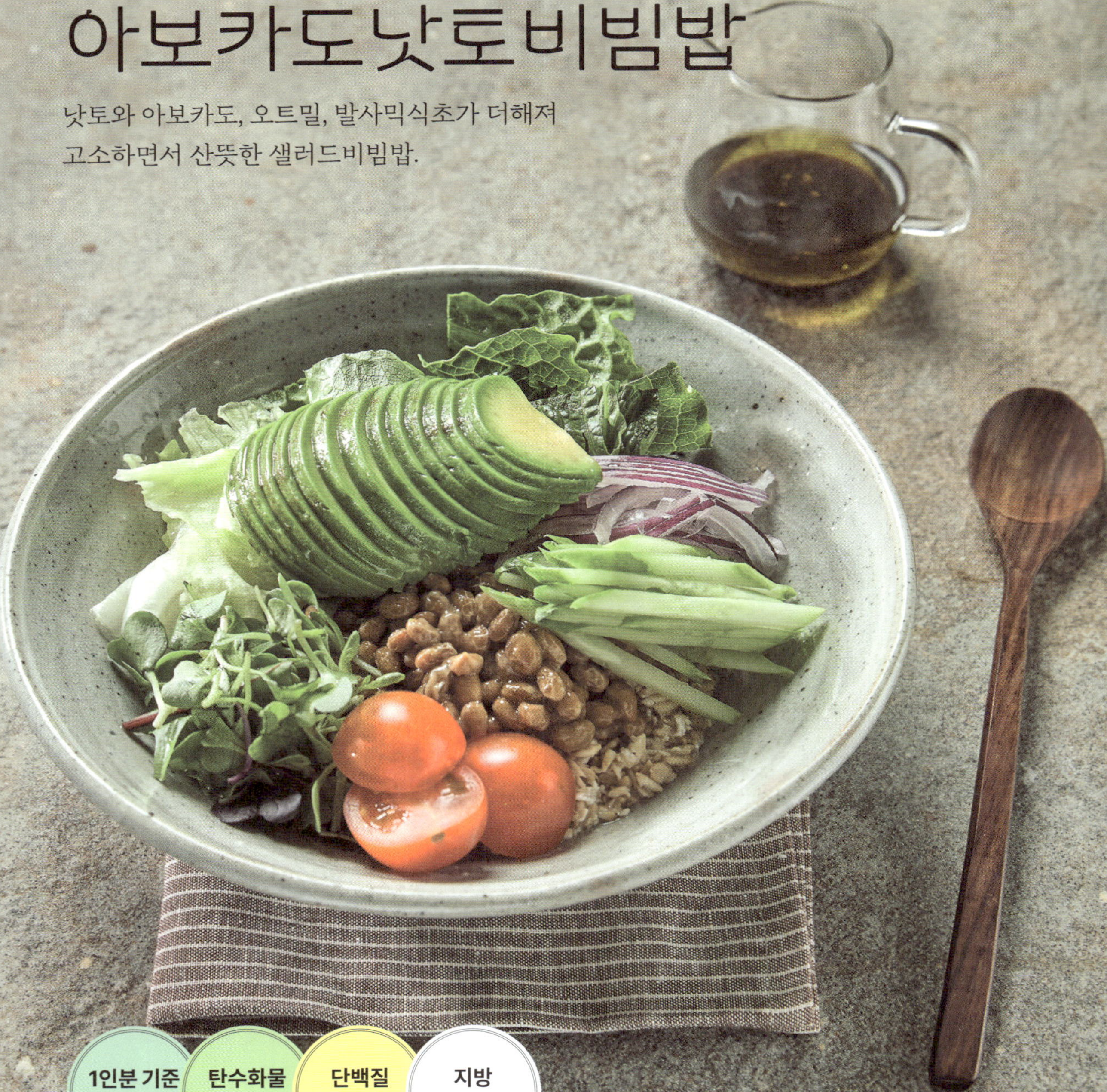

- 1인분 기준 515kcal
- 탄수화물 54g
- 단백질 25g
- 지방 25g

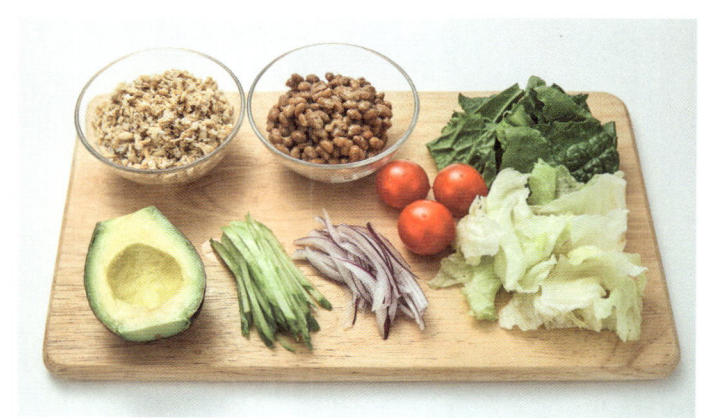

● 재료 1인분

아보카도 50g(1/2개)
오트밀 20~25g
낫토 100g
오이 30g(1/5개)
양상추 30g(1장)
방울토마토 30g(3~4개)
청상추 30g(3장)
적양파 10g(1/5개)
발사믹드레싱 30mL
(p. 52 참고)

● 이런 영양소가 들어 있어요

아보카도
판토텐산, 엽산, 비타민E, 비타민B6, 구리, 칼륨이 풍부하게 들어 있어요.

낫토
100g당 약 13g의 단백질이 들어 있어요. 철과 칼슘의 함유량이 높아요.

● 이렇게 만들어 봐요

1. 숙성된 아보카도를 반으로 잘라 껍질을 벗기고 얇게 썹니다.

2. 오트밀은 온수에 30분 정도 담가 둡니다(이 과정에서 두 배로 불어납니다).

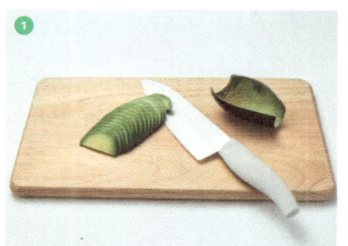

3 양상추, 청상추는 세척 후 한 입 크기로 잘라 주세요. 오이와 적양파(물에 잠깐 담가 두었다 사용하면 매운맛이 덜해집니다)는 채를 썰고, 방울토마토는 절반으로 자릅니다.

4 샐러드 볼에 오트밀과 양상추, 청상추를 넣고 오이, 낫토, 방울토마토, 적양파, 아보카도를 올립니다. 마지막으로 기호에 맞게 발사믹드레싱을 곁들이면 완성됩니다.

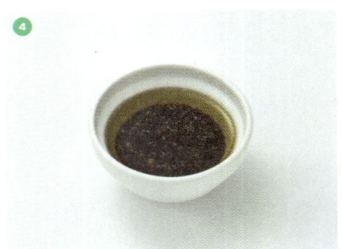

조리 *tips*

+ 아보카도는 씨가 있는 부분까지 칼을 넣고 한 바퀴 빙 돌려 가면서 칼집을 내 비틀어 분리해 주세요. 씨 있는 쪽을 칼로 툭 내려치면 씨가 칼에 박혀 빠져요. 아보카도 과육을 숟가락으로 살살 뜨면 껍질과 분리할 수 있어요.

+ 아보카도는 직사광선을 피해 실온에 보관해 주세요. 푸른색을 띠던 껍질이 검게 변해야 맛있어져요. 사과와 함께 보관하면 빨리 익어요.

+ 지방 함량을 낮추고 싶다면 발사믹드레싱 대신 오리엔탈드레싱이나 간장을 베이스로 한 양념으로 바꿔 보세요. 취향에 따라 겨자소스를 추가해 먹어도 좋아요.

+ 이것만으로는 한 끼에 먹어야 하는 단백질의 양을 보충하기 어려울 수 있어요. 동물성단백질 식품과 함께, 혹은 밥을 추가해 먹는 것을 추천해요.

02
참나물주꾸미샐러드

새콤달콤 소스에 참나물과 주꾸미를 무쳐서
가볍게 즐기는 요리.

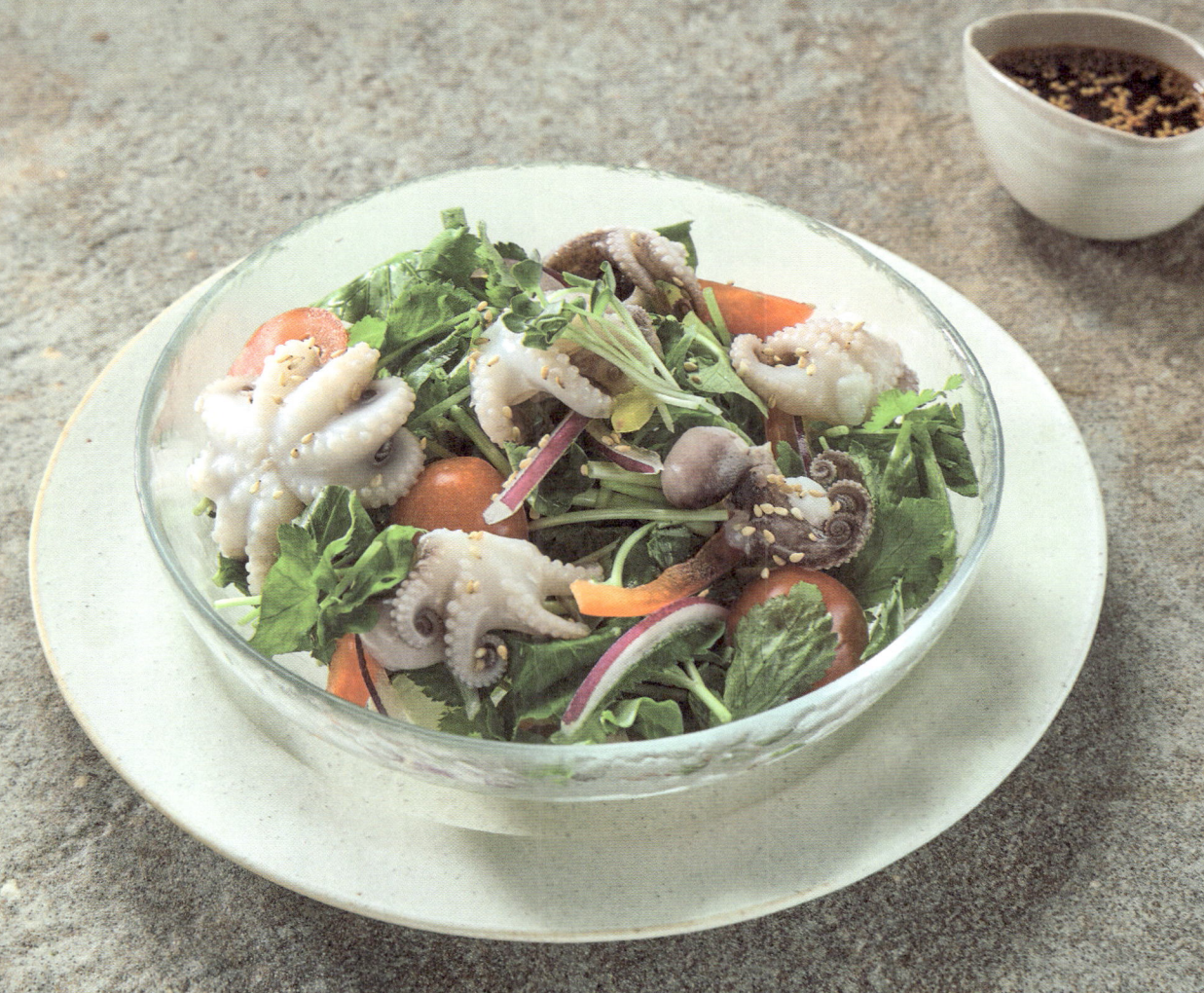

1인분 기준
338kcal

탄수화물
34g

단백질
38g

지방
5g

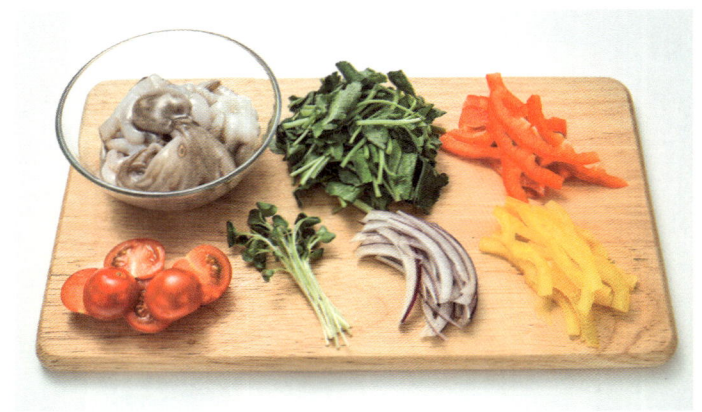

● 재료 1인분

주꾸미 300g
참나물 70g(1줌)
노란색 파프리카 50g(1/2개)
빨간색 파프리카 50g(1/2개)
적양파 20g(1/3개)
방울토마토 50g(5~6개)
무순 3g(10~15개)
오리엔탈드레싱 30mL
(p. 52 참고)
고춧가루 5g(1/2큰술, 선택)
밀가루 10g(1큰술)
소금 3g(1작은술)
청주 10mL(2작은술)
참깨 약간

● 이런 영양소가 들어 있어요

참나물
비타민K가 다량 함유돼 있고 비타민A, 칼륨이 풍부해요.

주꾸미
100g당 약 10g의 단백질이 들어 있어요. 인, 철, 비타민B12가 많이 들어 있어요.

● 이렇게 만들어 봐요

1 주꾸미는 세척 후 끓는 물에 소금과 청주를 넣고 20~30초 정도 데쳐 주세요. 큰 주꾸미는 반으로 잘라서, 작은 주꾸미는 통으로 데칩니다.

2 참나물은 깨끗이 씻어서 한 입 크기(2~3cm)로 자르고, 두 가지 파프리카와 적양파는 채로 썰어서 준비해 줍니다. 방울토마토는 절반으로 자르고 무순은 씻어서 사용합니다.

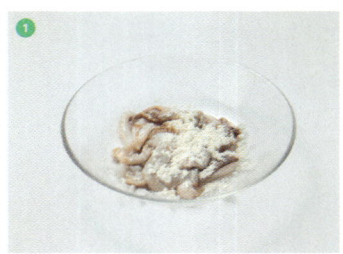

3 볼에 주꾸미, 준비해 둔 채소들을 담고 오리엔탈드레싱(기호에 맞게 고춧가루 추가)을 넣어 버무려 준 다음 그릇에 담아냅니다. 마지막으로 참깨를 뿌려 주면 완성됩니다.

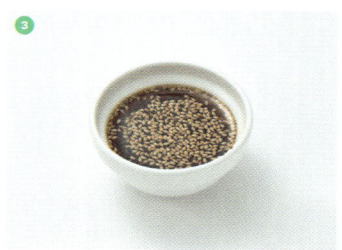

조리 *tips*

+ 주꾸미는 낙지, 문어와 비슷하게 손질하면 돼요. 먼저 머리와 내장이 이어진 부분을 자른 후 머리를 뒤집어 내장을 제거해 주세요. 계속해서 눈과 다리 안쪽 딱딱한 부분(이빨)도 제거해 주세요.

+ 부속물이 다 제거된 주꾸미는 소금을 사용해 빨판 부분을 집중적으로 문질러 주세요. 그 후 밀가루를 넣고 조물조물 빨래하듯이 주물러 줍니다. 거품이 안 생길 때까지 주물러 준 후 깨끗하게 여러 번 씻어 내고 체에 밭쳐 물기를 제거해 주세요.

+ 오리엔탈드레싱(기호에 따라 고춧가루 추가)은 요리하기 전에 미리 만들어 놓으면 감칠맛이 더 깊어져요. 물론 기호에 맞게 드레싱 종류를 바꿔도 좋고, 시중에 판매하는 드레싱을 사용하면 보다 간편하게 요리할 수 있어요.

+ 채소 역시 그때그때 집에 있는 걸 활용해 만들어 보세요.

03
두부라따뚜이

저열량으로 즐기는 탄·단·지 비율이 좋은 요리.

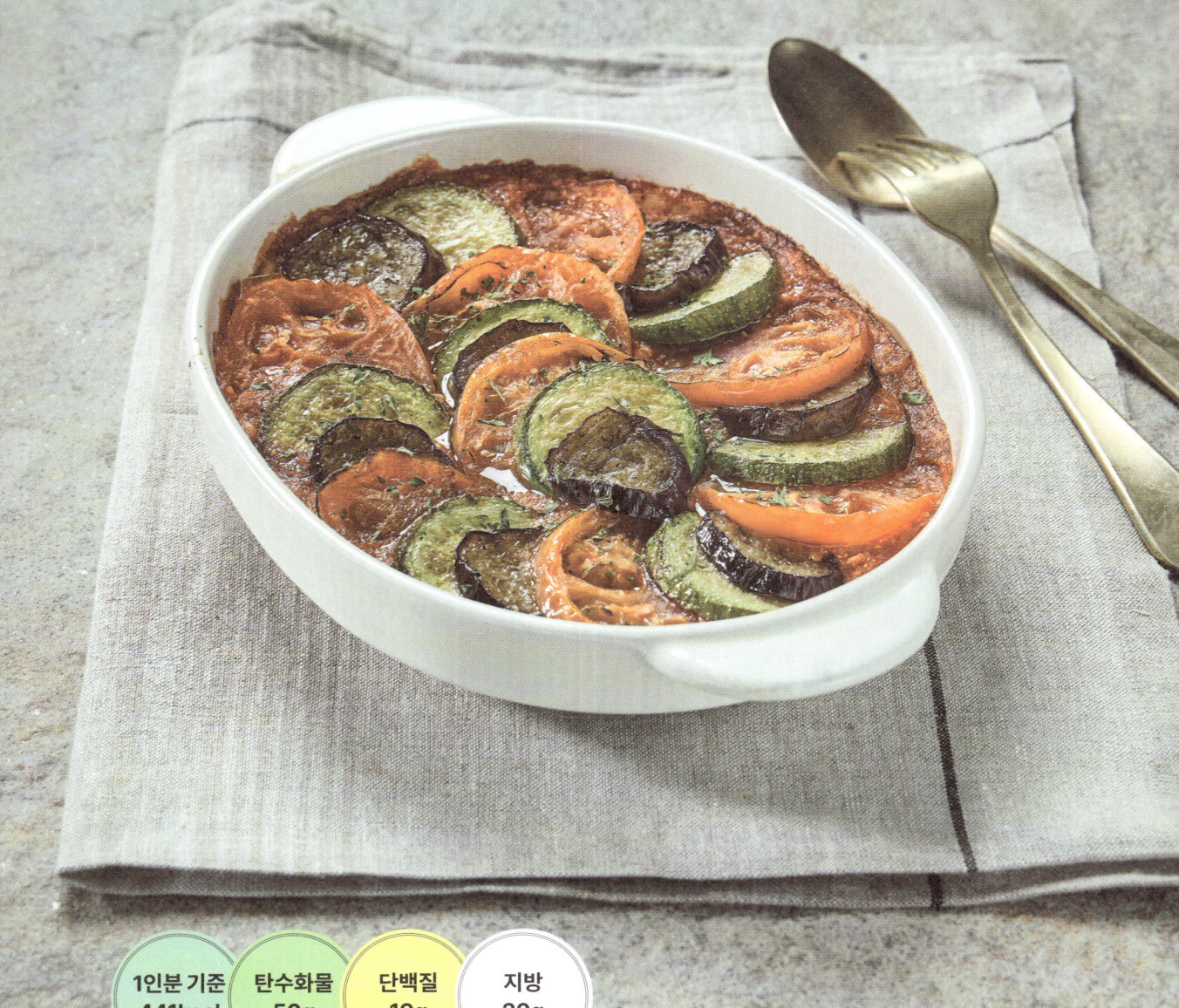

1인분 기준	탄수화물	단백질	지방
441kcal	50g	19g	20g

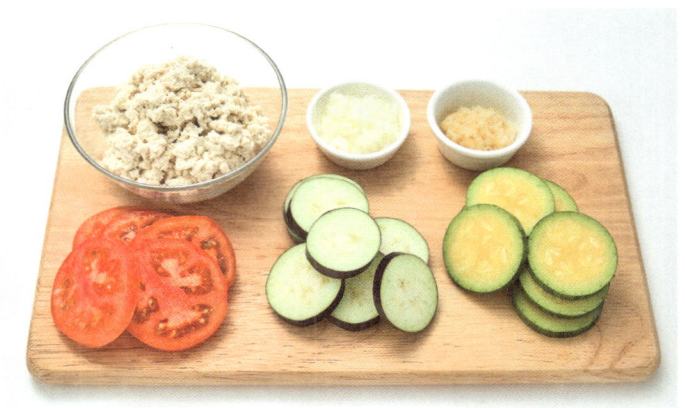

● 재료 1~2인분

두부 100g(1/2모)
가지 100g(1/2개)
토마토 100g(1/2개)
애호박 80g(1개)
양파 50g(1/4개)
다진 마늘 10g(1큰술)
토마토소스 300mL
(p. 50 참고)
간장 10mL(2작은술)
올리고당 10mL(2작은술)
올리브오일 5mL(1작은술)
소금, 후추, 파슬리 약간

● 이런 영양소가 들어 있어요

두부
100g당 약 8g 정도의 단백질이 들어 있어요. 인, 철, 칼슘이 풍부해요.

가지
전체적으로 무기질 및 비타민이 골고루 들어 있어요. 몰리브덴, 비오틴이 많이 들어 있어요.

● 이렇게 만들어 봐요

1. 두부는 으깨서 체에 밭쳐 물기를 빼놓습니다. 다른 재료들은 깨끗하게 씻어 줍니다.

2. 가지, 애호박은 두께 0.5cm의 원형 모양으로, 토마토도 마찬가지로 반을 갈라 두께 0.5cm의 원형 모양으로 썰어 주고, 양파는 잘게 다져 줍니다.

3. 팬에 올리브오일을 두르고 다진 마늘을 넣어 향을 낸 다음, 다진 양파를 넣고 볶다가 으깬 두부와 토마토소스, 간장, 올리고당을 넣고 중약 불에서 걸쭉해질 때까지 끓입니다. 기호에 맞게 소금, 후추로 간을 합니다.

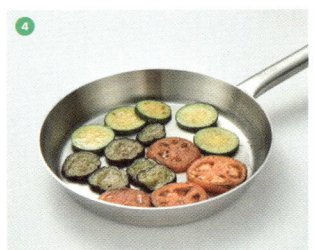

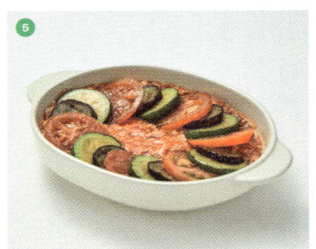

4 채소에 있는 수분을 제거하기 위해 토마토, 애호박, 가지를 달궈진 팬에 한 번 구워 줍니다.

5 걸쭉해진 토마토소스(3번 단계)에 적당히 잘 구워진 채소(4번 단계)를 올린 뒤 오븐에서 170℃로 25~30분간 구워 주면 완성입니다. 기호에 따라 파슬리 가루를 뿌려 주세요. 오븐이 없다면 전용 용기에 넣어 전자레인지에 5분간 돌려 주면 됩니다.

● **전자레인지 초간단 조리**

1 전자레인지 전용 용기에 토마토소스(〈이렇게 만들어 봐요〉 3번 단계)를 깔아 주세요. 토마토소스는 시중에 판매하는 소스를 사용해도 좋습니다.

2 소스 위에 토마토, 애호박, 가지를 켜켜이 쌓고 취향에 따라 올리브오일이나 모차렐라치즈, 체다치즈를 올리고 약 7분 정도 돌려 주면 완성입니다. 전자레인지에 돌릴 땐 증기가 빠져나갈 수 있도록 뚜껑을 비스듬히 덮거나 구멍이 있는 뚜껑을 사용해 주세요.

조리 *tips*

+ 소스를 만들 때 소고기 다진 것을 넣으면 맛이 좋아져요. 채소는 그때그때 집에 있는 걸로 만들어도 좋아요.

+ 시중에 판매하는 토마토소스를 이용해도 좋지만, 나트륨양을 조절하기 위해 간장의 양을 줄여 조리해 주세요.

+ 칼로리를 줄이기 위해 모차렐라 같은 치즈 종류를 제외했는데, 오븐이나 전자레인지에 돌릴 때 여러 가지 치즈를 넣어 주면 풍미와 맛이 한층 더 좋아져요.

증상 5

변비 때문에 힘들어요

해결 방안 ◦ 물 충분히 마시기, 식이섬유가 많은 식품 자주 먹기

변비는 물이나 음식을 적게 섭취하거나 너무 오랫동안 누워 있는 경우 잘 생깁니다. 또 항암제 때문에 장운동이 저하되어 변비에 걸리기도 하고요. 변비가 지속되면 식욕이 떨어져 충분한 영양분을 섭취하기 어려워집니다.

변비 증상을 개선하기 위해서는 물을 충분히 마시는 것이 중요합니다. 하루 8~10잔(1.5~2L) 정도 마신다 생각해 주세요. 특히 아침에 일어나자마자 물을 마시면 장운동에 도움이 됩니다.

도정이 덜된 곡류, 과일, 채소 등 식이섬유가 많은 식품을 충분히 드세요. 단, 과도한 섬유소 섭취도 장을 막히게 할 수 있으니 하루 섭취량은 25~30g, 최대 60g을 넘지 않도록 합니다. 유제품이나 발효식품처럼 유산균이 많이 들어 있는 식품, 다시마나 미역 같은 해조류도 변비 개선에 도움이 됩니다.

가벼운 산책이나 걷기 등 자신에게 맞는 운동을 규칙적으로 해 주세요. 이조차 어려운 경우, 배를 부드럽게 문질러 주는 것도 장운동에 도움이 됩니다. 식이요법으로 변비가 조절되지 않는다면 변완화제 복용과 관련해 담당 의사와 상의해 보세요.

식이섬유 종류

종류	특징	효능	풍부한 식품
수용성 식이섬유	물에 녹음	심혈관질환 예방, 혈당 유지	과일류, 해조류, 귀리나 보리, 견과류 등
불용성 식이섬유	물에 녹지 않음	장내 유익균 증식, 변비 개선	콩류, 현미, 갑각류 껍질, (뿌리)채소류

※ 수용성, 불용성 식이섬유의 역할이 달라요. 하지만 모두 필요한 섬유소이니 골고루 드시는 것이 좋습니다.

> 변비 증상이 있을 때!
> 추천 메뉴
> BEST 3

01
해조류를 올린 비빔국수

해조류와 오징어가 들어가 새콤달콤하고
식감도 좋은 국수 요리.

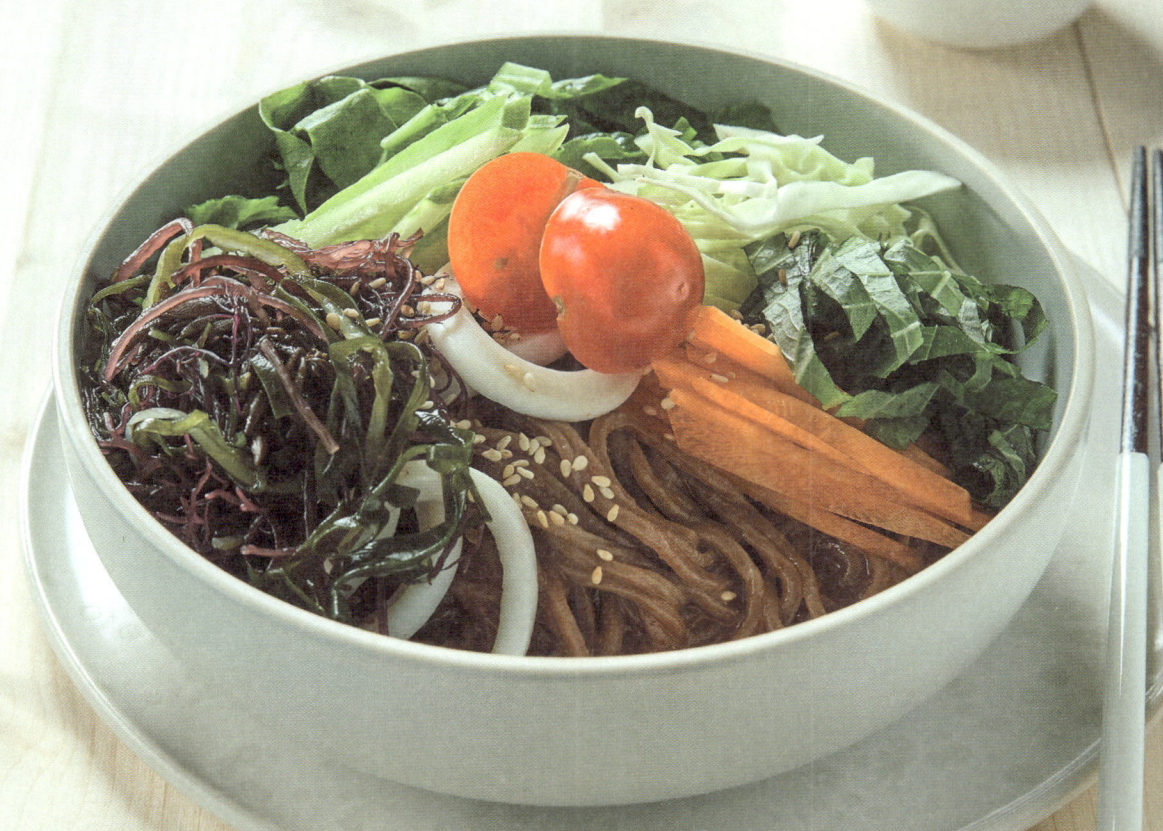

- 1인분 기준 392kcal
- 탄수화물 68g
- 단백질 29g
- 지방 5g

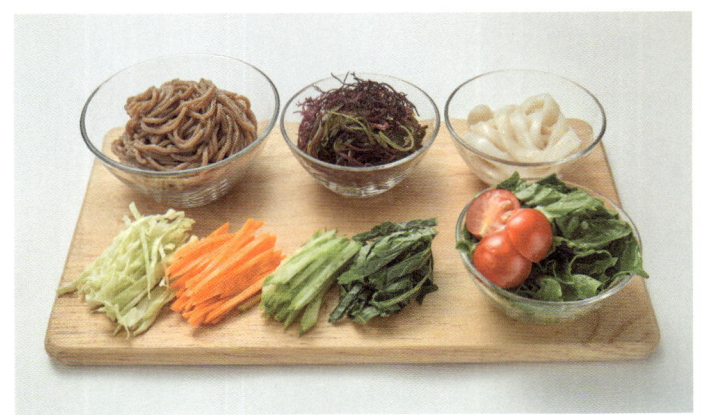

● 재료 1인분

냉동 메밀면 150g
(건면일 경우 70g)

모둠 건해조류 50g
(미역, 다시마, 톳 등)

오징어 80g

오이 20g(1/8개)

당근 20g(1/8개)

양배추 30g(1장)

깻잎 20g(4장)

상추 20g(4장)

방울토마토 20g(1~2개)

초고추장 양념 80mL
(p. 48 참고)

깨, 쪽파 약간

참기름(선택)

● 이런 영양소가 들어 있어요

해조류

바다의 채소라고도 불리며 무기질, 비타민, 식이섬유, 칼슘, 요오드가 풍부해요. 흔히들 해초라고도 부르는데, 우리가 먹는 것은 해조류예요.

오징어

100g당 약 17g의 단백질이 들어 있어요. 인, 비타민A가 풍부하고, 철과 칼슘 등이 들어 있어요.

메밀국수

몰리브덴, 구리, 망간, 인, 철 등 각종 무기질이 풍부하게 들어 있어요.

메밀국수는 메밀 함량이 높은 제품으로 고르는 것이 좋아요.

● **이렇게 만들어 봐요**

1 해조류를 찬물에 30분간 담근 뒤 끓는 물에 30초 정도 데쳐 물기를 제거합니다.

2 오이, 당근, 양배추는 얇게 채 썰고, 깻잎과 상추도 먹기 좋은 크기로 썰어 줍니다. 방울토마토는 반으로 썰어 줍니다.

3 손질된 오징어를 채 썰어 끓는 물에 30초간 데친 후 찬물에 헹궈 물기를 제거합니다.

4 냉동 메밀면을 끓는 물에 1분간 삶은 뒤 찬물(또는 얼음물)에 헹궈 물기를 제거합니다. 건면이나 소면의 경우 약 5분간 삶아 주세요. 물이 끓을 때마다 찬물을 반 컵씩 2~3회 정도 넣어 주면 물이 넘치지 않습니다.

5 초고추장 양념을 만들어 둡니다.

6 삶은 국수에 양념장을 넣고 골고루 섞습니다.

7 양념한 국수를 그릇에 담고 데친 오징어, 해조류, 채소, 방울토마토를 얹습니다.

8 깨를 뿌려 마무리하면 완성입니다. 기호에 따라 참기름을 추가해도 좋습니다.

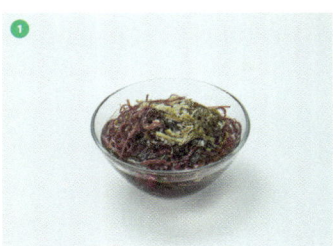
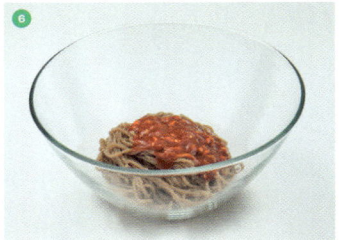

조리 *tips*

+ 오징어 몸통에 칼집을 넣어 한쪽 면을 가로로 반 갈라 주세요. 지느러미(머리) 부분까지 쭉 가릅니다.

+ 한 손으로 오징어 몸통을 잡고, 다른 손으로 다리를 잡아 내장까지 쭉 들어 올리면 몸과 내장이 붙은 다리로 분리됩니다. 이때 몸통 안쪽의 투명한 뼈도 같이 제거해 주세요.

+ 오징어 다리에 붙은 내장, 눈(터지지 않게 조심해서)도 제거해 주세요.

+ 오징어 다리 사이에 있는 입 부분도 다리 안쪽을 양손으로 눌러 제거해 주세요.

+ 오징어 껍질도 제거하고 싶다면 몸통 끝에 칼집을 살짝 내고 굵은소금을 뿌려서 벗기면 좋아요(선택사항).

+ 오징어 다리는 굵은소금으로 위에서 아래로 밀어 세척해 줍니다. 몸통은 흐르는 물에 깨끗이 씻어 주세요.

+ 오징어 몸통은 세로로 반 자른 뒤 가로로 채 썰어 줍니다. 몸통에 칼집을 내고 싶다면 자르기 전 몸통 앞(껍질 있던 곳)에 격자무늬로 칼집을 내 주세요.

+ 소면, 쌀국수, 해초국수, 곤약면 등 다양한 면을 사용해도 좋고, 면 종류를 아예 안 넣어도 좋아요. 채소만 무쳐도 맛있어요.

+ 채소 역시 집에 있는 걸로 활용해도 좋아요. 시중에 판매하는 냉면육수를 활용해 국물이 있는 스타일로 만들어도 맛있어요.

+ 더 풍부한 식감을 위해 아보카도 또는 견과류를 추가해도 좋아요.

02
시래기청국장찌개

궁합이 좋은 시래기와 청국장의 구수한 만남.

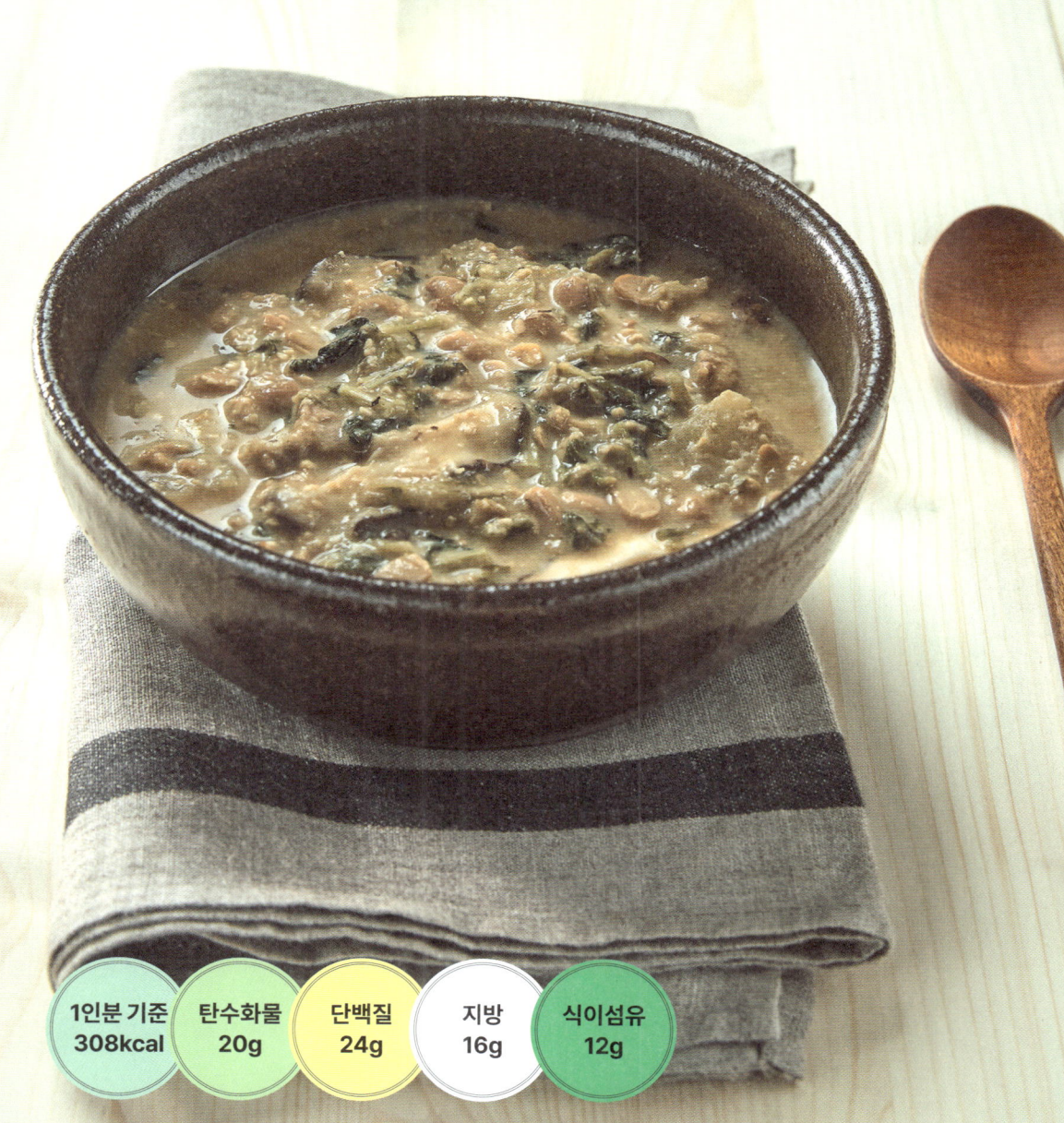

- 1인분 기준 308kcal
- 탄수화물 20g
- 단백질 24g
- 지방 16g
- 식이섬유 12g

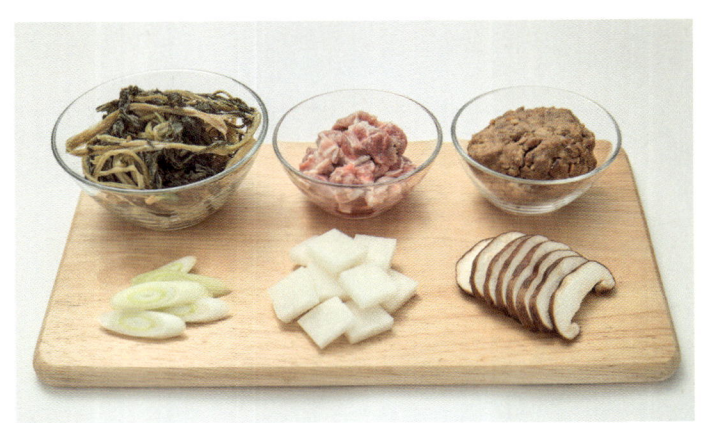

● 재료 2인분

국거리용 소고기 60g
무청시래기 150g
(데친 후 기준)
청국장 150g
무 80g(1/10개)
대파 30g(1/2대)
표고버섯 20g(1개)
청양고추 10g(1개, 선택)
멸치육수 800mL(4컵 반)
다진 마늘 10g(1큰술)
참기름 5mL(1작은술)
고춧가루 5g(1/2큰술, 선택)

● 이런 영양소가 들어 있어요

무청시래기
비타민K가 매우 풍부하며, 비타민A, 칼슘, 철이 많이 들어 있어요.

청국장
몰리브덴, 구리, 인, 마그네슘, 엽산 등 전체적으로 각종 무기질, 비타민이 풍부해요. 발효식품이라 콩보다 소화가 더 잘되고, 영양소가 체내에 더 잘 흡수돼요.

● 이렇게 만들어 봐요

1 소고기는 적당한 크기로 썰어 준비합니다. 멸치육수는 미리 끓여 둡니다.

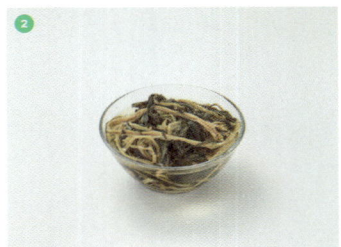

2 물에 불려 둔 무청시래기는 냄비에 끓여 부드럽게 한 뒤, 물기를 꼭 짜고 4~5cm 길이로 자릅니다. 무는 나박썰기, 대파는 어슷썰기, 표고버섯은 채 썰어 줍니다. 기호에 맞게 청양고추를 얇게 썰어 준비해도 좋아요.

3 냄비에 참기름을 두르고 소고기를 넣어 중약 불에서 볶습니다. 소고기가 반쯤 익으면 다진 마늘을 넣어 향을 냅니다.

4 볶은 소고기에 멸치육수를 붓고 끓어오르면 시래기, 무를 넣고 약 10분간 끓입니다.

5 마지막으로 청국장과 표고버섯을 넣고 끓인 후, 기호에 따라 고춧가루와 청양고추를 넣습니다. 대파를 넣고 마무리하면 완성입니다.

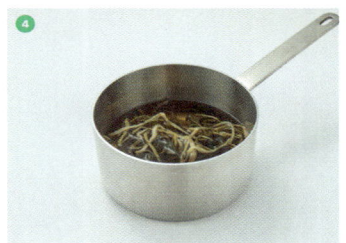

조리 tips

+ 청국장은 너무 오래 끓이면 텁텁한 맛이 나니 주의해 주세요.
+ 차돌박이를 사용하면 풍미가 더욱 깊어져요(단, 지방 함량도 높아져요).
+ 시래기를 따로 삶을 때 부드러워졌는지 확인 후 사용해 주세요. 느타리버섯이나 순두부를 추가하면 맛과 영양이 더 좋아져요.

03
흑임자오트밀죽

고소하면서 담백하고
소화도 잘되는 부드러운 요리.

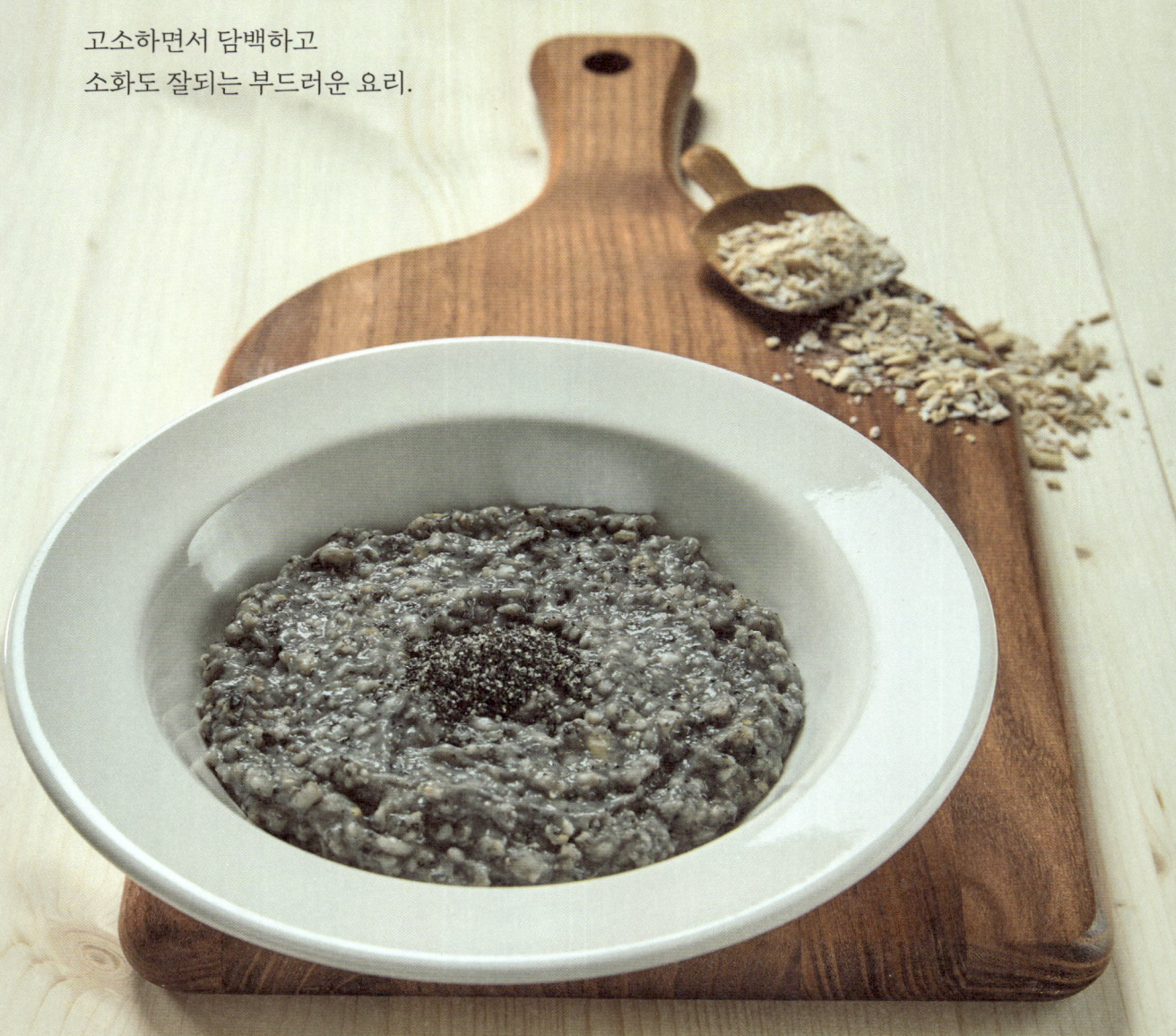

- 1인분 기준 **407kcal**
- 탄수화물 **47g**
- 단백질 **14g**
- 지방 **19g**
- 식이섬유 **9g**

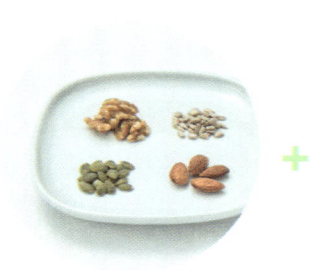 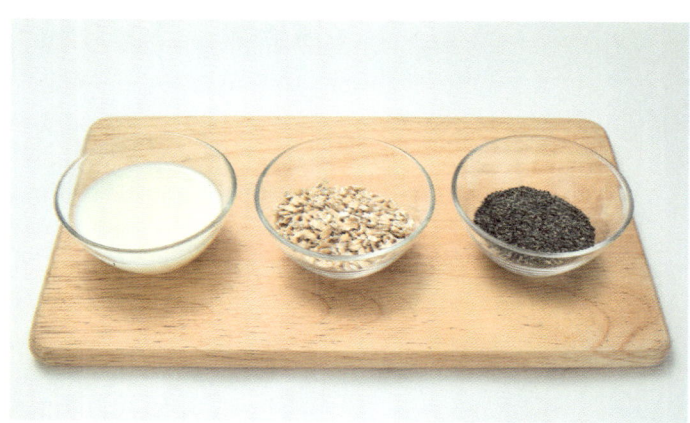

● 재료 1인분

흑임자 가루 20g(2큰술)
오트밀 30g(3큰술)
저지방 우유 100mL(1/2컵)
물 400mL(2컵)
호두 5g(2알)
아몬드 5g(10알)
해바라기씨 5g(1/2큰술)
호박씨 5g(1/2큰술)
꿀 10mL(2작은술, 선택)

※ 견과류 토핑은 총 20g 이내로 넣어 주세요.

● 이런 영양소가 들어 있어요

오트밀
식이섬유소가 매우 풍부하고, 인과 철의 함량이 높아요.

● 이렇게 만들어 봐요

1 오트밀을 물에 30분간 불려 줍니다.

2 냄비에 흑임자 가루와 물을 넣고 잘 섞어 줍니다. 중약 불에서 잘 저어 가며 끓입니다.

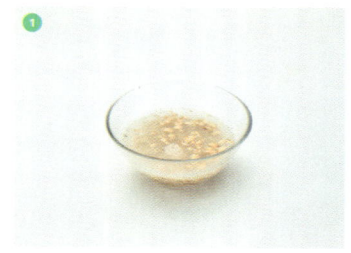 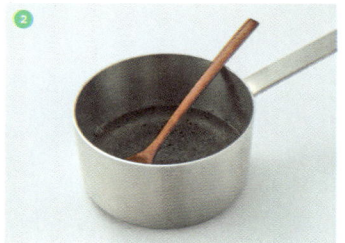

3 불린 오트밀을 냄비에 넣고 약불에서 끓이며 저어 줍니다. 죽의 농도를 보며 필요한 경우 물을 추가합니다.

4 우유를 넣고 2~3분간 더 끓입니다. 기호에 따라 꿀을 추가해 단맛을 조절합니다.

5 호두, 아몬드, 해바라기씨, 호박씨 등은 마른 팬에 살짝 볶으면 맛과 향이 훨씬 좋아집니다. 으깨거나 갈아서 사용하면 됩니다.

조리 tips

+ 우유 대신 아몬드밀크나 오트밀크를 사용해도 잘 어울리며, 칼로리도 낮출 수 있어요.

+ 우유는 생략 가능합니다. 그 대신 물을 더 추가해 농도를 조절해 주세요.

+ 밥을 이용해서 죽을 끓이면 더 빠르게 조리할 수 있어요(〈이렇게 만들어 봐요〉 2번 과정에 밥을 넣고 끓인 뒤, 우유를 넣고 조금 더 끓여 주면 완성).

증상 6

설사를 자주 해요

해결 방안 ◦ 수분을 충분히 섭취하기, 저자극 식품 조금씩 자주 먹기

　설사는 항암 치료, 감염, 음식에 대한 과민 반응, 기분의 변화 등 여러 가지 이유로 발생할 수 있습니다. 그대로 방치하면 영양소가 체내에 흡수되지 못하고 수분과 함께 몸 밖으로 빠져나가 탈수증으로 이어질 수 있어 잘 대처하는 것이 중요합니다.

　설사를 하기 시작했다면 지방 함유량이 높은 음식이나 너무 뜨겁거나 차가운 식품 및 음료, 간이 강한 음식, 식이섬유가 너무 많은 음식, 발효(되기 쉬운) 음식 등은 먹지 않는 것이 좋습니다. 설사로 빠져나간 수분을 보충해 주기 위해 상온의 물이나 음료를 충분히 마시고, 장의 소화 흡수 기능이 떨어진 상태이므로 식사는 조금씩 자주 드세요. 염분을 비롯한 미량의 영양소를 체내에 공급할 수 있는 음식이 가장 좋고, 나머지는 영양보충음료를 활용해 주면 좋습니다. 칼륨이 많이 들어 있는 식품(바나나, 삶거나 으깬 감자, 껍질 벗긴 토마토, 이온음료 등)을 섭취해 빠져나간 칼륨을 보충합니다.

　설사량이 급격하게 많아졌다면, 12~24시간 동안은 맑은 유동식만 먹도록 합니다. 이는 장을 쉬게 해 줌과 동시에 설사로 인해 손실된 수분을 보충하기 위함입니다. 설사를 하루 3회 이상 하거나 변에 피가 섞여 나오거나, 이틀 이상 설사가 지속된다면 반드

시 의료진과 상의하도록 합니다.

도움이 되는 음식

- **죽류**: 흰죽, 닭죽, 고기죽, 전복죽, 호박죽, 채소죽, 달걀죽 등
- **미음**: 쌀미음, 조미음, 녹두미음 등
- **고기**: 기름을 제거하고 부드럽게 조리한 고기, 달걀찜, 흰살생선조림 등
- **채소**: 부드러운 채소를 푹 익히거나 데친 것
- **과일**: 생과일보다는 주스, 바나나와 복숭아 같은 섬유소 함량이 적은 과일

피해야 할 음식

- 기름진 음식, 생채소
- 껍질과 씨를 같이 먹는 과일류
- 브로콜리, 옥수수, 말린 콩 등과 같은 섬유소가 많은 채소
- 우유 및 유제품, 커피와 초콜릿 등 카페인이 들어간 식품이나 음료

설사가 잦을 때!
추천 메뉴
BEST 3

01
돼지고기두부덮밥

간장을 베이스로 한 마파두부.

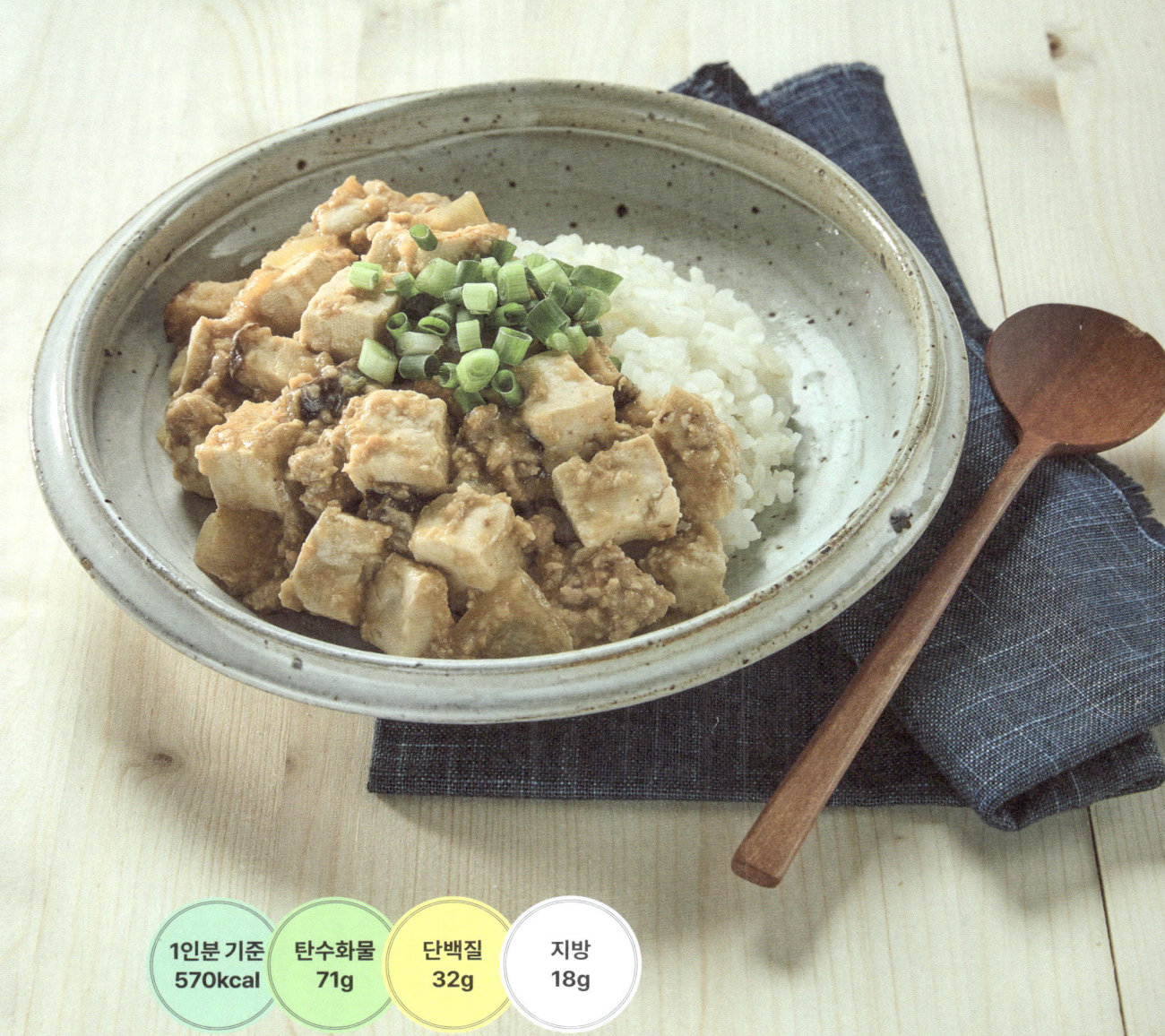

1인분 기준
570kcal

탄수화물
71g

단백질
32g

지방
18g

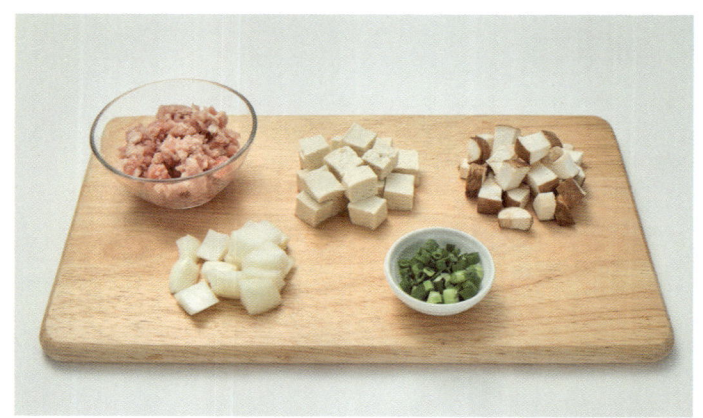

● **재료 1인분**

돼지고기 다짐육 80g
두부 50g(1/4모)
양파 50g(1/4개)
표고버섯 30g(2개)
쪽파 10g(2줄기, 선택)
밥 140g
기본 간장 양념 10mL
(p. 45 참고)
된장 20g(1큰술)
맛술 10mL(2작은술)
물 200mL(1컵)
깨소금 약간
올리브유, 다진 마늘 약간

● **이런 영양소가 들어 있어요**

돼지고기(살코기)

100g당 약 19g의 단백질이 들어 있어요. 비타민 B1, B12, 셀레늄, 인, 아연이 풍부해요. 설사가 더 심해지지 않도록 기름기가 적은 부위(안심, 등심)를 사용하는 게 좋아요.

● **이렇게 만들어 봐요**

1. 양파와 표고버섯은 1×1cm로 작게 다지고 쪽파는 송송 썹니다. 두부는 키친타월로 물기를 제거한 후 1×1cm로 자릅니다.

2. 중불로 달군 팬에 올리브유를 두르고 다진 마늘을 볶아 향을 냅니다. 돼지고기 다짐육을 넣고 고기가 익을 때까지 충분히 볶습니다.

3. 양파, 표고버섯을 넣고 2~3분간 더 볶아 줍니다.

4 된장, 맛술, 간장 양념을 넣고 잘 섞은 뒤 팬에 물과 함께 넣고 약불에서 5분간 졸입니다.

5 두부를 넣고 잘 섞어 가며 2분간 더 끓입니다.

6 그릇에 따뜻한 밥을 담고 준비한 덮밥 재료를 올립니다. 소스의 양은 밥양에 따라 조절해 주세요. 깨소금과 쪽파를 뿌려 주면 완성입니다.

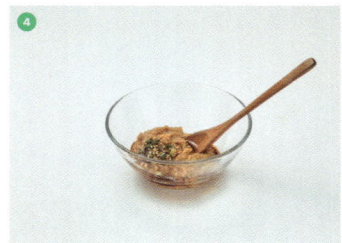 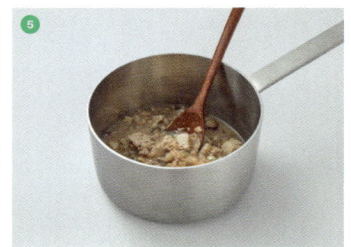

조리 tips

+ 돼지고기와 두부를 볶은 덮밥 소스는 면과도 잘 어울리고, 볶음밥 양념으로 활용하기 좋아요.

+ 반드시 덮밥으로 먹을 필요는 없고, 두부 반찬으로 따로 먹어도 좋아요(이 경우엔 물을 넣지 않고 조리하면 돼요).

02
코다리 간장조림

코다리를 간장으로
자극 없이 맛있게 조린 요리.

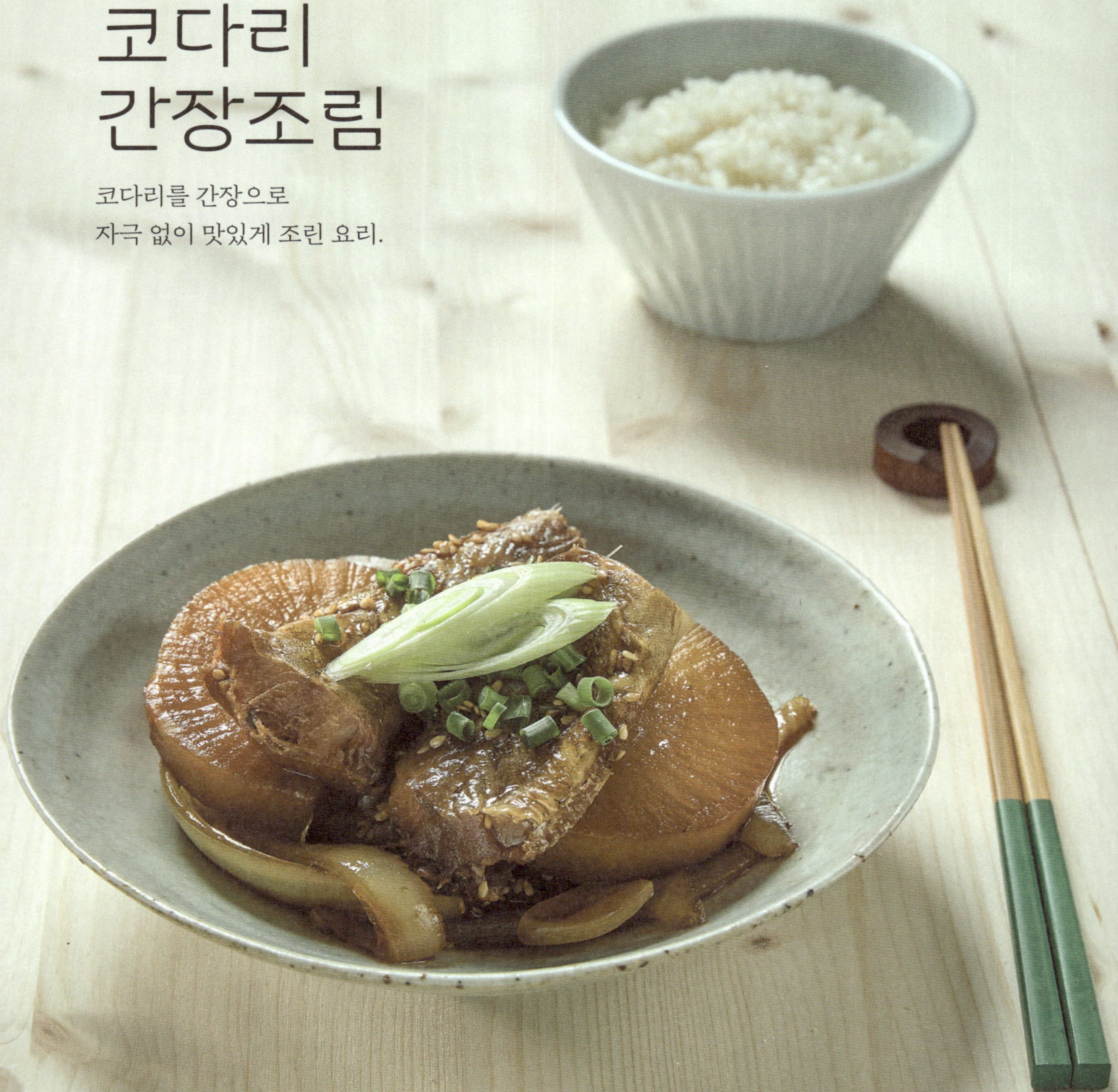

- 1인분 기준 210kcal
- 탄수화물 13g
- 단백질 29g
- 지방 5g

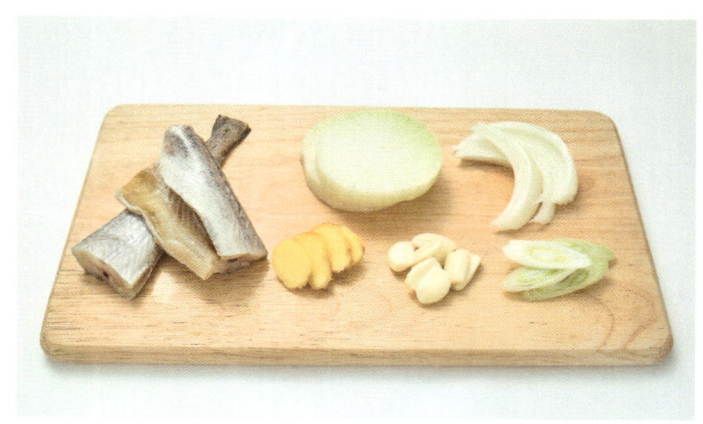

● **재료 2인분**

코다리 200g
무 100g(1/9개)
양파 50g(1/4개)
대파 20g(1/3대)
생강 20g(2개)
마늘 20g(4쪽)
물 500mL(약 3컵)
참기름 5mL(1작은술)
간장조림 양념 200mL
(p. 47 참고)
깨, 쪽파 약간

● **이런 영양소가 들어 있어요**

코다리

100g당 약 25~50g의 단백질이 들어 있어요. 건조 정도에 따라 달라지는데 건조된 식품일수록 단백질이 많아져요. 인, 철, 칼륨, 칼슘 등의 무기질도 많이 들어 있어요.

● **이렇게 만들어 봐요**

1 코다리는 비늘과 내장을 제거하고 깨끗이 씻어 먹기 좋은 크기로 토막 냅니다. 무는 1cm 두께로 썰고, 양파는 굵게 채 썹니다. 대파는 어슷썰어 주고, 쪽파는 송송 썰어 준비해 주세요. 생강과 마늘은 얇게 어슷썰어 줍니다.

2 간장조림 양념을 만들어 둡니다.

3 냄비에 무를 깔고 참기름과 물을 자작하게 넣어 무가 투명해질 때까지 5분 정도 끓입니다.

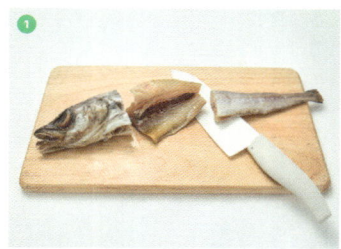
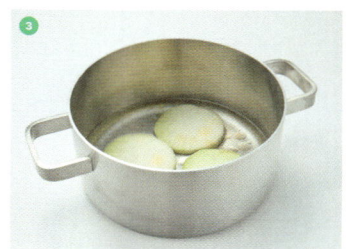

4 손질한 코다리를 냄비에 넣고 얇게 썬 생강과 조림 양념장을 골고루 뿌려 줍니다. 코다리가 부서지지 않도록 중간중간 국물을 숟가락으로 끼얹으며 졸여 줍니다.

5 센불에서 끓이다가 한소끔 끓어오르면 중불로 줄여 15~20분간 졸인 뒤, 얇게 썬 마늘, 양파, 대파를 넣고 약불에서 졸입니다. 국물이 자작해지면 불을 끄고 그릇에 담아 깨와 쪽파까지 뿌려 주면 완성입니다.

조리 *tips*

+ 코다리는 지느러미, 꼬리를 제거해 주세요. 생선살 안쪽에 검은색 막이 있다면 마찬가지로 제거해 줍니다. 흐르는 물에서 벗기면서 씻어 주세요.
+ 코다리 대신 다른 생선을 이용해도 좋아요.
+ 흰살생선은 육질이 더 부드럽고 기름기가 적어 설사할 때 자극 없이 먹기 좋아요. 가자미, 동태, 조기 등을 활용해 보세요.
+ 감칠맛을 더하고 싶다면 물 대신 멸치육수를 사용하세요.

03
소고기감자죽

소고기와 감자가 만나서
더 고소하고 영양 보충하기 좋은 요리.

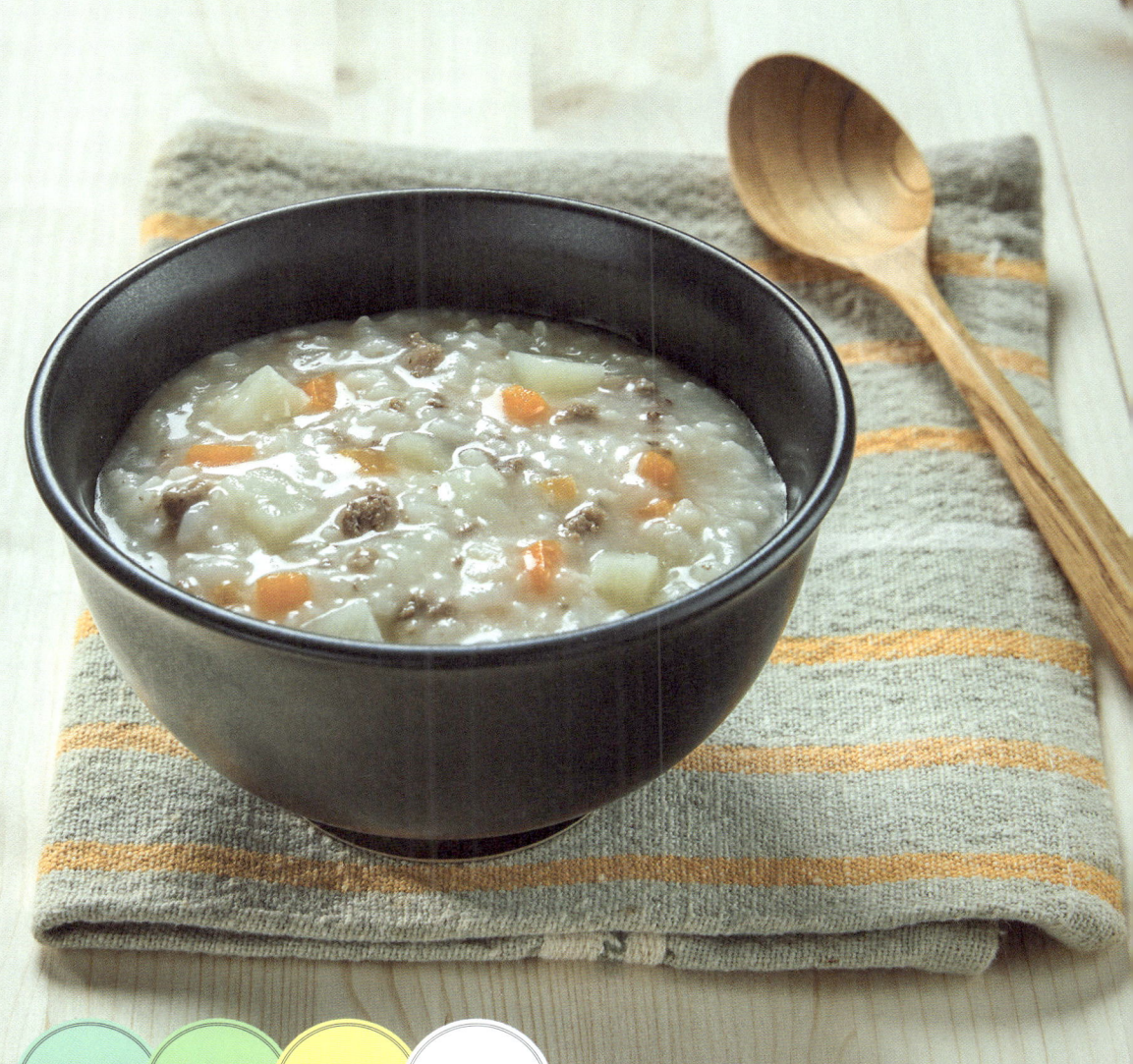

1인분 기준
607kcal

탄수화물
57g

단백질
19g

지방
32g

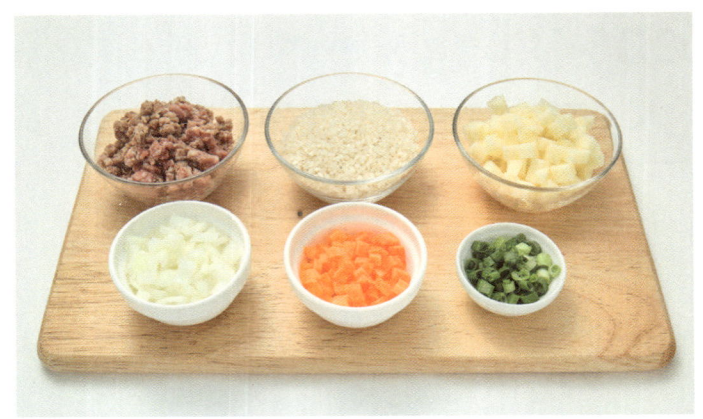

● 재료 1인분

소고기 다짐육 80g
감자 80g(1/2개)
쌀 50g(1/4공기)
당근 20g(1/8개)
양파 40g(1/5개)
물 400mL(2컵)
참기름 10mL(2작은술)
간장 10mL(2작은술)
후추 약간(선택)
깨, 쪽파 약간(선택)

● 이런 영양소가 들어 있어요

감자

구리, 셀레늄, 칼륨, 비타민C가 풍부해요.

● 이렇게 만들어 봐요

1. 쌀은 깨끗이 씻어 30분간 물에 불린 뒤 체에 밭쳐 물기를 뺍니다.

2. 감자, 당근, 양파는 껍질을 벗겨 작게 깍둑썰기합니다. 소고기 다짐육은 키친타월로 핏물을 제거합니다.

3. 냄비에 참기름을 두르고 중불에서 소고기를 볶아 줍니다. 고기가 익으면 간장을 넣어 간을 맞춥니다.

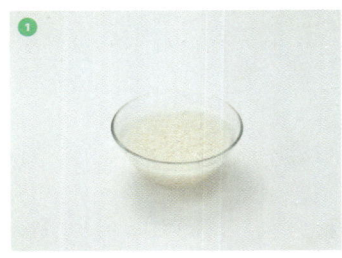 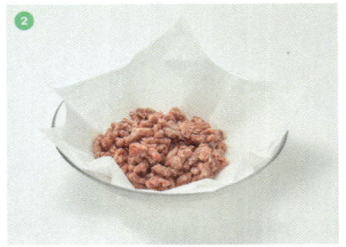

4 볶은 소고기에 감자와 당근, 양파, 불린 쌀을 넣고 1~2분간 함께 볶습니다.

5 볶은 재료들에 물을 붓고 센불에서 끓입니다. 끓기 시작하면 중약 불로 줄이고 감자와 쌀이 부드럽게 퍼질 때까지 20~30분간 저어 가며 끓입니다.

6 감자와 쌀이 충분히 익으면 기호에 맞게 후춧가루(선택)를 뿌리고 저어 줍니다. 죽을 그릇에 담고 다진 쪽파와 깨(선택)까지 뿌려 주면 완성입니다.

조리 tips

+ 찬밥을 활용하면 더 빠르고 간편하게 죽을 만들 수 있어요. 순서는 냄비에 참기름을 두르고 소고기를 볶아 준 뒤, 이어서 채소들을 볶고, 물을 부어 한소끔 끓어오르면 밥을 넣고 한 번 더 끓이면 돼요. 고기와 채소가 충분히 익었는지 잘 확인해 주세요.

+ 물 대신 사골육수를 사용하면 더 깊은 맛을 낼 수 있어요.

+ 남은 죽은 빠르게 식혀 냉장 보관하고, 데워 먹을 때 물을 약간 추가해서 데워 주세요.

증상 7

소화가 안 돼요

해결 방안 ● 고섬유소 식품 및 고지방 식품 섭취 줄이기

위, 식도, 대장 등 소화기 계통 수술이나 방사선 치료, 항암 치료를 받게 되면 소화가 잘 안 될 수 있습니다. 소화불량은 식사 후 더부룩함을 느끼는 증상부터 식욕부진, 복통, 구토 및 설사와 같은 각종 소화기 증상과 동시에 나타날 수 있습니다.

소화불량이 느껴지더라도 우리 몸에 필요한 영양을 공급하기 위해서는 조금씩 자주 먹으려는 노력이 필요합니다. 이를 위해서는 섬유소가 많은 잡곡류와 생채소류, 결합조직(근막, 힘줄, 인대 등)이 많이 포함된 육류, 소화에 상당한 시간이 걸리는 지방 함량이 높은 음식은 피하거나 조리 방법을 바꾸는 게 좋습니다.

다소 단단하고 질긴 생채소는 가급적 데치거나 볶고, 섬유소가 많은 부분은 잘게 다져 조리합니다. 또한 결합조직이 많은 육류는 조리하기 전 근막, 힘줄, 인대 등을 잘 제거하고 잘게 다지거나 갈아서 조리해 주세요. 식용 베이킹소다 또는 파인애플, 키위와 같은 연육 작용에 효과적인 과일을 활용해 조리하는 것도 좋습니다. 이외에도 부드러운 생선(가자미, 조기, 갈치, 병어 등 흰살생선류), 달걀(달걀찜 등), 두부(국, 찌개 등으로 활용)로 육류를 대신하는 것도 소화에 도움이 될 수 있습니다.

평소 몸을 조이지 않는 편하고 느슨한 옷을 입을 것, 과식을 피하고 음식을 천천히 섭취할 것을 명심해 주세요. 도저히 음식을 먹을 수 없을 땐 특수의료용도식품을 활용하는 것도 방법이 될 수 있습니다. 또 소화불량이 언제, 어떤 때 주로 나타나는지 스스로 점검하여 불편감이 지속되면 의료진과 반드시 상의해야 합니다.

도움이 되는 음식

- **주식**: 잡곡밥 대신 쌀밥, 부드러운 죽류 등
- **어육류**: 기름기를 제거하고 부드럽게 조리한 고기류
- **채소**: 익히거나 데쳐 버무린 부드러운 채소
- **과일**: 바나나, 껍질 벗긴 사과, 속껍질을 제거한 오렌지 등 단단하거나 질긴 껍질을 제거한 부드러운 과일
- 특수의료용도식품은 에너지 및 영양소 함량이 높기 때문에 소량씩 하루 2~3회 나누어 섭취

피해야 하는 음식

- 식전 과량의 물 섭취
- 튀김류, 부침류, 전류 같은 기름진 음식, 기름기가 많은 육류
- 단단하고 질긴 채소

소화가 안 될 때!
추천 메뉴
BEST 3

01
토마토스튜 (소고기토마토조림)

어렵지 않은 스튜. 푹 끓여 먹으면 소화가 잘되는 맛도 건강도 모두 챙긴 요리.

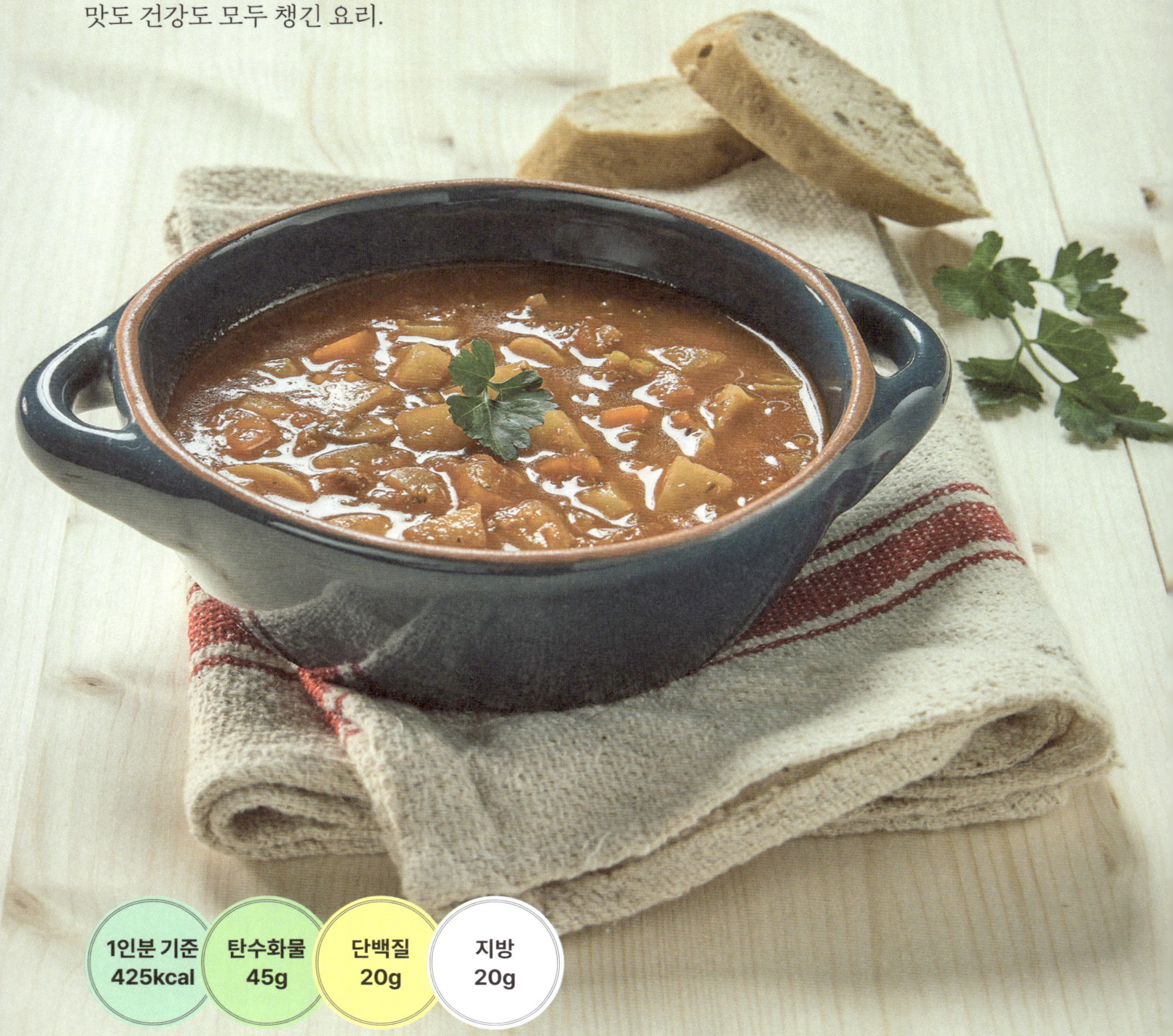

- 1인분 기준 425kcal
- 탄수화물 45g
- 단백질 20g
- 지방 20g

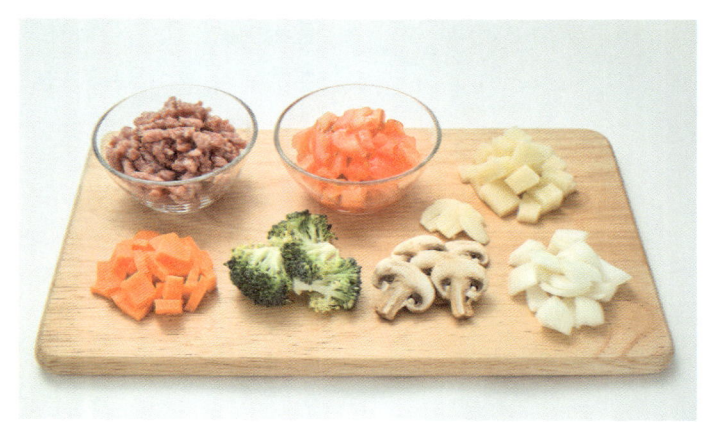

● 재료 1인분

소고기 다짐육 50g
토마토 100g(1/2개)
감자 50g(1/3개)
당근 50g(1/3개)
양파 80g(1/2개)
브로콜리 40g(3대)
양송이버섯 30g(2개)
마늘 10g(2쪽)
물 500mL(약 3컵)
토마토소스 200mL
(p. 50 참고)
올리브오일 5mL
(1작은술, 2회 나눠서 사용)
로즈메리 약간(선택)
월계수잎(1장, 선택)
소금 2g(1/2작은술)
파슬리나 바질 같은
허브 약간
후추 약간

※ 허브가 없다면 소금 대신
  허브솔트를 사용해 주세요.

● 이런 영양소가 들어 있어요

토마토

비타민C, 비타민A, 칼륨이 들어 있어요.

● 이렇게 만들어 봐요

1 팬에 올리브오일(선택)을 두르고, 소고기를 넣어 볶습니다. 물을 넣고 고기가 부드러워지도록 푹 끓여 둡니다.

2 토마토는 껍질을 벗기고(뜨거운 물에 데치면 쉽게 벗겨져요) 큼직하게 자릅니다. 양파, 당근, 감자, 브로콜리, 양송이버섯은 한 입 크기로 썹니다. 마늘은 얇게 어슷썰어 줍니다.

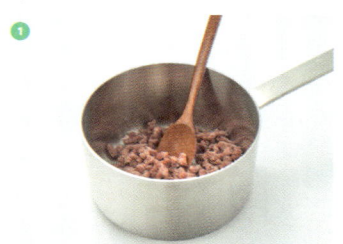

3 큰 냄비에 남은 올리브오일을 두르고, 양파와 마늘을 중불에서 볶아 향을 냅니다. 토마토, 당근, 감자, 브로콜리, 양송이버섯을 넣고 2~3분간 추가로 볶습니다.

4 볶은 채소와 토마토소스를 소고기를 끓인 팬에 넣습니다. 기호에 따라 로즈메리와 월계수잎을 추가로 넣어 줍니다. 약한 불에서 잘 저어 가며 20~30분간 끓입니다.

5 토마토와 감자가 부드러워지면 월계수잎을 제거하고 소금과 후추로 간을 맞춥니다.

6 그릇에 담아 따뜻하게 하고, 기호에 따라 다진 파슬리나 바질을 뿌려 주면 풍미가 더욱 살아납니다.

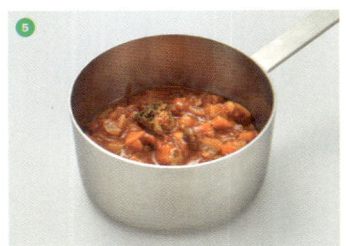

조리 tips

+ 스튜란 서양에서 가정식으로 흔히 먹는 요리로, 우리나라 음식으로 따지자면 국 요리에 해당한다고 볼 수 있어요. 뭉근히 끓이면 걸쭉해지고 고기도 채소도 아주 부드러워 깊은 맛이 나요. 소화도 잘되고 만들기도 쉬우니 집에 있는 재료로 만들어 보세요.

+ 감자 대신 고구마나 병아리콩을 추가해도 맛있어요.

+ 재료를 더 작은 크기로 자르면 익히기 쉬워져요.

+ 스튜는 만들어 놓고 하루 숙성시키면 맛이 더욱 깊어져요. 잘 식혀서 냉장 보관 후 3일 이내에 다 드시는 게 좋아요.

02
조기찜

구이보다 담백한 조기찜.
몸을 따뜻하게 하는 생강과 함께하면 금상첨화.

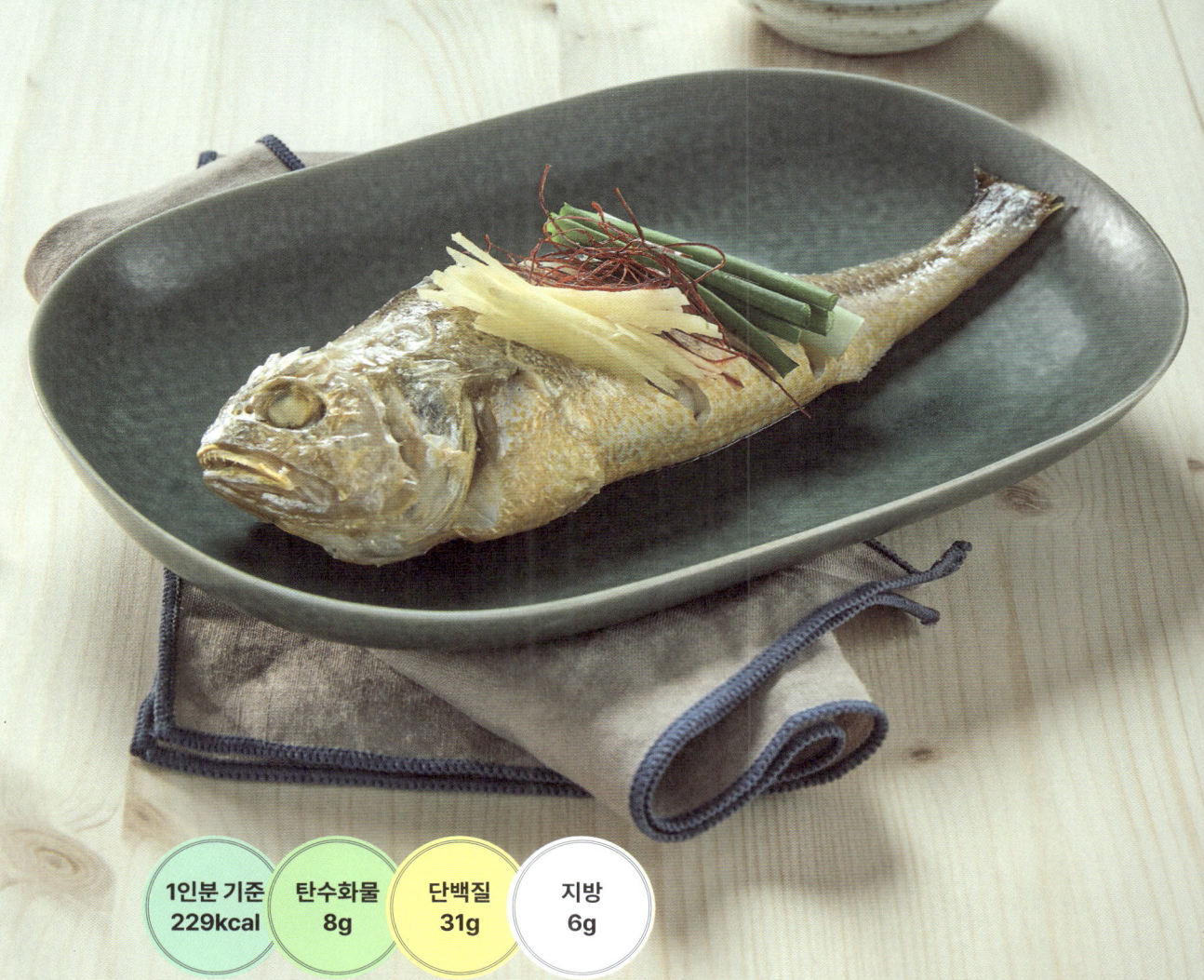

- 1인분 기준 229kcal
- 탄수화물 8g
- 단백질 31g
- 지방 6g

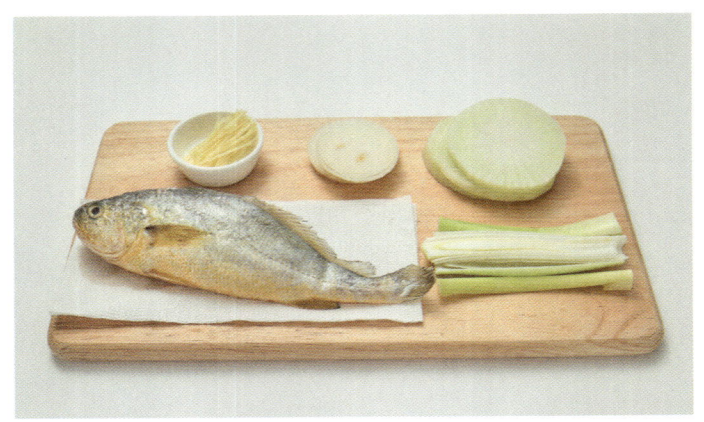

● 재료 1~2인분

조기 300g(2마리)
무 100g(1/9개)
양파 50g(1/4개)
대파 20g(1/3대)
생강 10g(선택)
실고추 약간(선택)
청주 20mL
(레몬이나 생강도 가능)
저염간장 양념 20mL
(p. 46 참고)

● 이런 영양소가 들어 있어요

조기

100g당 약 19g의 단백질이 들어 있어요. 전체적으로 각종 비타민과 무기질이 풍부하게 들어 있어요. 특히 비타민 B12, 비타민D, 구리, 인이 많아요.

● 이렇게 만들어 봐요

1. 손질한 조기에 칼집을 3회 정도 넣어 줍니다. 무와 양파는 1cm 두께로 둥글게 썹니다. 대파는 7cm 길이로 썰고, 생강(선택)은 껍질을 벗겨 채 썰어 줍니다. 실고추(선택)는 적당한 크기로 자릅니다.

2. 구멍 뚫린 찜기에 무와 양파 그리고 대파를 깔아 놓습니다. 그 위에 손질한 조기를 올립니다. 채 썬 생강은 조기에 낸 칼집 사이사이에 올려 줍니다.

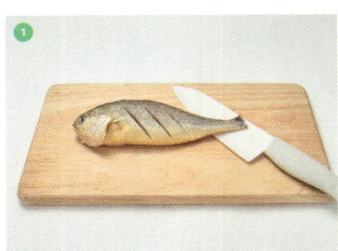
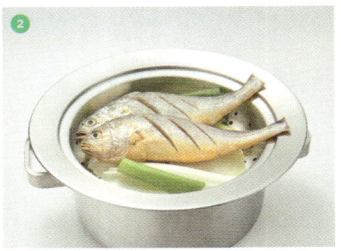

3 냄비에 물을 붓고 끓기 시작하면 청주를 넣습니다. 물은 찜기에 닿지 않을 정도로만 넣습니다. 냄비 위에 구멍 뚫린 찜기를 조심스럽게 넣고, 뚜껑을 닫아 중불에서 20분간 찝니다. 쪄 내는 동안 양념장을 준비해 줍니다.

4 10분간 뜸을 들이고 뚜껑을 열어 그릇에 옮겨 담습니다.

5 준비한 양념장을 조기 위에 고루 끼얹습니다. 실고추와 채 썬 생강(선택)을 올려 마무리하면 완성입니다.

조리 *tips*

+ 조기는 물로 한 번 씻은 후 등, 양쪽 아가미, 꼬리, 배 쪽 지느러미를 모두 잘라 주세요.

+ 칼등이나 수저로 조기의 꼬리에서 머리 쪽으로 살살 긁어 비늘을 벗겨 주세요.

+ 아가미 속으로 손가락을 깊숙이 넣어 조기의 내장을 쭉 잡아당겨 제거해 주세요. 어렵다면 배를 갈라 내장을 말끔히 제거해 주세요.

+ 조기를 흐르는 물에 여러 번 씻어 주세요. 아가미 부분도 들어서 깨끗하게 씻어 주세요.

+ 조기를 쌀뜨물에 담가 두면 비린내를 잡을 수 있어요. 찜기에 찔 때도 생선살 위에 레몬 슬라이스를 얹거나 레몬즙, 혹은 생강즙을 한 스푼 뿌려 주면 비린내를 줄일 수 있어요. 냄비 물에 생강 가루를 풀어 생선을 찌는 것도 생선 비린내를 잡는 데 효과적이에요.

+ 갈치, 가자미, 연어 등 비린내가 적은 흰살생선 위주로 다양하게 조리해 보세요.

03
무밥

조리하기도 너무 쉽고
소화도 잘되는 담백한 한 그릇 음식.

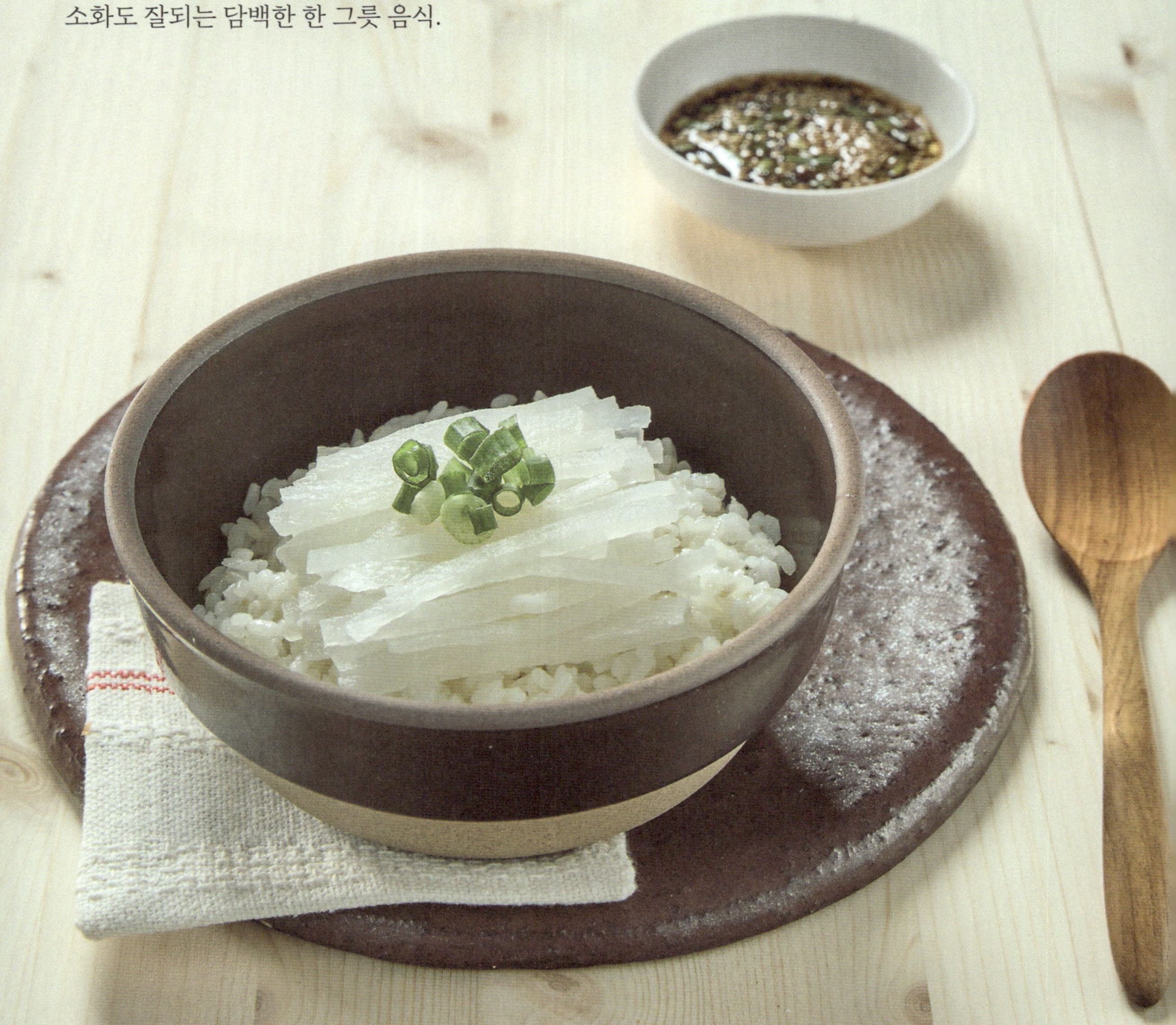

- 1인분 기준 373kcal
- 탄수화물 79g
- 단백질 9g
- 지방 1g

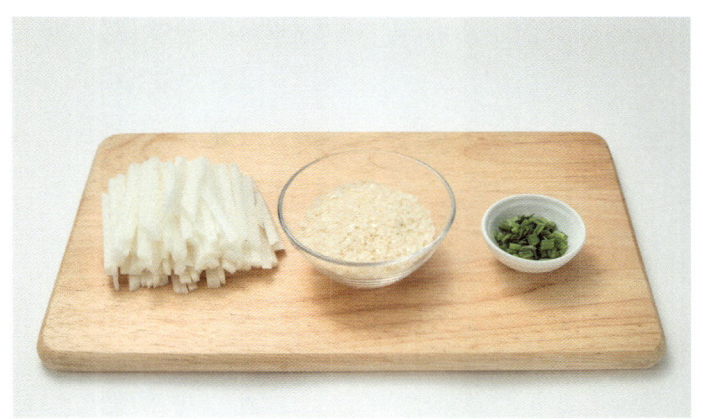

● 재료 1인분

쌀 90g(1/2공기)
무 100g(1/9개)
부추 10g(선택)
물 120mL(쌀의 1배~1.2배)
기본 간장 양념 20mL
(p. 45 참고)
소금 약간(선택)

● 이런 영양소가 들어 있어요

무

비타민C와 몰리브덴, 엽산, 칼륨 등 여러 종류의 비타민과 무기질이 고루 들어 있어요.

● 이렇게 만들어 봐요

1. 쌀을 깨끗이 씻어 20~30분 정도 물에 불립니다. 부추(선택)는 송송 썰어 준비합니다. 무는 껍질을 벗기고 길게 채 썹니다. 두께는 0.5cm 정도가 적당합니다.

2. 냄비나 솥에 불린 쌀을 넣고 물을 붓습니다. 썰어 둔 무를 쌀 위에 고루 펼쳐 올리고, 기호에 따라 소금을 약간 넣어 간을 합니다. 보온 밥솥 이용 시 물만 맞춰서 일반 모드로 밥하기 버튼을 누르면 됩니다.

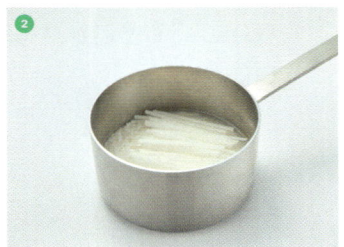

3 센불에서 물이 끓기 시작하면 약불로 줄이고 뚜껑을 덮어 10~12분간 익힙니다. 불을 끄고 부추(선택)를 넣어 5분 정도 뜸을 들입니다.

4 밥과 무를 골고루 섞어 그릇에 담고, 준비한 양념장까지 곁들이면 완성입니다.

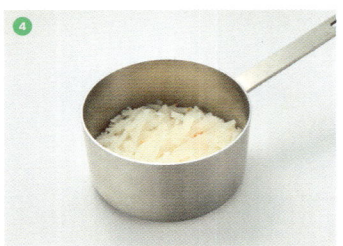

조리 *tips*

+ 단백질이 부족하다고 느껴질 경우, 다진 고기를 볶아 양념장에 같이 비벼 먹으면 맛도 영양도 더 좋아져요.

+ 부추는 뜨거운 밥과 함께 섞어서 살짝 익혀 주세요. 생으로 양념장에 넣어 먹는 것보다 소화가 더 잘돼요.

+ 쌀의 일부를 퀴노아, 귀리, 보리, 잡곡 등으로 대체하면 식이섬유를 더할 수 있어요. 단 소화기능이 떨어져 있을 땐 흰쌀밥이 더 좋을 수 있어요.

+ 무를 얇게 썰어 밥과 고르게 섞으면 단맛이 살아나고 더욱 부드럽게 즐길 수 있어요.

+ 무와 함께 표고버섯이나 느타리버섯을 추가하면 감칠맛이 더 살아나요.

+ 고명으로 잘게 썬 김을 뿌려도 좋고, 양념장과 함께 김에 싸서 먹어도 좋아요.

증상 8

속이 메스껍고
토할 것 같아요

해결 방안 ○ 냄새가 나지 않는 저자극 음식 먹기,
식사 장소를 쾌적하게 만들기

메스꺼움은 암 환자가 가장 흔하게 경험하는 증상으로 보통은 항암제를 맞고 4~6시간 후에 시작되며 환자에 따라 치료 후 2~3일간 지속되기도 합니다. 메스꺼움으로 인해 음식을 충분히 먹지 못하면 체내에 영양소가 제대로 공급되지 않아 치료의 효과가 떨어질 수 있습니다.

메스꺼운 증상이 심할 땐 소량씩 자주 먹는 게 좋습니다. 냄새가 거의 나지 않는 음식, 위에 부담이 적고 신선한 음식을 드세요. 너무 차거나 뜨겁지 않고 시원한 느낌 정도의 음식이 가장 좋습니다. 또 속이 비면 오히려 더 메스꺼워질 수 있으므로 배가 고프기 전에 배를 채우도록 합니다. 물은 공연히 포만감을 줄 수 있기 때문에 조금씩 천천히 마시도록 합니다.

식사를 마치면 충분히 휴식을 취하되, 바로 눕지 말아야 합니다. 음식 냄새가 배지 않은, 환기가 잘되는 쾌적한 장소에서 식사를 하는 것도 도움이 될 수 있습니다.

항암 치료나 방사선치료를 받는 동안 메스꺼움이 느껴진다면, 치료하기 한두 시간 전에는 음식을 섭취하지 않도록 합니다. 메스꺼움이 아주 심한 경우 억지로 먹거나 마

시지 않고 잠시 휴식을 취하는 것도 좋습니다. 메스꺼움을 예방하고 조절하는 약인 진토제(토하는 것을 진정시켜 주는 약물)를 먹었는데도 증상이 계속된다면 의료진과 상의해 주세요.

도움이 되는 음식

- 토스트, 크래커, 요거트
- 복숭아 통조림 같은 과일 통조림이나 다른 부드러운 과일과 채소
- 맑은 유동식, 얼음 조각 등

피해야 하는 음식

- 기름진 음식
- 향이 강하거나 뜨거운 음식

속이 메스껍고 토할 것 같을때!
추천 메뉴
BEST 3

01
후무스

병아리콩을 갈아 만든 고소하고 담백한 중동 대표 음식.

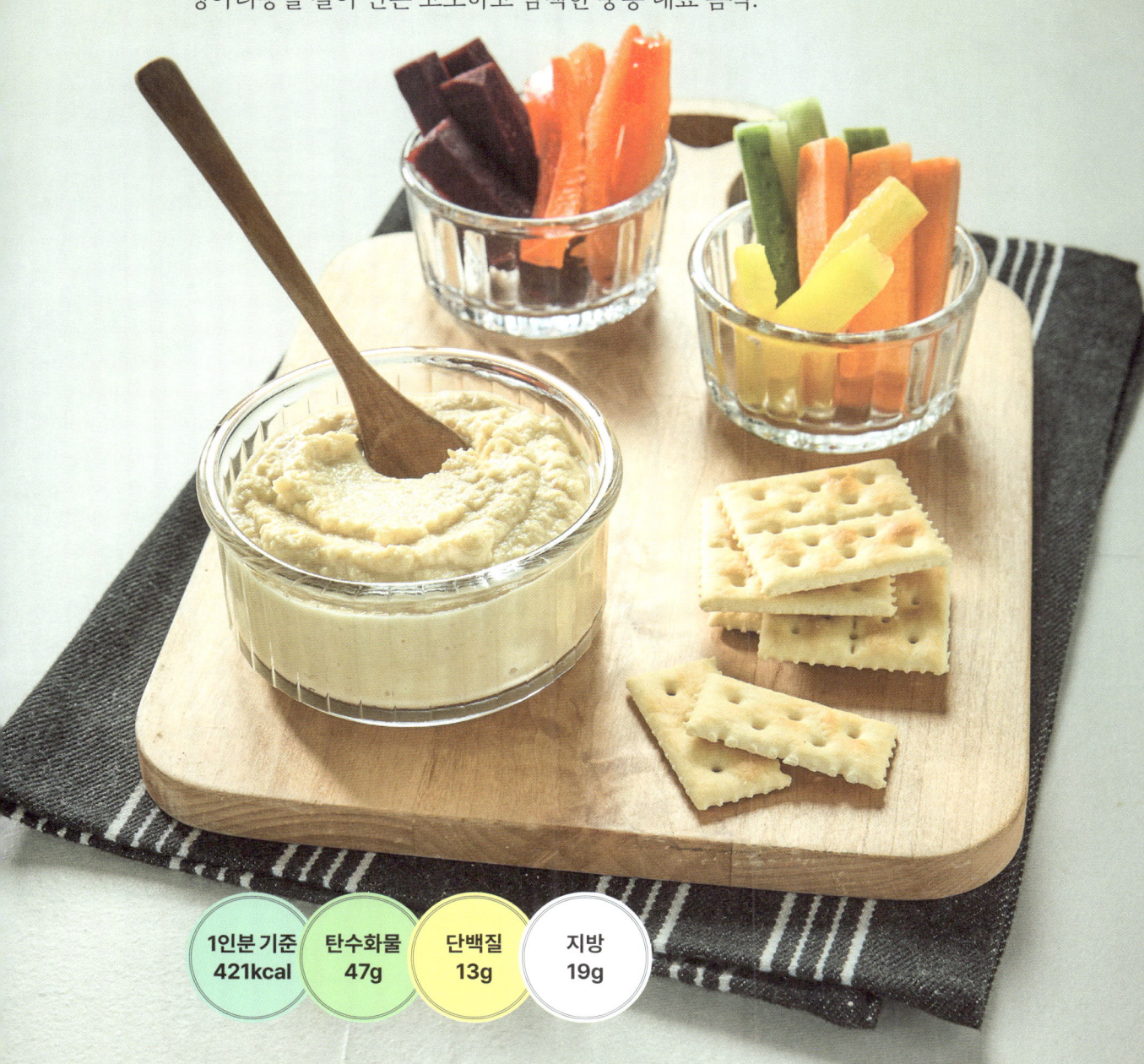

1인분 기준 421kcal | 탄수화물 47g | 단백질 13g | 지방 19g

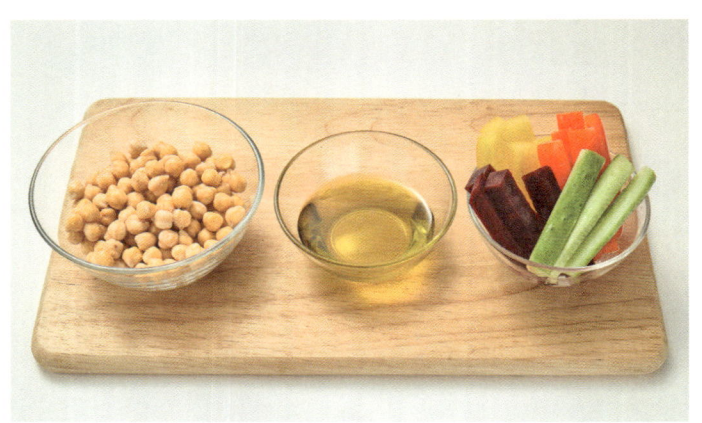

● 재료 2인분

병아리콩 150g(1컵)
올리브오일드레싱 30mL
(p. 52 참고)
물 300mL(1컵 반)
소금 5g(1/2큰술)

● 이런 영양소가 들어 있어요

병아리콩

100g당 약 9g의 단백질이 들어 있어요. 몰리브덴, 망간, 구리, 철, 인, 마그네슘, 엽산, 비타민E와 비타민K 등 각종 무기질과 비타민이 풍부해요.

● 이렇게 만들어 봐요

1. 병아리콩은 전날 씻어 물에 불리고 손으로 문질러서 껍질을 제거합니다.

2. 냄비에 콩과 물, 소금을 넣고 40~50분간 삶아 줍니다. 믹서기에 삶은 병아리콩과 올리브오일드레싱을 넣고 재료를 곱게 갈아 줍니다.

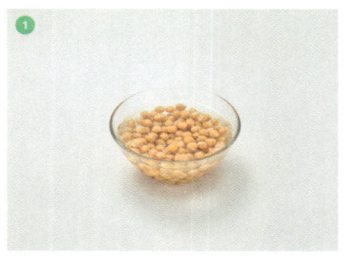
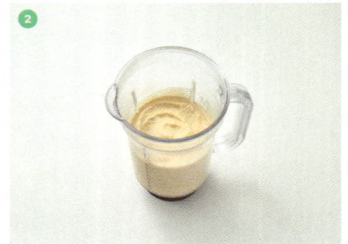

조리 tips

+ 채소스틱을 후무스에 찍어 먹어 보세요. 채소스틱은 살짝 데치면 부드럽게 먹을 수 있고, 소화와 흡수가 더 잘돼요.
+ 채소스틱으로는 비트, 오이, 빨간색 파프리카, 노란색 파프리카, 당근 등 그때그때 집에 있는 채소들을 활용해 주세요.
+ 채소스틱의 재료들은 길이 5cm, 두께 1cm 정도로 손질해 주세요.
+ 채소들을 데치는 시간은 끓는 물의 경우 파프리카 5초, 오이 10초, 당근과 비트는 20초 정도입니다. 전자레인지를 사용할 경우 파프리카 30초, 오이 1분, 당근과 비트는 1분 30초 정도 돌려 주세요.
+ 후무스에 고운 고춧가루를 소량 넣어 주면 감칠맛이 더해져요. 파슬리 가루 등 허브를 이용하는 것도 좋아요.
+ 병아리콩을 믹서기에 갈 때 물 대신 아몬드밀크, 두유, 저지방 우유를 이용하면 더 부드럽게 즐길 수 있어요.
+ 샐러드, 샌드위치 등에 넣어도 좋고, 삶은 달걀이나 과일, 크래커에 올려 먹어도 좋아요.

02
새우완자탕

잘게 다진 새우 완자를 넣고
채수를 사용해 정갈하게 끓인 탕.

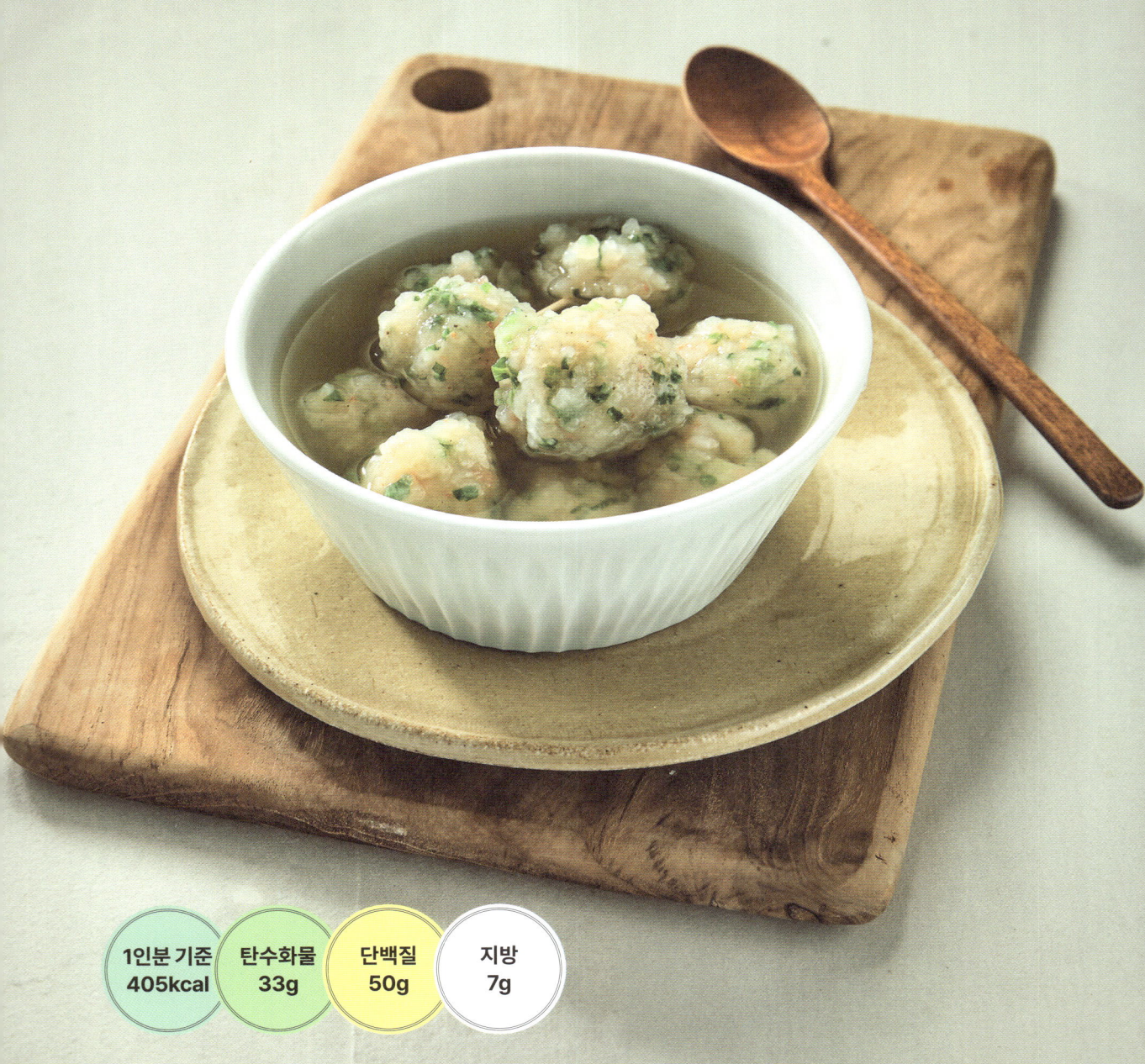

1인분 기준
405kcal

탄수화물
33g

단백질
50g

지방
7g

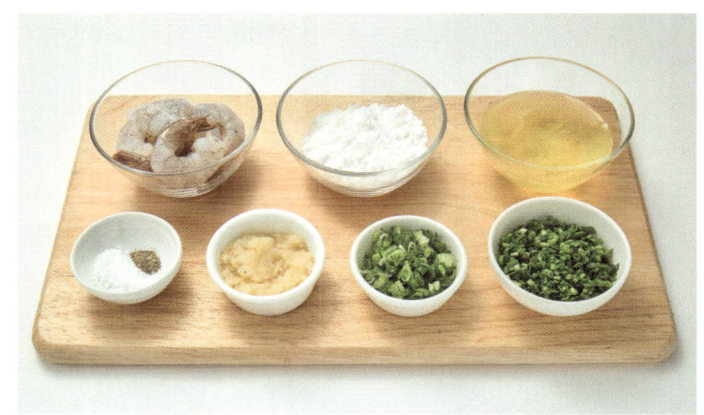

● **재료 1인분**

새우살 200g
부추 30g(1/2줌)
쪽파 10g(2줄기)
달걀흰자 30g(1개)
전분 30g(3큰술)
다진 마늘 12g(1큰술)
소금 2g(1/2작은술)
후추 약간
채소다시마육수 300mL
(p. 43 참고)

● **이런 영양소가 들어 있어요**

새우
인과 니아신이 많이 들어 있고, 철과 칼슘의 함량이 높아요.

● **이렇게 만들어 봐요**

1. 새우살을 물에 깨끗이 씻고 체에 밭쳐 물기를 제거합니다.
2. 냄비에 물을 넣고 채소다시마육수를 냅니다.
3. 새우살은 칼로 곱게 다지고 부추, 쪽파는 송송 썰어 준비합니다.
4. 다진 새우에 전분, 달걀흰자, 부추, 쪽파, 소금, 후추를 넣고 반죽합니다(쪽파는 조금 남겨 두세요).

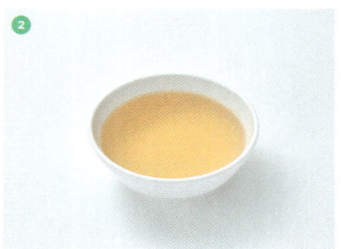

5 숟가락 2개를 사용해 동그랗게 만든 새우 반죽을 끓는 육수에 넣어 주고, 한소끔 끓어오르면 거품을 제거해 가며 5~10분 정도 마저 끓여 줍니다.

6 마지막으로 다진 마늘, 소금을 넣어 간을 맞추고 그릇에 담아 남겨 둔 쪽파를 고명으로 올리면 완성입니다.

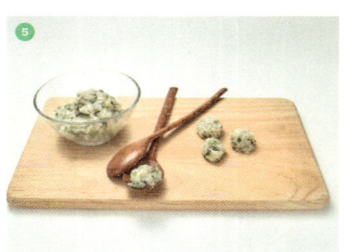

조리 *tips*

+ 육수 팩이나 코인 육수를 이용하면 간편해요. 멸치육수, 다시마육수, 메밀국수(소바)육수를 사용해도 좋아요.

+ 국물에 버섯, 애호박 등 좋아하는 채소를 다양하게 넣고 끓여도 좋고, 누룽지도 함께 넣어도 궁합이 좋아요.

03
생강조개찜

생강을 넣어 향긋하고 담백한 찜 요리.

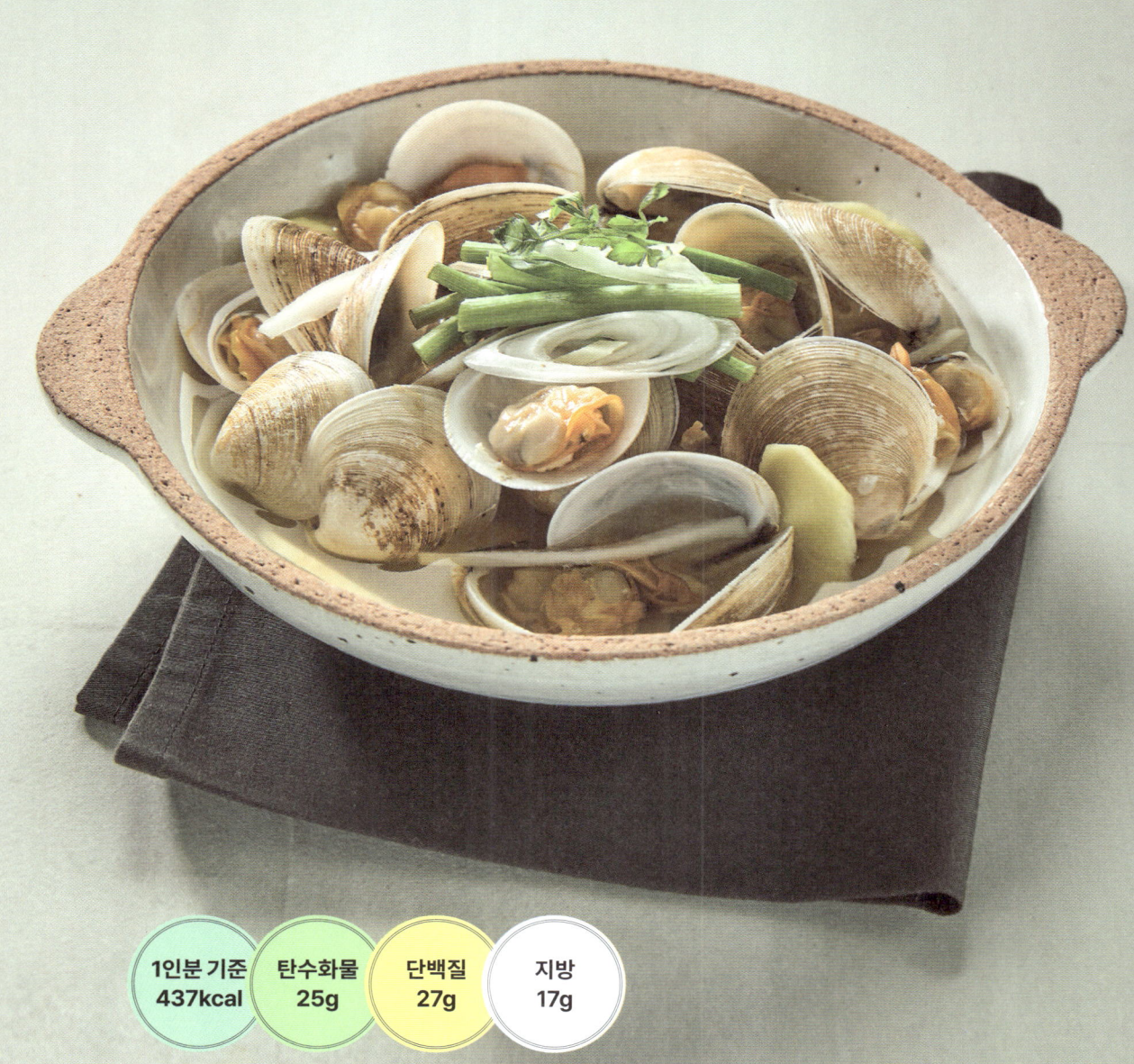

- 1인분 기준 437kcal
- 탄수화물 25g
- 단백질 27g
- 지방 17g

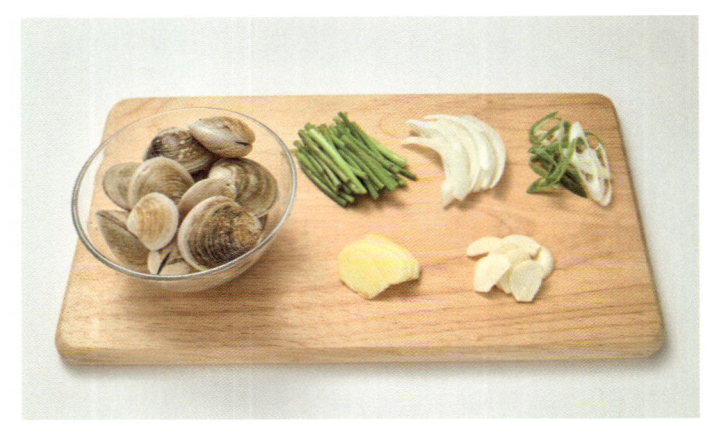

● 재료 1인분

백합과 조개 200g
(해감 4시간 이상 소요)
생강 50g(4개)
양파 30g(1/6개)
대파 20g(1/3대)
마늘 15g(3쪽)
미나리 10g(선택)
홍고추 10g(선택)
물 300mL(1컵 반)
청주 60mL(4큰술)
레몬즙 5mL(1작은술, 선택)
올리브오일 15mL(1큰술)
간장 5mL(1작은술)
소금 2g(1/2작은술)
후추 약간

● 이런 영양소가 들어 있어요

바지락

100g당 약 12g의 단백질이 들어 있어요. 철, 니아신, 구리, 마그네슘 등 무기질이 풍부하고, 특히 비타민B12 함량이 높아요.

조개는 산란기(2~6월)에 독소를 만들어 내요. 패류독소라고도 불리는 이 독성은 냉동 혹은 가열을 통해 파괴되지 않기 때문에 6월이 지나고 나오는 조개를 섭취하길 권장드려요.

● 이렇게 만들어 봐요

1. 생강은 껍질을 벗겨 얇게 썰고, 마늘도 얇게 펴서 썰어 줍니다. 양파는 얇게 채 썰고, 대파는 어슷썰어 준비합니다.

2. 팬(또는 냄비)에 올리브오일을 두르고 중불에서 가열합니다. 얇게 썬 마늘과 생강을 볶아 향을 냅니다. 양파와 대파를 넣고 1~2분간 더 볶아 줍니다.

3. 조개를 넣고 살짝만 볶다가 청주(또는 레몬즙)와 물을 붓고 뚜껑을 닫습니다. 중불에서 5~7분간 끓여 주면 조개 입이 벌어집니다.

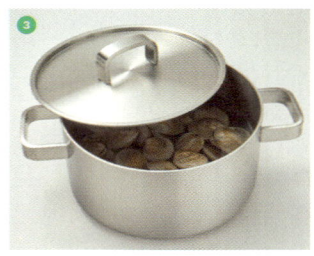

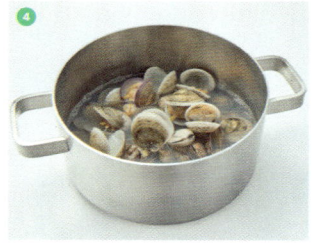

4 간장과 소금을 넣고 간을 맞춥니다. 후추를 약간 뿌리고 불을 끕니다. 홍고추와 미나리(선택)를 올리고 마무리하면 완성입니다.

조리 *tips*

+ 조개가 뱉은 모래 및 이물질이 뒤섞이지 않도록 볼과 채반을 같이 사용해 주세요. 볼과 채반 사이에 숟가락을 넣어 공간을 만들어 주면 좋아요. 참고로 스테인리스 같은 금속 계열의 숟가락을 쓰면 조개가 펄을 더 잘 뱉어요.
+ 해감할 때 입이 크게 벌어진 조개는 버리세요. 입이 벌어진 죽은 조개는 장염이나 식중독을 일으킬 위험이 높아요.
+ 조개는 채반에 넣고 흐르는 물에 살살 비벼 가며 헹궈 주세요.
+ 채반보다 큰 사이즈의 볼에 물과 굵은소금을 넣고 잘 섞어 주세요. 참고로 물 1L당 소금은 3g 정도가 좋아요. 조개가 다 잠길 정도로 소금물을 만들어 주세요.
+ 소금물에 조개를 넣은 채반을 담그고, 조개 위에 스테인리스 숟가락(1~2개)을 같이 넣어 주세요.
+ 검은 봉투, 덮개, 호일 등으로 겉을 덮어 주세요(내부가 어두워져야 해요).
+ 냉장고에서 최소 4시간 이상 해감한 후 건져 내 깨끗하게 헹궈 주세요.
+ 해감 후 판매하는 조개도 1시간은 따로 해감하는 것을 추천해요.
+ 가리비나 홍합은 해감 없이 바로 사용할 수 있어요. 조개 종류나 상태에 따라 해감 방법이 다를 수 있고, 금방 상할 수도 있으니 주의해 주세요.

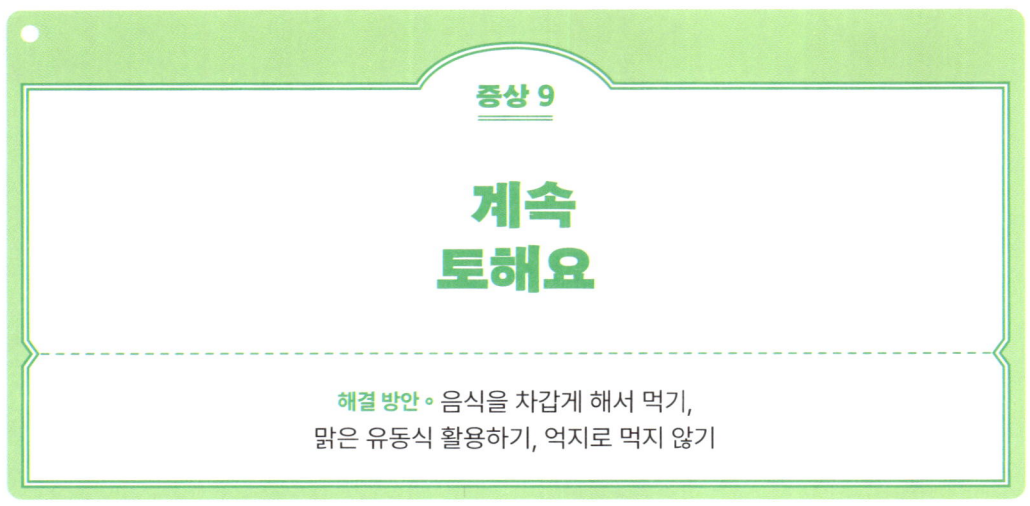

구토는 메스꺼움을 느낀 다음에 나타나며 항암 치료로 인한 부작용, 음식 냄새, 위나 장내에 찬 가스 때문에 일어납니다.

토를 하게 될 경우, 고개를 살짝 젖힌 상태에서 차가운 물로 입안을 헹구고 한두 시간 동안은 음식물을 드시지 않는 편이 좋습니다. 구토 증세가 덜해지면 다양한 음료나 미음과 같은 맑은 유동식부터 조금씩 먹어 보고 차츰 양을 늘리도록 합니다. 맑은 유동식이란 수분 공급을 위해 먹는 식사의 형태로 맑은 차, 기름기를 제거한 육수, 맑은장국 등이 있습니다.

맑은 유동식을 먹은 후에 토하지 않는다면 일반 유동식이나 부드러운 식사로 바꾸어 조금씩 자주 먹도록 하고, 이에 적응되면 일반 식사를 하도록 합니다. 차가운 음식이 도움이 되며, 뜨거운 음식은 충분히 식혀서 드시는 것이 좋습니다.

도저히 식욕이 돋지 않고 속이 안 좋을 때 억지로 음식을 먹게 되면 증상이 없어진 이후에도 해당 음식에 대한 거부감이 생길 수 있으므로 억지로 먹지 않는 것이 좋습니다. 만약 구토가 하루이틀 이상 심하게 계속된다면 담당 의사와 상의합니다.

계속 토할 때!
추천 메뉴
BEST 3

01
유자를 넣은 연두부냉국

특유의 감칠맛으로 입안을 리프레시해 주는 초간편 냉국.

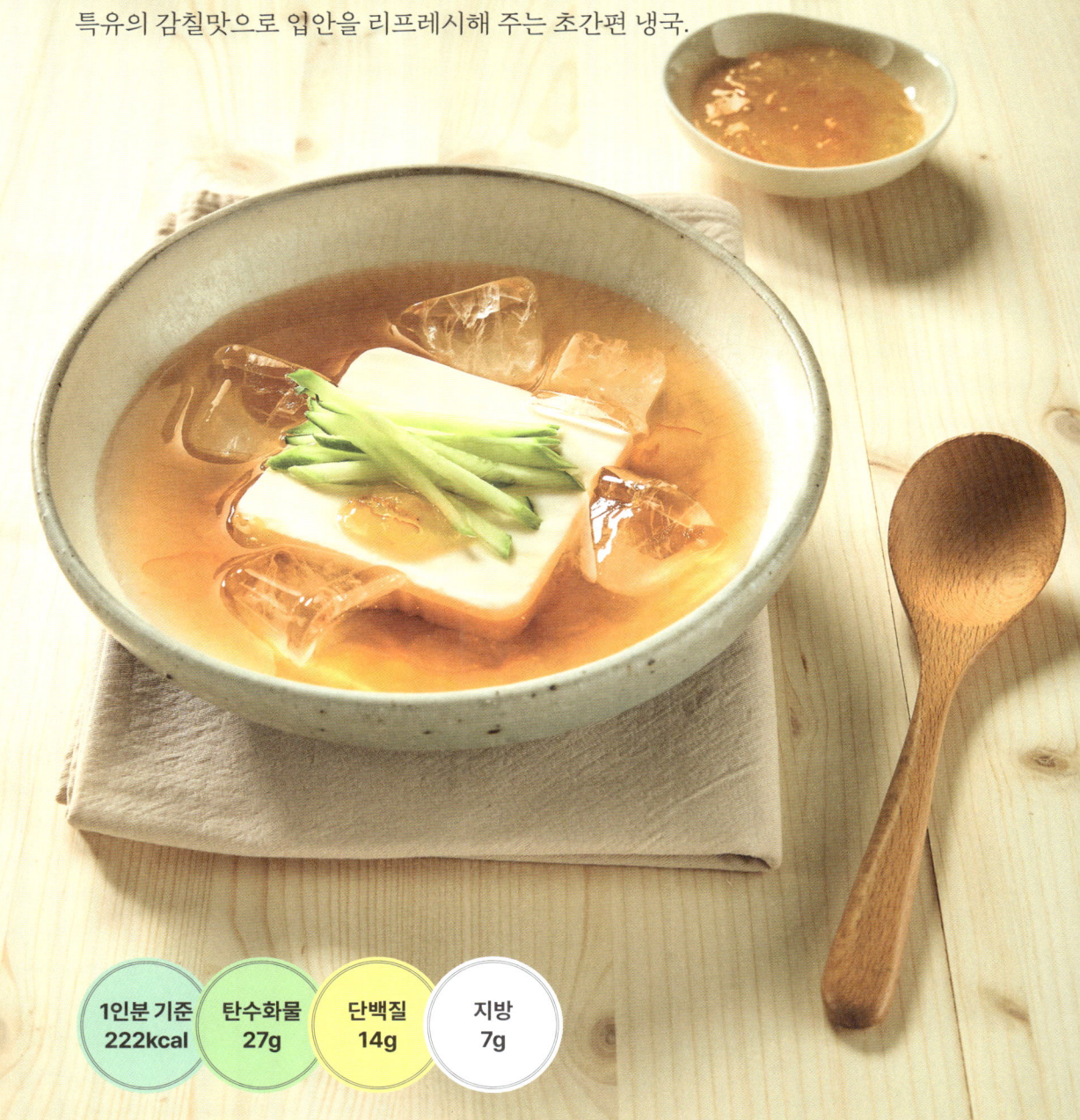

| 1인분 기준 | 탄수화물 | 단백질 | 지방 |
| 222kcal | 27g | 14g | 7g |

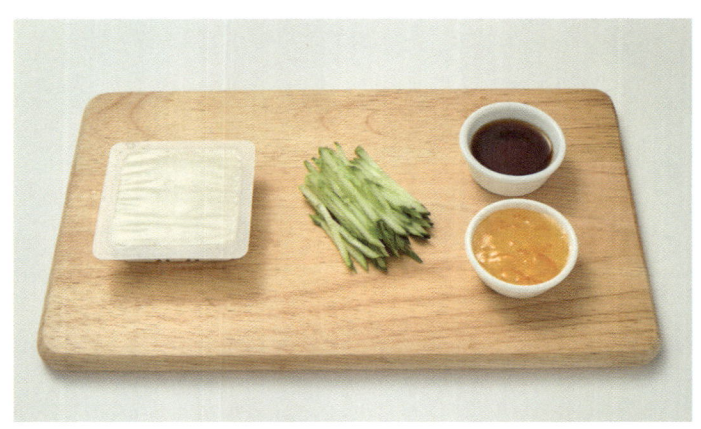

● **재료 1인분**

연두부 250g(1팩)
오이 50g(1/3개)
청양고추 5g(1개, 선택)
홍고추 5g(1개, 선택)
무순 10g(10대)
쯔유간장 10mL(2작은술)
유자청 30mL(2큰술)
식초 10mL(2작은술)
물 300mL(1컵 반)
소금 약간
얼음 적당량

● **이런 영양소가 들어 있어요**

연두부

100g당 약 4.6g의 단백질이 들어 있어요. 비타민B1, 몰리브덴, 구리, 인 성분이 많이 들어 있어요.

| 두부 종류별 단백질량 한눈에 보기

두부 종류	100g당 단백질량(g)
포두부	24
건두부	16
두부	9
연두부	4.6

※ 수분이 함유량이 적을수록 단백질 함유량이 높아요.

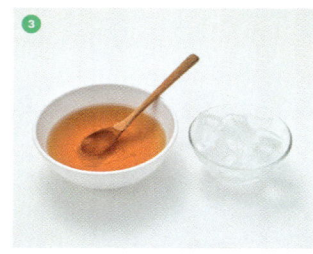

● **이렇게 만들어 봐요**

1. 오이는 채 썰고, 청양고추와 홍고추는 어슷썰어 줍니다. 무순은 씻은 후 물기를 제거합니다.

2. 연두부는 포장지 가장자리에 홈을 내 그대로 분리하고 물기를 제거한 뒤 그릇에 담습니다.

3. 볼에 쯔유간장, 식초, 유자청, 물을 넣고 잘 섞어 냉국 국물을 만듭니다. 기호에 따라 소금으로 간을 맞춥니다.

4. 연두부 위에 준비한 채소(오이, 고추, 무순)를 올립니다. 냉국 국물을 붓고 얼음을 추가해 주면 완성입니다.

조리 tips

+ 메밀소바육수를 만들 때는 흔히들 쯔유간장(혼쯔유)이라 부르는 일본식 맛간장을 주로 사용합니다. 국물 요리를 할 때 희석해서 사용하는데 제품에 따라 비율이 달라요. 마트에서도 쉽게 구할 수 있지만 집에서 만들어 보고 싶다면 국간장과 맛술, 설탕의 비율을 1:1:0.5로 해 보세요.

  예) 쯔유간장 10mL = 국간장 4mL+맛술 4mL+설탕 2g

+ 기호에 따라 깨를 뿌리거나 김 가루를 곁들여도 좋아요.

+ 토하는 증상이 없다면 레몬즙이나 식초를 추가해 새콤하게 즐겨도 좋아요.

02
단호박수프

부드러운 단호박과
저지방 우유로 만든 속 편한 수프.

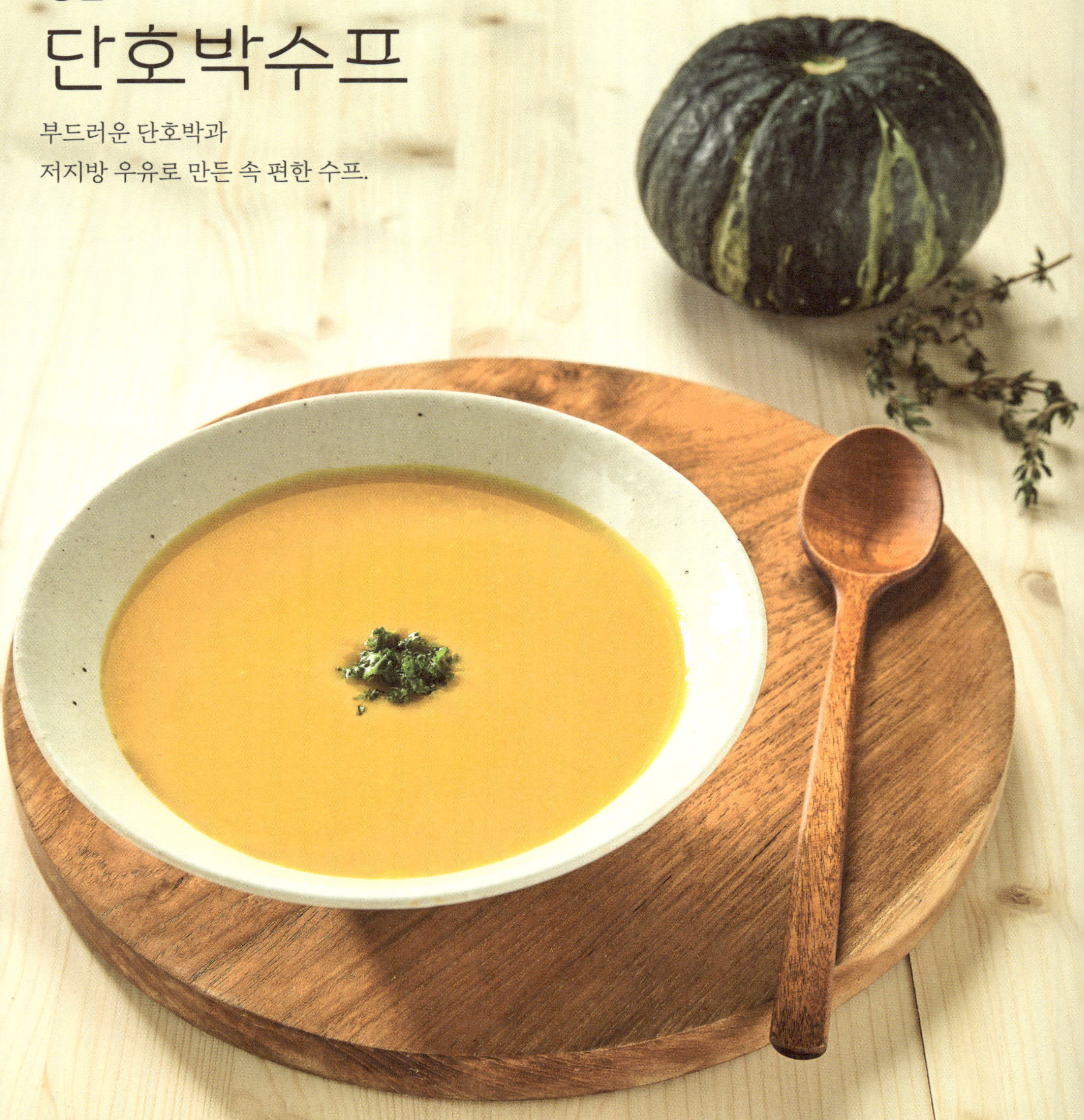

1인분 기준
229kcal

탄수화물
39g

단백질
5g

지방
8g

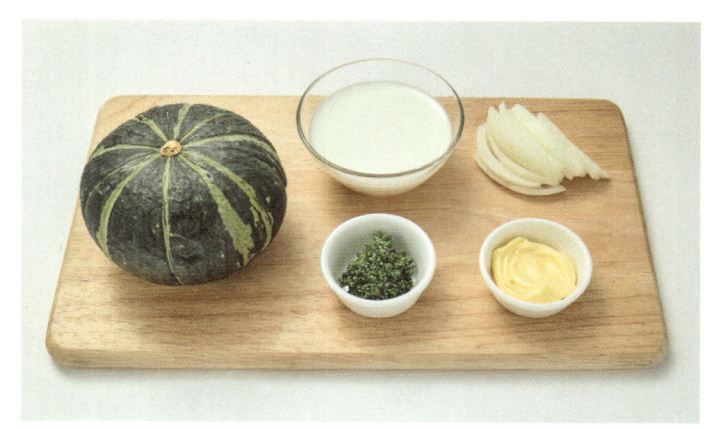

● 재료 1~2인분

단호박 500g(1통)

양파 50g(1/4개)

저지방 우유 100mL(1/2컵)

버터 10g(1큰술)

채소다시마육수 300mL
(p. 43 참고, 선택)

견과류 5~10g(선택)

소금, 후춧가루, 파슬리 약간

● 이런 영양소가 들어 있어요

단호박

비타민A, 비타민C, 비타민E가 많이 들어 있어요.

● 이렇게 만들어 봐요

1. 단호박을 깨끗이 씻은 다음 전자레인지에 5분간 데워 줍니다. 꼭지에서부터 1cm 정도 내려오는 부분을 잘라 속에 든 씨를 제거하고 단호박 속살만 수저로 파 둡니다. 단호박을 일일이 해체하지 않은 건 단호박 자체를 그릇으로 사용하기 위해서입니다.

2. 양파는 얇게 썰어 둡니다.

3. 냄비에 버터를 두르고 양파가 갈색으로 변할 때까지 중약 불에서 2~3분간 충분히 볶아 줍니다. 단호박 속을 넣고 2분간 추가로 볶습니다.

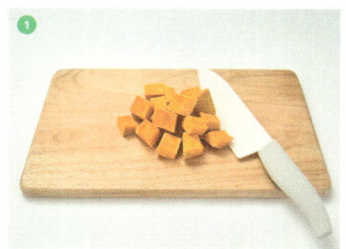

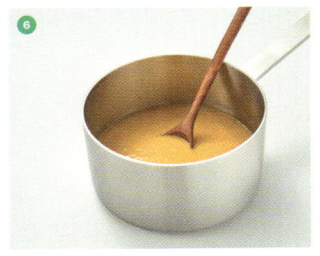

4 채소육수를 냄비에 붓고 뚜껑을 덮은 채로 안에 든 재료들이 부드럽게 익을 때까지 약불에서 15~20분간 끓입니다.

5 익힌 재료를 블렌더에 넣고 곱게 갈아 줍니다. 우유를 추가하여 한 번 더 섞습니다.

6 갈아 낸 수프를 냄비에 넣고 중불에서 따뜻하게 데웁니다. 소금과 후추로 간을 맞춥니다.

7 수프를 단호박 그릇에 담고 파슬리와 견과류(선택)를 뿌려 완성합니다.

● **전자레인지 초간단 조리**

1 손질된 단호박(100g, 1인분)을 전자레인지 용기에 넣고 2분 정도 돌려 익힙니다. 익힌 단호박과 우유(100mL), 물(50mL), 소금 한 꼬집을 넣고 믹서기에 갈아 줍니다.

2 잘게 갈린 재료를 전용 용기에 넣고, 버터(5~10g)를 추가한 후 전자레인지에 6~7분 돌리면 완성입니다(잘 섞어서 드세요).

조리 tips

+ 단호박 대신 고구마나 감자를 이용해도 좋아요.
+ 버터를 제외하거나 우유 대신 아몬드밀크, 오트밀크 등을 사용하면 비건식으로도 즐길 수 있어요.
+ 견과류를 팬에 한번 볶은 뒤 갈거나 다져서 넣으면 더 고소해요.
+ 크루통을 추가하면 씹는 맛을 더할 수 있어요. 크루통이 없다면 식빵이나 통곡물빵을 한 입 크기로 잘라 마른 팬에 바싹 구워 사용해도 좋아요.

03 전복죽

떨어진 기력을 보충하는
영양죽의 대표 메뉴.

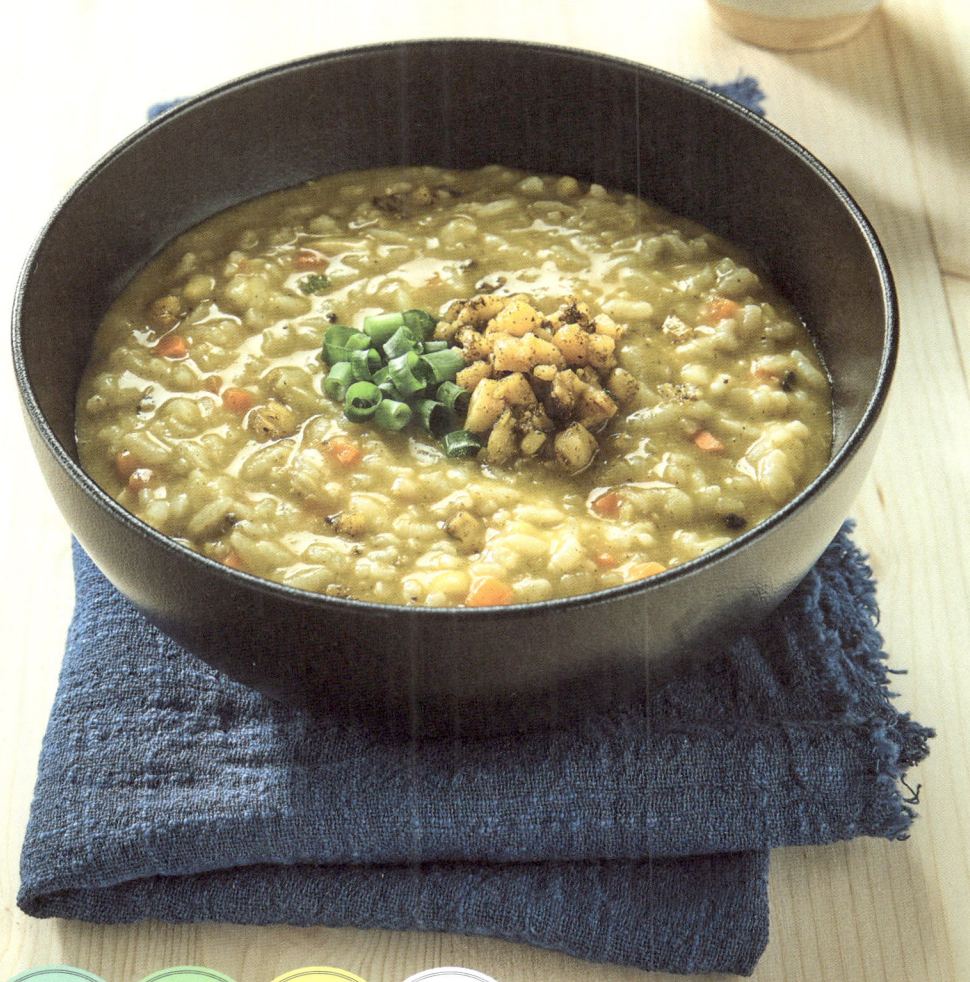

- 1인분 기준 407kcal
- 탄수화물 57g
- 단백질 26g
- 지방 7g

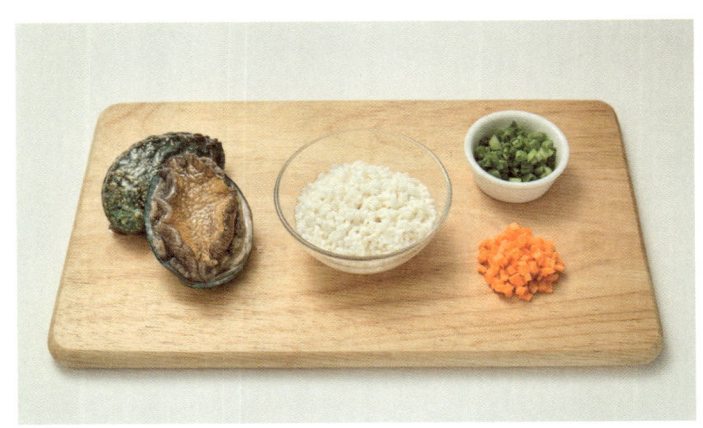

● 재료 1인분

전복 150g
(두 마리, 내장은
한 마리 분량만 활용)
쌀 60g(1/4공기)
당근 10g(1/15개)
쪽파 5g(1줄기)
물 500mL(약 3컵)
참기름 5mL(1작은술)
간장 5mL(1작은술)
소금, 후추 약간

● 이런 영양소가 들어 있어요

전복(참전복, 내장 포함)

100g당 약 15g 정도의 단백질이 들어 있어요. 인, 철, 니아신, 비타민B1의 함량이 높아요.

● 이렇게 만들어 봐요

1. 손질한 전복을 작은 사각 모양으로 썰어 주고, 내장은 곱게 다져 줍니다.
2. 쌀은 씻어서 30분 정도 불립니다.
3. 당근은 곱게 다지고, 쪽파는 송송 썰어 줍니다.
4. 냄비에 참기름을 두르고 썰어 놓은 전복살과 다진 내장을 약불에서 볶다가 불린 쌀을 넣고 2분간 더 볶아 줍니다.

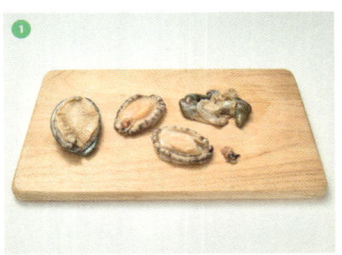

3 물을 부어 중불에서 끓이다가, 당근을 넣고 약불에서 15~20분간 저어 가며 끓여 줍니다.

4 간장과 소금, 후추로 간을 맞추고 쪽파를 뿌려 마무리하면 완성입니다.

조리 *tips*

+ 전복은 흐르는 물에 씻어 주세요. 솔로 전복살의 검은 부분을 박박 문질러 주면 흰 속살이 보여요.

+ 밥숟가락을 뒤집어 전복의 살과 껍질이 붙은 끄트머리 부분에 힘껏 밀어 넣으면 껍질과 살을 분리할 수 있어요.

+ 전복살에는 내장이 붙어 있어요. 내장이 붙은 경계에 공간을 벌려 칼을 넣고 살살 잘라 주세요. 내장은 취향에 따라 넣어도 되고 안 넣어도 돼요. 살은 먹기 좋게 썰어서 사용하고, 내장은 다져서 사용해요.

+ 전복살 끝에 붙은 붉은 부위, 또는 만졌을 때 약간 딱딱하게 느껴지는 부분이 전복의 입과 이빨이에요. 입 부분을 손으로 살짝 눌러 입과 이빨, 촉수까지 함께 가위로 제거해 주세요.

+ 전복 두 마리 사용 시 내장은 한 마리 분량이면 충분해요.

+ 손질된 냉동 전복살을 이용하면 더 편리하게 조리할 수 있어요. 단, 냉동 전복의 내장은 신선도가 떨어져 비린내가 날 수 있으므로 사용하지 마세요.

+ 쌀을 불려 사용하지 않고 찬밥을 넣어 끓이면 조리 시간을 줄일 수 있어요.

+ 우유를 사용하거나 곱게 간 견과류 가루를 넣으면 더 고소하게 즐길 수 있어요.

+ 완성된 죽을 믹서로 살짝 갈아 더욱더 부드럽게 만들어 드셔도 좋아요.

증상 10

입안과 목이 쓰리고 아파요

해결 방안 ○ 부드럽고 자극 없는 유동식 먹기,
빨대 사용하기

    구강과 식도는 우리 몸에서 가장 예민한 부분으로 방사선치료, 항암 치료 또는 감염 등에 의해 입안 통증, 잇몸의 손상, 인후염 또는 식도염 등이 자주 생길 수 있습니다. 이럴 땐 통증을 줄일 수 있는 식사법을 실천해야 합니다.

    입과 몸 점막이 빨리 나을 수 있도록 간이 세지 않고 잘 삼킬 수 있는 부드러운 음식이 좋습니다. 재료가 부드럽고 연해질 때까지 조리하고, 가능한 한 작은 크기로 자릅니다. 경우에 따라서는 믹서기로 곱게 갈도록 합니다. 음료나 맑은 유동식을 마실 때 빨대를 사용하면 입안에 닿는 면적을 줄일 수 있습니다. 음식을 다 먹은 후에는 입안을 깨끗이 헹구어 청결하게 유지합니다. 뜨거운 음식은 약해진 점막을 자극할 수 있으므로 충분히 식힌 다음 섭취해야 합니다. 얼음 조각 등을 넣어 차게 먹는다면 통증을 줄일 수 있으나, 말초신경염을 유발할 수 있는 옥살리플라틴과 같은 항암제를 투여받는 경우는 온도 변화에 민감해 오히려 통증이 생길 수 있으므로 지나치게 차가운 음식 역시 피하도록 합니다.

| **도움이 되는 음식**

- **죽류**: 흰죽, 닭죽, 소고기죽, 전복죽, 호박죽, 채소죽, 달걀죽 등

- 미음: 쌀미음, 조미음, 잣미음, 깨미음, 녹두미음 등
- 고기나 생선: 부드럽게 조리하고 곱게 다지거나 갈아서 먹기
- 채소: 부드러운 종류의 채소를 푹 익히거나 데쳐서 먹기
- 과일: 바나나, 배, 수박, 과일 통조림 등과 같이 시지 않은 과일

| 피해야 하는 음식

- 오렌지, 포도, 레몬, 토마토(주스) 등 신 과일이나 이를 활용한 음료
- 향신료를 많이 사용하거나 소금에 절인 음식
- 딱딱한 토스트나 샌드위치, 크래커 또는 말린 음식 등

입안과 목이 쓰리고 아플 때!
추천 메뉴
BEST 3

01
들기름막국수

자극 없이 담백하게,
술술 넘어가는 들기름막국수.

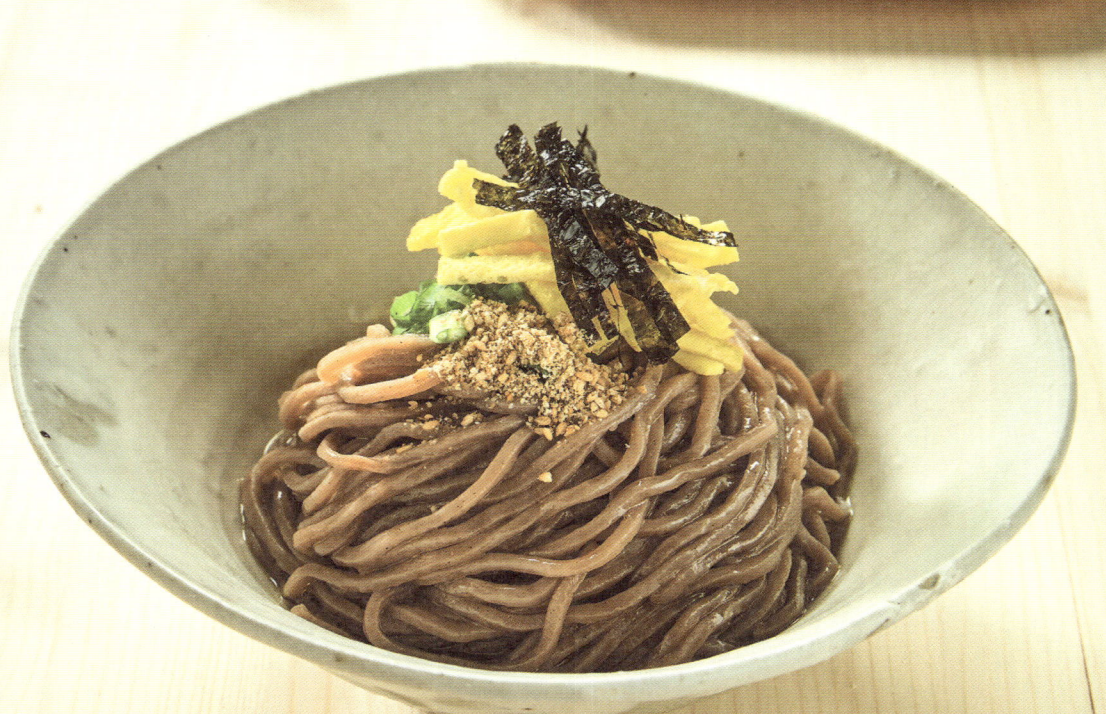

1인분 기준
569kcal

탄수화물
18g

단백질
11g

지방
49g

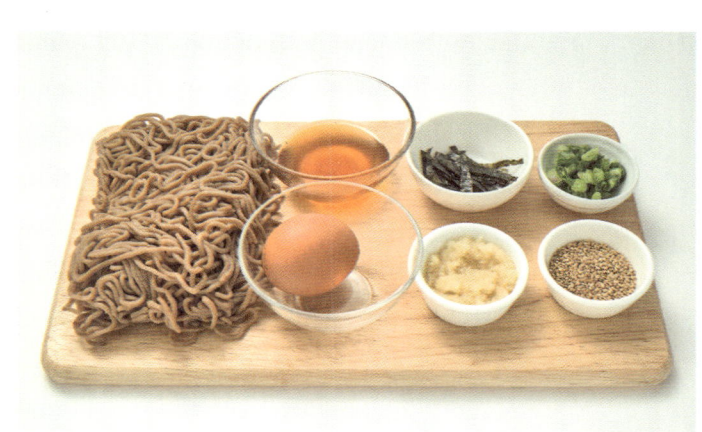

● 재료 1인분

냉동 메밀면 200g
(건면일 경우 80g)

달걀 50g(1개, 선택)

쪽파 5g(1줄기)

들기름 45mL(3큰술)

간장 45mL(3큰술)

꿀 5mL(1작은술, 선택)

다진 마늘 5g(1작은술)

김, 깨 약간

● 이런 영양소가 들어 있어요

들기름

비타민E, 필수지방산과 다가불포화지방산(대표적으로 알파리놀렌산이라 불리는 오메가-3지방산)이 풍부해요.

● 이렇게 만들어 봐요

1 쪽파는 송송 썰고 달걀은 풀어 둡니다. 김도 먹기 좋게 자르거나, 비닐에 넣어 부숴 주세요.

2 들기름과 간장, 꿀, 다진 마늘을 미리 섞어 비빔장을 만들어 둡니다.

3 달군 팬에 풀어 둔 달걀로 지단을 부치고 채 썰어 둡니다 (선택).

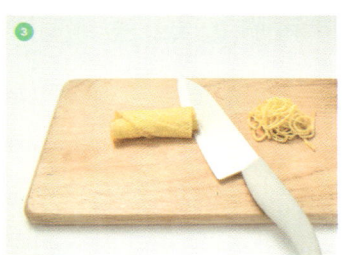

4 냉동 메밀면을 끓는 물에 1분간 삶은 뒤, 찬물 또는 얼음물에 헹궈 물기를 제거합니다. 건면의 경우 약 5분간 삶아 줍니다. 물이 끓을 때마다 찬물을 반 컵씩 2~3회 정도 넣어 줍니다.

5 삶은 메밀면을 볼에 담고, 양념장을 넣고 버무립니다.

6 면을 그릇에 담고 쪽파와 김 가루를 뿌린 다음 기호에 따라 지단을 올려 주면 완성입니다.

조리 *tips*

+ 단백질이 부족할 수 있으니 단백질과 채소도 같이 챙겨 주세요. 지단 대신 삶은 달걀, 스크램블에그를 더하거나 다진 고기나 잘게 자른 고사리 등을 볶아 먹어도 좋아요.

+ 지단은 노른자와 흰자를 구분해서 각각 잘 저어 주세요. 기름은 소량만 넣고 키친타월이나 붓으로 팬 구석구석에 잘 발라 주세요. 약불에 달걀물을 한 국자만 넣고 잘 돌려 펴 준 뒤, 색이 불투명해지면 바로 불을 끄고 젓가락으로 끝에서부터 살살 떼면 돼요. 약한 불에서도 금방 익기 때문에 굳이 뒤집을 필요도 없고, 덜 익었으면 팬의 잔열로 익혀 주면 돼요. 충분히 식힌 후 말아서 썰면 편해요.

+ 시중에 판매하는 메밀소바육수를 넣어 국물과 함께 먹어도 좋아요. 여기에 식초를 추가하거나 유자청을 더하면 감칠맛이 살아나요(목 통증 시 주의).

+ 기호에 따라 곱게 간 참깨, 들깻가루를 넣으면 고소한 맛이 더해져요(목 통증이나 입안 건조 시 주의).

02
비프리소토

잘게 다진 소고기와 저지방 우유로
푹 끓인 부드러운 밥 요리.

1인분 기준	탄수화물	단백질	지방
819kcal	66g	22g	52g

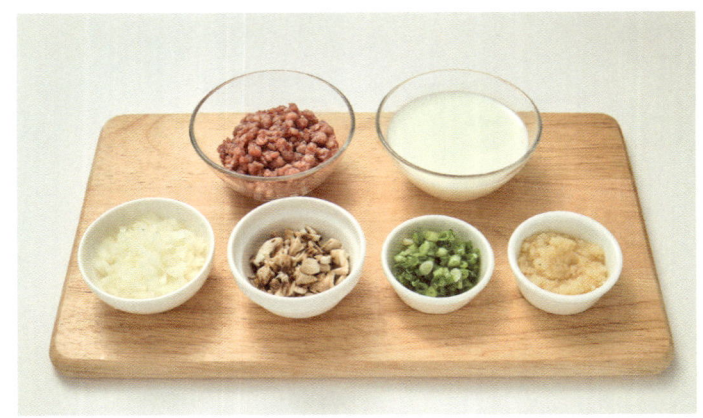

● 재료 1인분

쌀밥 140g(3/4공기)
소고기 다짐육 60g
양송이버섯 50g(3개)
양파 50g(1/4개)
쪽파 20g(4줄기)
다진 마늘 4g(1작은술)
크림소스 200mL
(p. 51 참고)
올리브오일 5mL(1작은술)
후추 약간

● 이런 영양소가 들어 있어요

소고기
단백질, 아연, 비타민B12 이 풍부해요.

● 이렇게 만들어 봐요

1. 양파는 잘게 다지고, 버섯은 얇게 어슷썰어 줍니다. 쪽파는 송송 썰어 둡니다.
2. 중불로 달군 팬에 올리브오일을 두르고 다진 마늘과 소고기를 넣어 다 익을 때까지 볶습니다.
3. 손질한 양파와 버섯을 넣고 2~3분간 더 볶다가, 쌀밥과 크림소스를 넣고 약 3분간 저어 가며 끓여 줍니다. 쪽파와 후추(선택)를 뿌려 마무리하면 완성입니다.

조리 tips

+ 쌀밥 대신 현미나 보리를 사용하면 영양가를 더욱 높일 수 있어요.
+ 종류가 다른 치즈를 한두 가지 정도 더하거나 견과류 가루를 뿌리면 고소한 맛을 더욱 살릴 수 있어요.

03
게살수프

목 넘김이 좋은
부드럽고 담백한 수프.

1인분 기준 387kcal | 탄수화물 31g | 단백질 39g | 지방 11g

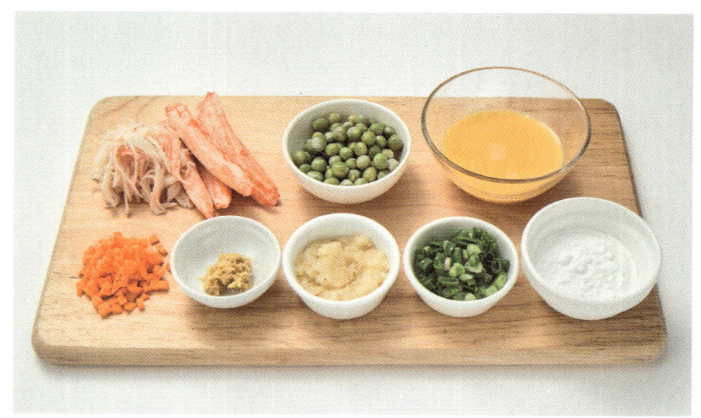

● 재료 1인분

게살 150g
달걀 50~100g(1~2개)
당근 50g(1/3개)
완두콩 30g(3큰술)
생강 5g(1/2개)
다진 마늘 10g(2작은술)
전분 15g(1큰술 반)
채소다시마육수 600mL
(p. 43 참고)
물 30mL(2큰술)
참기름 5mL(1작은술)
소금, 후추, 쪽파(선택) 약간

● 이런 영양소가 들어 있어요

대게

100g당 약 17g 정도의 단백질이 들어 있어요. 칼슘과 인의 함량이 높고, 철과 니아신, 비타민B2가 들어 있어요.

● 이렇게 만들어 봐요

1. 당근은 작게 깍둑 썰어 주고 생강은 얇게 채 썰어 줍니다. 쪽파(선택)는 송송 썰어 둡니다. 달걀은 그릇에 풀어 준비합니다. 게살은 먹기 좋은 크기로 썰거나 찢습니다.

2. 냄비에 참기름을 두르고 다진 마늘과 채 썬 생강을 넣어 향이 날 때까지 약불에서 볶습니다. 당근을 넣고 1~2분간 더 볶습니다.

3. 채소다시마육수 혹은 물을 냄비에 붓고 센불에서 끓이다가 한소끔 끓어오르면 약불로 줄입니다.

4. 게살, 완두콩을 육수에 넣고 5분간 끓인 후 기호에 따라 소금, 후추로 간을 합니다.

5. 전분을 물에 풀어 준 후, 끓는 수프에 천천히 부으며 농도를 맞춥니다.

6 풀어 둔 달걀을 수프에 천천히 부으면서 젓가락으로 살살 저어 고운 띠 모양을 만듭니다.

7 수프를 그릇에 담고 기호에 맞게 쪽파(선택)까지 뿌려 마무리하면 완성입니다.

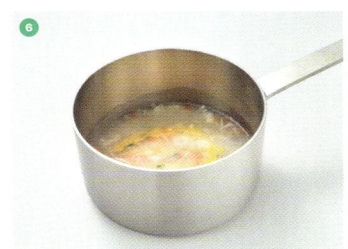

조리 *tips*

+ 입안과 목에 통증이 있는 경우, 또는 입안이 건조한 경우에는 반드시 식혀서 드세요.
+ 채소육수 대신 물이나 코인 육수를 활용해도 좋아요.
+ 신선한 채소(브로콜리, 청경채 등)를 추가하면 영양을 더할 수 있어요.
+ 게살은 냉동 게살이나 맛살 종류를 사용해도 좋고, 게살 대신 새우살도 좋아요.

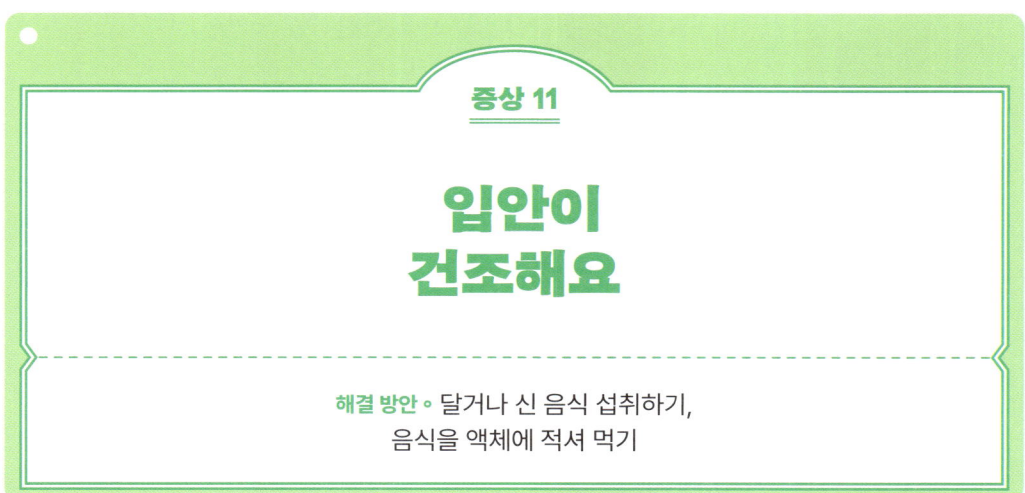

증상 11

입안이 건조해요

해결 방안 ◦ 달거나 신 음식 섭취하기, 음식을 액체에 적셔 먹기

    항암 치료나 머리와 목 주위에 시행하는 방사선치료는 침 분비를 감소시켜 입안을 마르게 할 수 있습니다. 입안이 건조해지면 음식물을 씹고 삼키는 것이 더욱 힘들어지고 음식의 맛도 느끼기 어려워집니다.

    침분비량을 늘리기 위해서는 아주 달거나 신 음식을 섭취하는 게 도움이 됩니다. 단, 입안에 염증이 있거나 식도에 통증이 있는 경우에는 주의해 주세요. 무설탕 껌이나 사탕 역시 침이 더 잘 나오도록 도와줍니다.

    음식을 먹을 땐 육수나 국물에 적시거나 담가 삼키기 쉽게 하고, 되도록 부드러운 음식, 으깨거나 다진 식품을 먹도록 합니다. 가까운 장소에 물을 두어 조금씩 자주 마시고, 식사 중간중간에도 물이나 음료를 한 모금씩 마시도록 합니다. 빨대를 사용하면 좀 더 편하게 삼킬 수 있습니다.

    씹어 먹는 사탕이나 질긴 고기, 단단한 과일이나 채소는 피하는 게 좋고, 입안 건조증과 통증이 심할 경우 의료진과 상의 후 인공윤활제나 진통제 등을 처방받습니다.

> 입안이 건조할 때!
> 추천 메뉴
> BEST 3

01
레몬소스 생연어구이

상큼한 레몬소스와 연어구이
그리고 알싸한 갓볶음을 곁들인 요리.

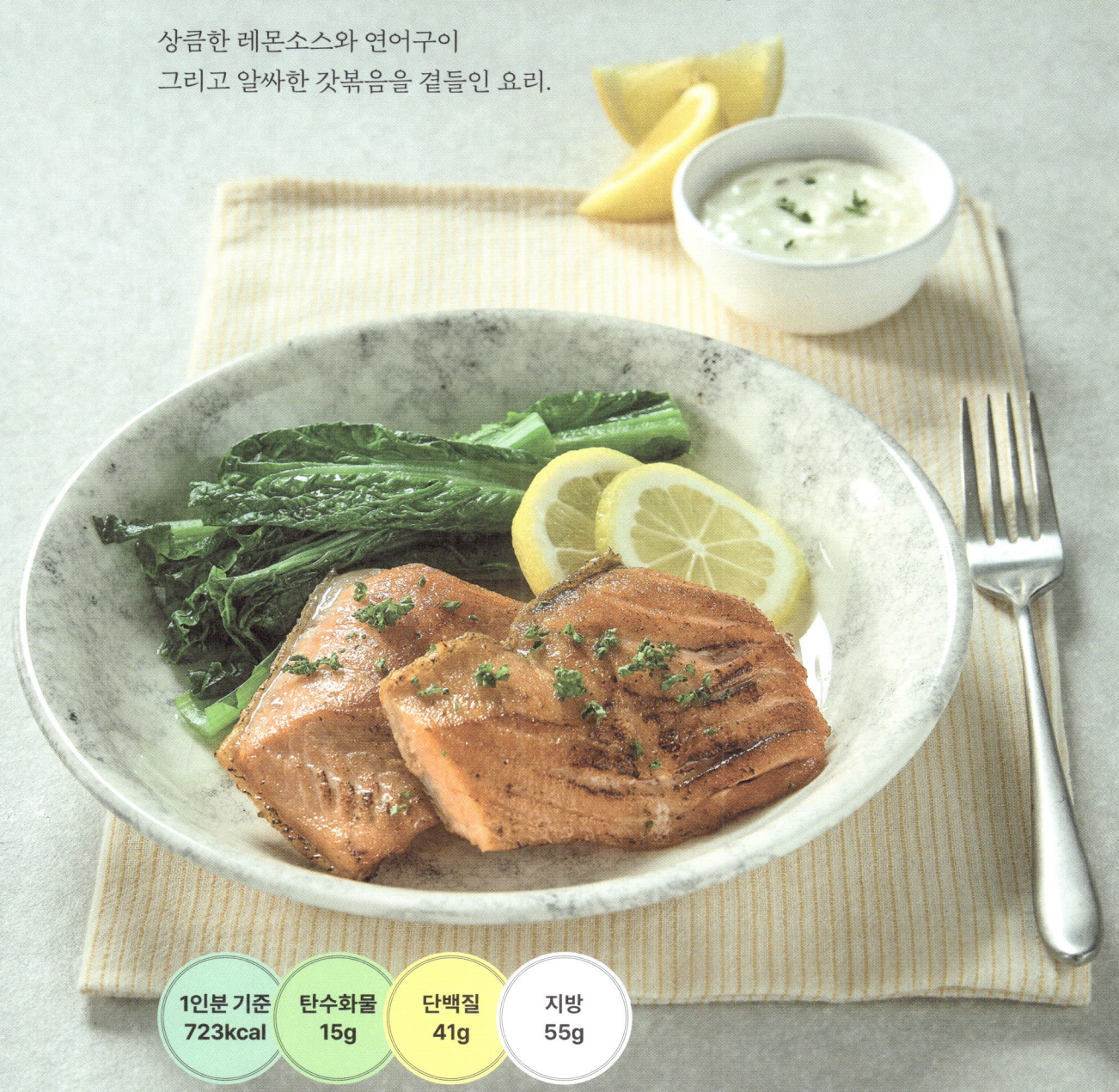

- 1인분 기준 723kcal
- 탄수화물 15g
- 단백질 41g
- 지방 55g

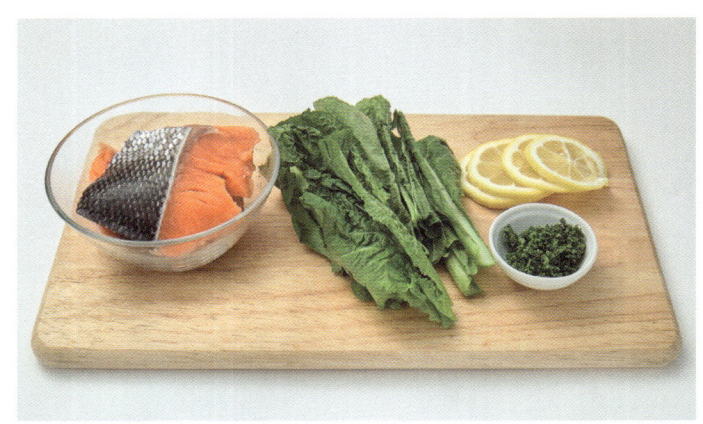

● 재료 1인분

연어 180g(1조각)

갓 80g(선택)

파슬리 약간(다진 것, 선택)

레몬 약간(슬라이스, 선택)

다진 마늘 5g(1작은술)

레몬마요드레싱 50mL
(p. 55 참고)

간장 5mL(1작은술)

물 20mL(1큰술 반)

올리브오일 15mL
(1큰술, 3회에 나눠 사용)

소금 2g(1/2작은술,
2회에 나눠 사용)

후춧가루 약간

● 이런 영양소가 들어 있어요

연어
100g당 약 20g 정도의 단백질이 들어 있어요. 니아신과 인의 함량이 높고, 그 외로 비타민B1, 비타민B2, 철, 칼륨이 들어 있어요.

레몬
비타민C, 비타민E, 엽산, 셀레늄 등 각종 비타민과 무기질이 풍부하게 들어 있어요.

갓(돌산갓)
갓 또한 비타민C가 매우 풍부하고, 엽산과 몰리브덴의 함량이 높아요. 칼슘, 칼륨, 철, 비타민A 등도 들어 있어요.

● 이렇게 만들어 봐요

1. 스테이크용 연어는 소금(1g)과 후춧가루를 뿌려 재워 둡니다. 겉면이 건조해지지 않도록 올리브오일을 살짝 발라 줍니다.

2. 볼에 레몬마요드레싱을 만들어 둡니다.

3 팬에 올리브오일을 두르고 다진 마늘을 볶다가 갓과 물을 넣어 볶습니다.

4 간장과 소금(1g)으로 간을 하고 불을 끕니다. 갓은 살짝만 볶아 먹어도 좋지만, 소화가 어렵다면 좀 더 부드러워질 때까지 익힙니다.

5 팬을 중불로 예열하고 올리브오일을 두릅니다. 연어를 팬에 올려 껍질 쪽부터 3~4분간 익힙니다. 뒤집어 반대쪽도 3분 정도 노릇하게 구워 줍니다. 속까지 잘 익히되, 너무 바싹 굽지 않도록 주의합니다.

6 구운 연어를 접시에 담고 볶아 둔 갓과 준비한 레몬마요드레싱을 곁들입니다. 기호에 따라 다진 파슬리나 레몬 슬라이스를 곁들이면 완성입니다.

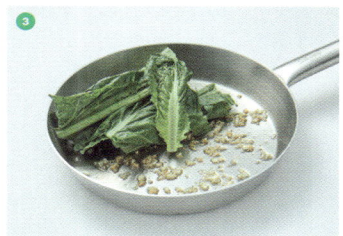 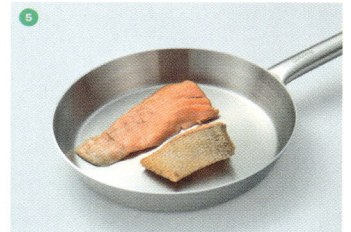

조리 tips

+ 레몬마요드레싱 대신 다른 드레싱을 이용해도 좋아요. 타르타르나 데리야끼소스 등 기호에 따라 좋아하는 걸로 응용해 보세요.

+ 갓 대신 다른 채소를 이용해 채소구이, 채소찜, 샐러드, 생채 등으로 곁들여서 먹어도 좋아요.

+ 연어를 오븐이나 에어프라이어에 굽는 방법도 추천해요(180°C에서 12~15분간 조리).

02
마를 올린 닭고기냉채

닭고기를 겨자소스에 버무리고 마를 넣어 무친 요리.

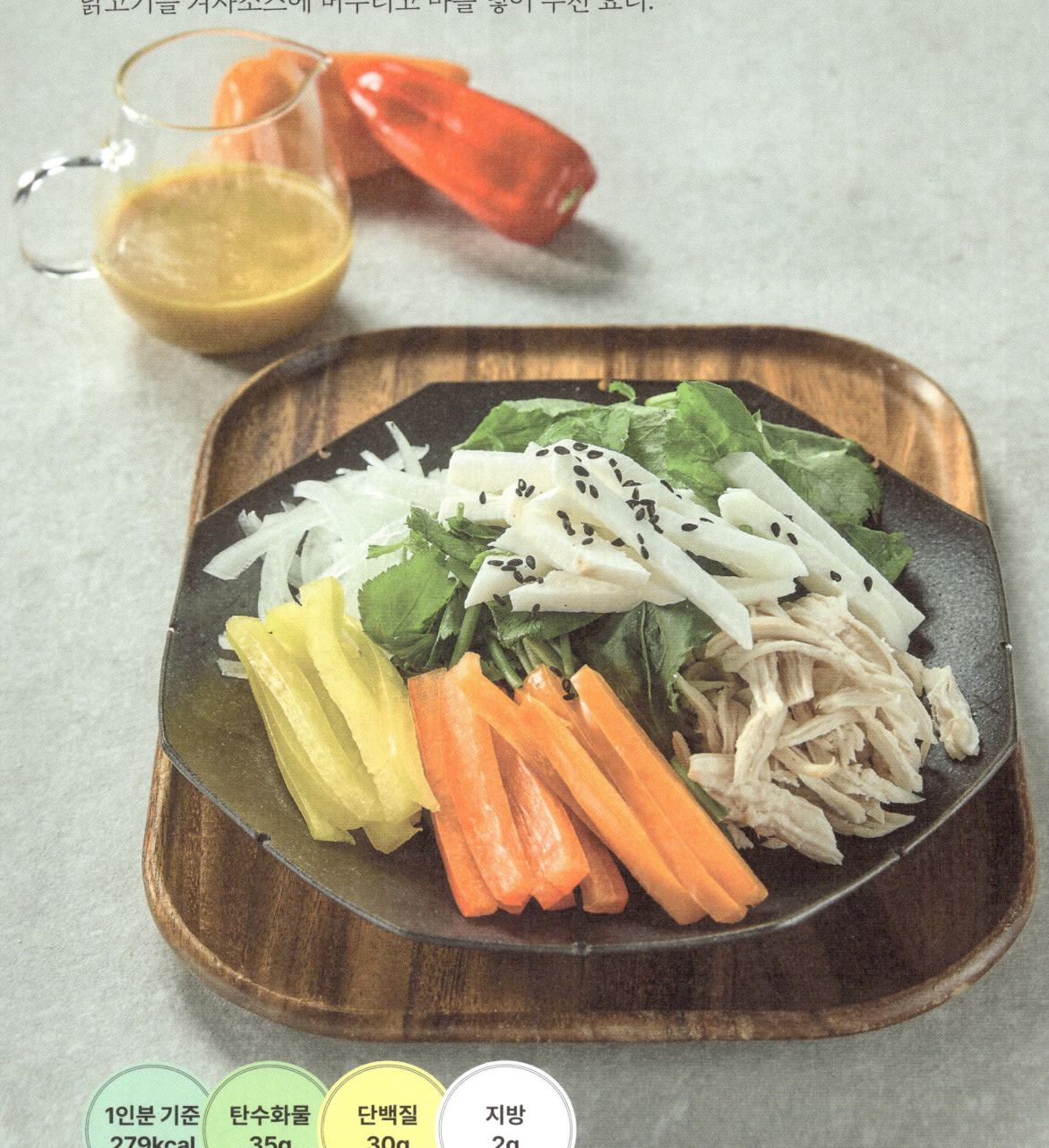

1인분 기준
279kcal

탄수화물
35g

단백질
30g

지방
2g

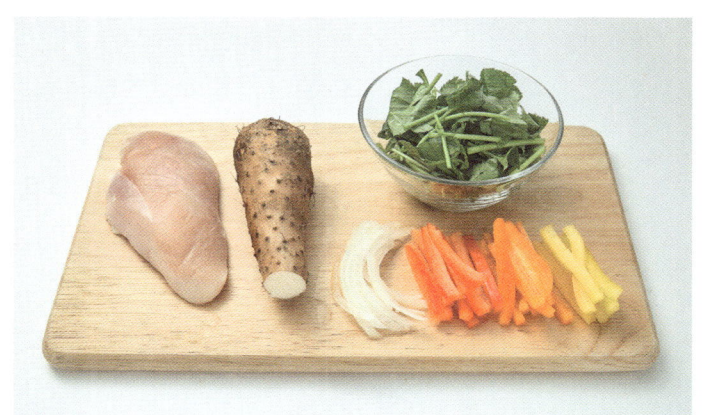

● 재료 1인분

닭고기 100g
(닭안심 또는 닭가슴살)
마 50g(1/4개)
양파 50g(1/4개)
빨간색 파프리카 20g(1/4개)
노란색 파프리카 20g(1/4개)
주황색 파프리카 20g(1/4개)
참나물 20g(1줌)
검은깨 5g(1/2큰술)
간장겨자 양념 50mL
(p. 47 참고)
소금, 대파, 생강 적당량

● 이런 영양소가 들어 있어요

닭가슴살

100g당 약 28g 정도의 단백질이 들어 있어요. 니아신과 인, 셀레늄의 함량이 높고 그 외 마그네슘, 비오틴, 비타민B1, 비타민B12 등이 들어 있어요. 닭다리살의 경우 가슴살보다 지방 함량이 높고, 단백질은 100g당 24g 정도 들어 있어요. 아연과 철분 성분 등의 함량은 닭다리살이 가슴살보다 2배 더 높아요.

마

판토텐산, 비타민B1, 구리, 몰리브덴, 칼륨 등의 함량이 높아요. 또한 아연, 망간, 마그네슘 등이 들어 있어요.

● 이렇게 만들어 봐요

1. 닭고기를 깨끗이 씻어 끓는 물에 삶습니다. 물에 약간의 소금과 대파, 생강을 넣어 비린내를 제거합니다. 닭이 익으면 한 김 식힌 뒤 얇게 찢어 준비합니다.
2. 마는 껍질을 벗긴 후 먹기 좋은 크기로 얇게 썹니다.
3. 참나물은 5cm 길이로 자르고, 양파, 파프리카는 얇게 채 썰어 준비합니다.
4. 간장겨자 양념을 이용해 준비해 둔 채소와 닭고기를 함께 버무려 줍니다.
5. 양념을 버무린 닭고기를 접시에 담고, 마와 검은깨를 올려 마무리하면 완성입니다.

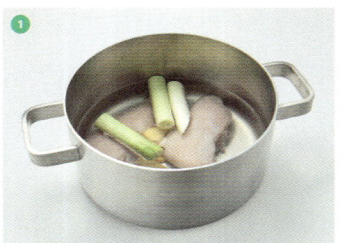 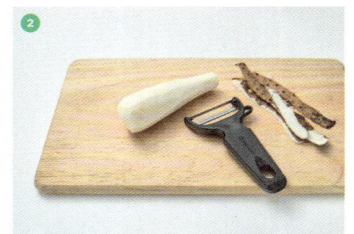

조리 tips

+ 목 통증이 있는 경우, 간장겨자 양념 대신 마를 갈아서 버무려 먹어도 좋아요. 마소스는 마에 물 약간, 소금과 견과류, 깨를 소량으로 곱게 갈아 만들어 주세요.
+ 입안이 건조하다면 소스를 넉넉하게 만든 다음 푹 찍어 먹는 게 좋아요.
+ 닭고기 대신 새우나, 오징어 등의 해산물을 이용해도 좋아요.
+ 마의 미끈거리는 점액질이 싫다면 식초 물에 1분 정도 담근 후 헹궈 사용하세요.

03
맑은 대구탕

시원한 국물이 일품인 탕 요리.

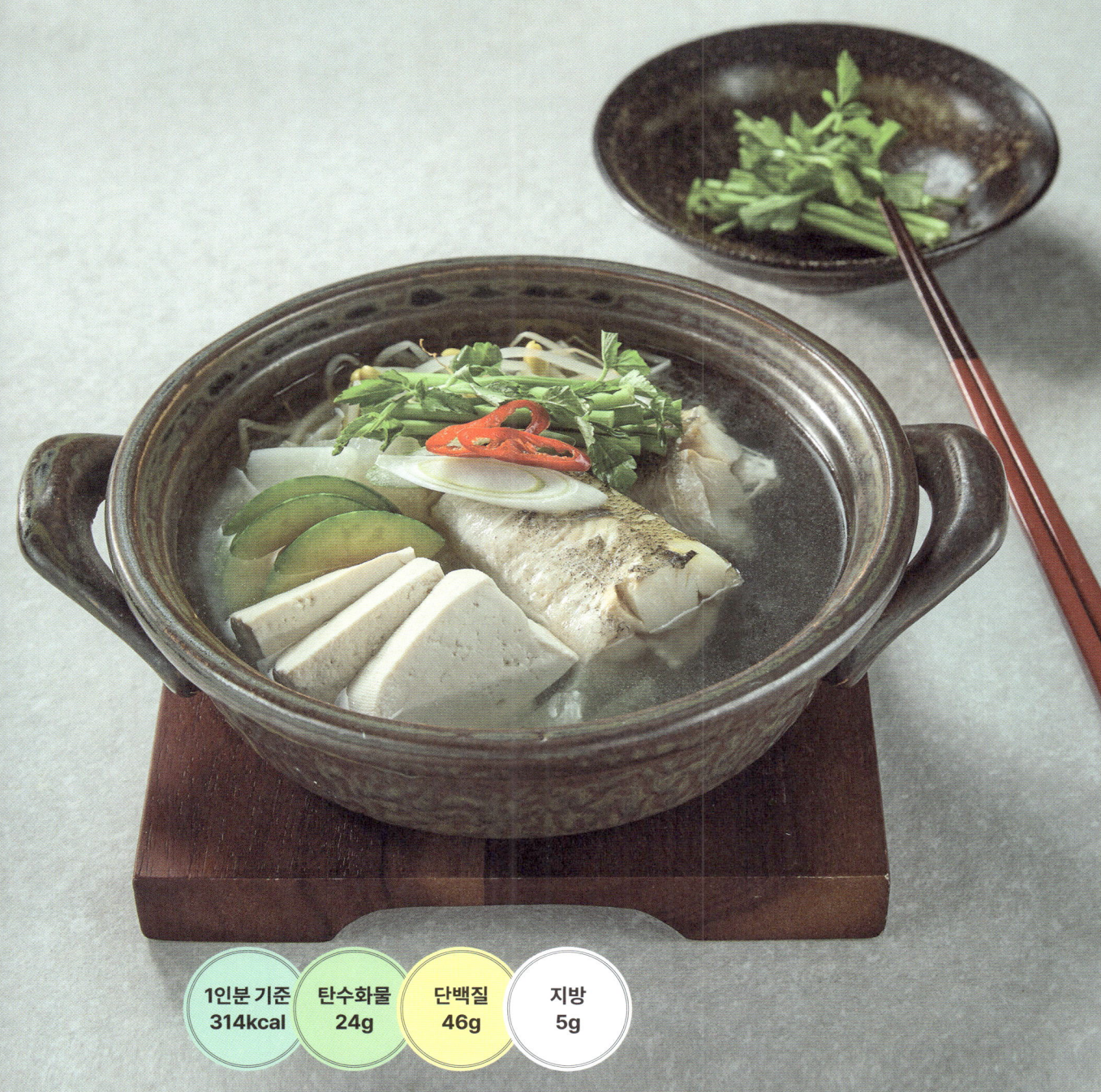

1인분 기준
314kcal

탄수화물
24g

단백질
46g

지방
5g

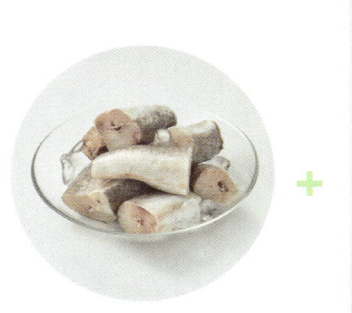 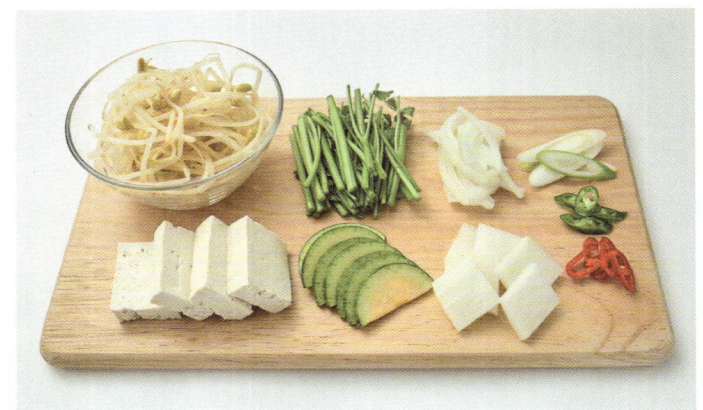

● 재료 1인분

대구 150g
무 80g(1/10개)
콩나물 80g(1줌)
애호박 40g(1/2개)
두부 50g(1/4모)
양파 20g(1/10개)
대파 10g(1/6대)
미나리 30g(1줌)
청양고추 4g(선택)
홍고추 4g(1개)
다진 마늘 5g(1작은술)
생강즙 3mL(1/2작은술)
소금 2g(1/2작은술, 취향에 따라 조절)
간장 10mL(2작은술, 선택)
북어육수 500mL
(p. 44 참고)
후추 약간(선택)

● 이런 영양소가 들어 있어요

대구

100g당 약 18g의 단백질이 들어 있어요. 인, 니아신, 칼륨이 많고, 비타민B1과 비타민B2 등이 들어 있어요.

● 이렇게 만들어 봐요

1. 대구는 손질 후 잘 헹궈 물기를 제거하고 먹기 좋은 크기로 자릅니다. 콩나물도 잘 씻어 물기를 제거합니다.
2. 무는 1cm 두께로 나박썰기, 미나리는 5cm 길이로 썰고, 애호박은 반달 모양으로 썰어 줍니다. 양파는 채로, 두부는 사각 모양으로, 대파와 고추는 어슷하게 썹니다.
3. 준비한 북어육수에 무를 넣고 중불에서 끓입니다. 무가 반쯤 익으면 대구와 양파를 넣습니다. 생강즙과 다진 마늘을 넣어 잡내를 제거합니다.

4 대구가 익으면 애호박, 두부, 고추를 넣습니다. 기호에 따라 소금과 간장으로 간을 맞춥니다.

5 콩나물을 넣어 끓여 주고 미나리와 대파를 올려 줍니다. 마지막으로 기호에 따라 후추를 더해 주면 완성입니다.

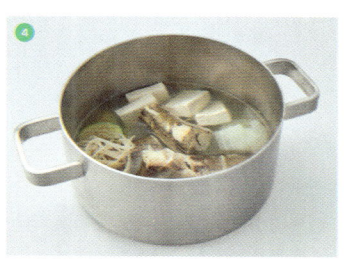

조리 *tips*

+ 대구 손질의 첫 단계는 비늘 제거입니다. 칼등으로 비늘을 쓸어 제거해 주세요.

+ 가위로 대구에 붙은 모든 지느러미를 잘라 주고, 칼로 머리를 자른 후 (머리를 사용하는 경우라면) 머리 안쪽에 붙어 있는 아가미도 제거해 주세요.

+ 손으로 몸통의 내장은 빼내고, 몸통 안쪽까지 깨끗하게 물로 씻어 준 뒤 적당한 크기로 썰어 주세요.

+ 애호박 대신 청경채나 버섯 등 다른 채소를 사용해도 좋아요. 그때그때 집에 있는 식재료를 활용해 보세요.

+ 대구 대신 다른 흰살생선을 활용해도 좋아요(동태탕, 북엇국, 복맑은탕 등).

증상 12

음식 맛이 변했어요

해결 방안 • 붉은 고기 대신 흰살생선이나 두부 먹기, 신맛을 활용해 금속성 맛 중화시키기, 식기 바꾸기

항암제와 방사선 치료는 미각세포에 영향을 주어 입맛을 변화시킵니다. 항암 치료 기간 동안 음식을 먹을 때 모래를 씹는 기분이 들거나 짠맛을 강하게 느끼는 이유가 바로 이 때문입니다. 국이나 찌개가 먹기 힘들어지고, 음식에서 금속 혹은 약품 맛 등이 느껴지기도 하지요. 특히 고기나 생선 등의 고단백 음식을 먹으면 금속성 맛 때문에 입맛이 떨어집니다. 다행히 이러한 미각의 변화는 치료가 끝나면 정상으로 회복됩니다.

붉은색 육고기류에서 쓴맛이나 금속성 맛이 느껴진다면 닭고기, 흰살생선, 달걀, 두부, 유제품 등으로 단백질을 섭취해 주세요. 또 고기나 생선 요리에 향이 좋은 양념류(와인, 레몬즙 등)나 새콤달콤한 소스를 사용하면 이 같은 금속성 맛을 완화시킬 수 있습니다. 마찬가지로 신맛이 금속성의 맛을 제거하는 데 도움이 될 수 있으므로 조리 시 오렌지나 레몬같이 새콤한 식재료를 활용해 보세요(입과 목에 통증이 있는 경우 주의).

음식을 너무 뜨겁거나 차게 먹기보다는 상온의 온도로 식혀서 먹는 것이 좋습니다. 신맛이 가미된 드레싱이나 물김치, 겨자나 카레, 매실 등 강한 향신료로 만든 음식이 도움이 됩니다. 또한 식사 시 미각에 변화가 생겼는지 수시로 확인하고 자주 입안을 헹궈 개운하게 해 주세요. 음식의 맛이나 냄새에 영향을 미치는 치과 문제가 없는지 확

인해 보고, 입안을 청결하게 유지하도록 합니다.

만약 금속류의 식기를 사용하고 있다면 음식에서 금속성 맛이 더 강하게 느껴질 수 있습니다. 도자기나 나무 소재로 된 식기로 교체해 보세요.

음식의 맛이 이상하게 느껴질 때!
추천 메뉴
BEST 3

01
닭가슴살양배추찜

닭가슴살을 양배추에 말아서 먹기 편하고 담백하게 즐기는 찜 요리.

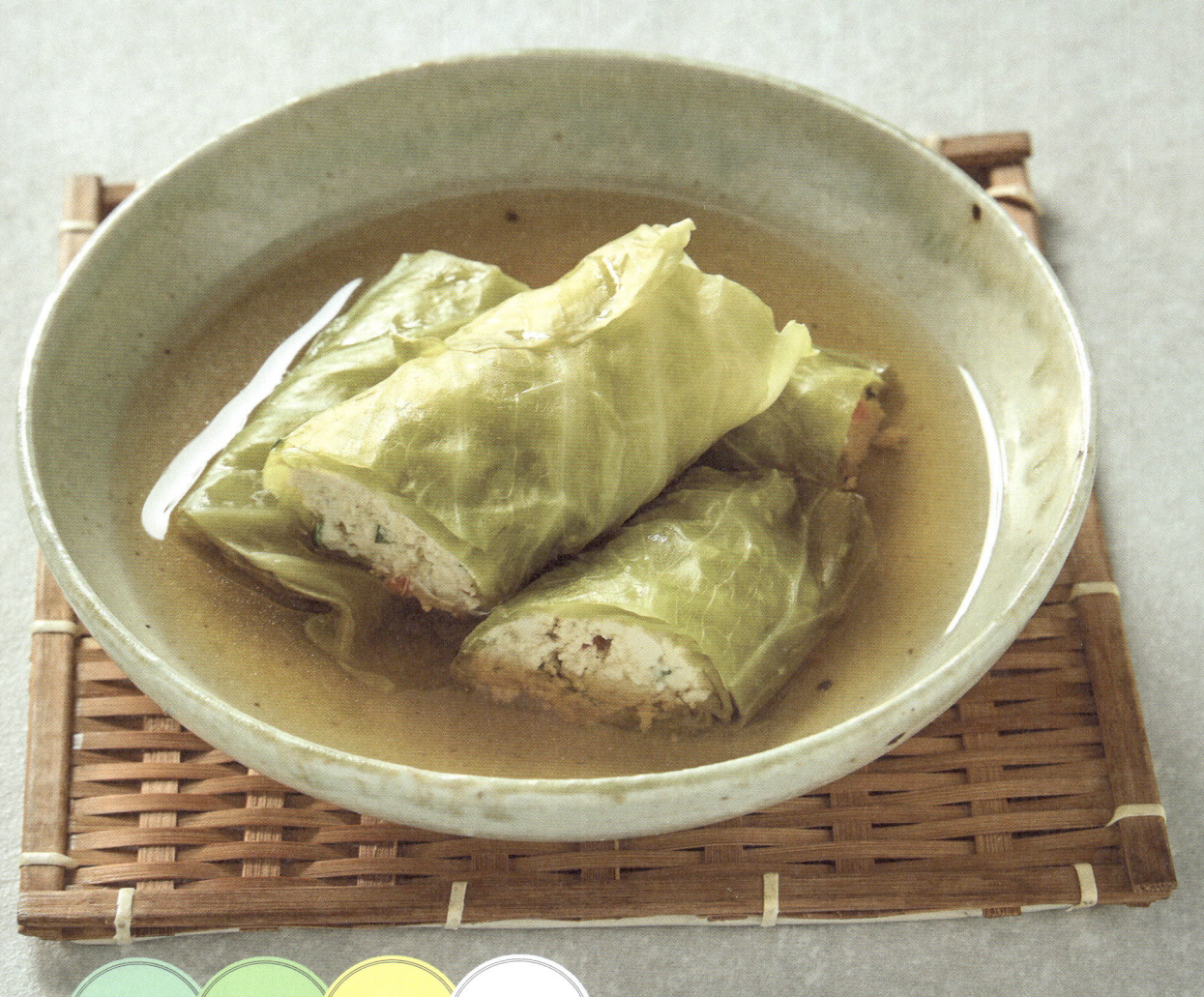

1인분 기준
254kcal

탄수화물
16g

단백질
35g

지방
5g

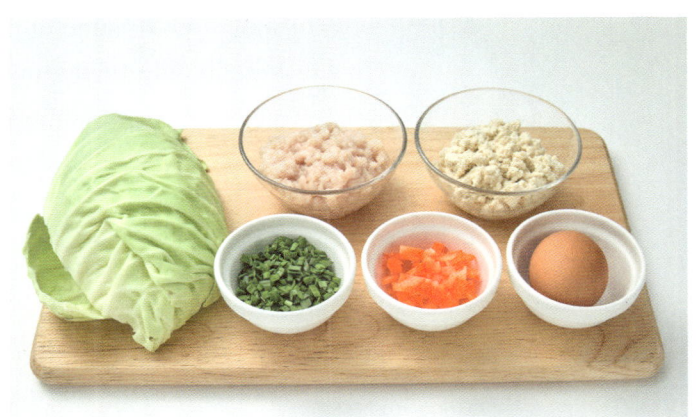

● 재료 1인분

닭가슴살 100g

양배추 80g(3장)

부추 5g(1/10줌)

빨간색 파프리카 20g(1/4개)

두부 50g(1/4모)

달걀 20g(1/2개)

쪽파 5g(1줄기)

채소다시마육수 200mL
(p. 43 참고)

쯔유간장 30mL

통밀가루 5g
(1/2큰술, 밀가루 대신 사용)

소금 2g(1/2작은술)

후추 약간

● 이런 영양소가 들어 있어요

양배추

비타민U가 위를 보호해 주고, 비타민C와 비타민 K가 풍부해요.

● 이렇게 만들어 봐요

1. 양배추 잎은 깨끗이 씻고, 끓는 물에 2분간 데쳐 식혀 줍니다. 잎의 두꺼운 심지 부분은 칼로 얇게 저며 부드럽게 만듭니다.

2. 닭가슴살을 곱게 다지고, 부추와 파프리카도 잘게 다집니다. 두부는 물기를 제거한 뒤 으깹니다.

3. 볼에 닭가슴살, 파프리카, 두부, 부추, 소금, 후추, 통밀가루, 달걀을 넣고 고루 섞어 반죽을 만듭니다(반죽은 손이 아닌 숟가락으로 해 주세요).

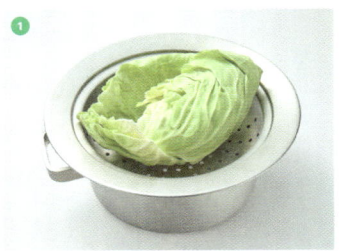

4 완성된 반죽을 양배추에 적당량 올려 돌돌 말아 줍니다. 양 끝을 안으로 접어 풀어지지 않도록 해 줍니다.

5 육수와 쯔유간장은 미리 섞어 냄비에 붓고, 양배추롤도 함께 넣어 자작하게 끓여 줍니다. 양배추롤이 끓으면서 풀어질 수 있으니, 서로 잘 지지할 수 있도록 냄비 안에 자리를 잘 잡아 줍니다.

6 양배추롤을 그릇에 옮겨 담고, 육수와 쪽파도 함께 부어 주면 완성입니다.

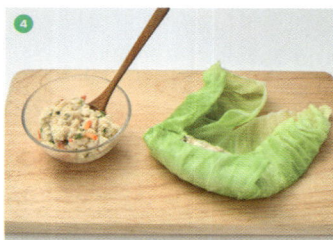 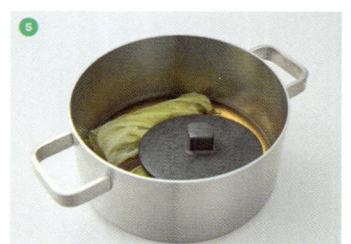

조리 *tips*

+ 전자레인지를 이용할 경우, 롤을 만들 양배추는 뚜껑을 닫아 3분만 돌려 주세요.
+ 표고버섯이나 브로콜리, 해산물 등 양배추롤 안에 들어갈 속 재료를 다양하게 바꿔 보세요.
+ 육수와 쯔유간장 대신 시중에 판매하는 메밀소바육수를 희석해서 사용해도 좋아요. 국물 없이 다른 소스에 양배추롤을 찍어 먹어도 맛있어요.

02 사색비빔밥

집에 있는 재료를 활용해 쉽고 간편하게 만드는 비빔밥.

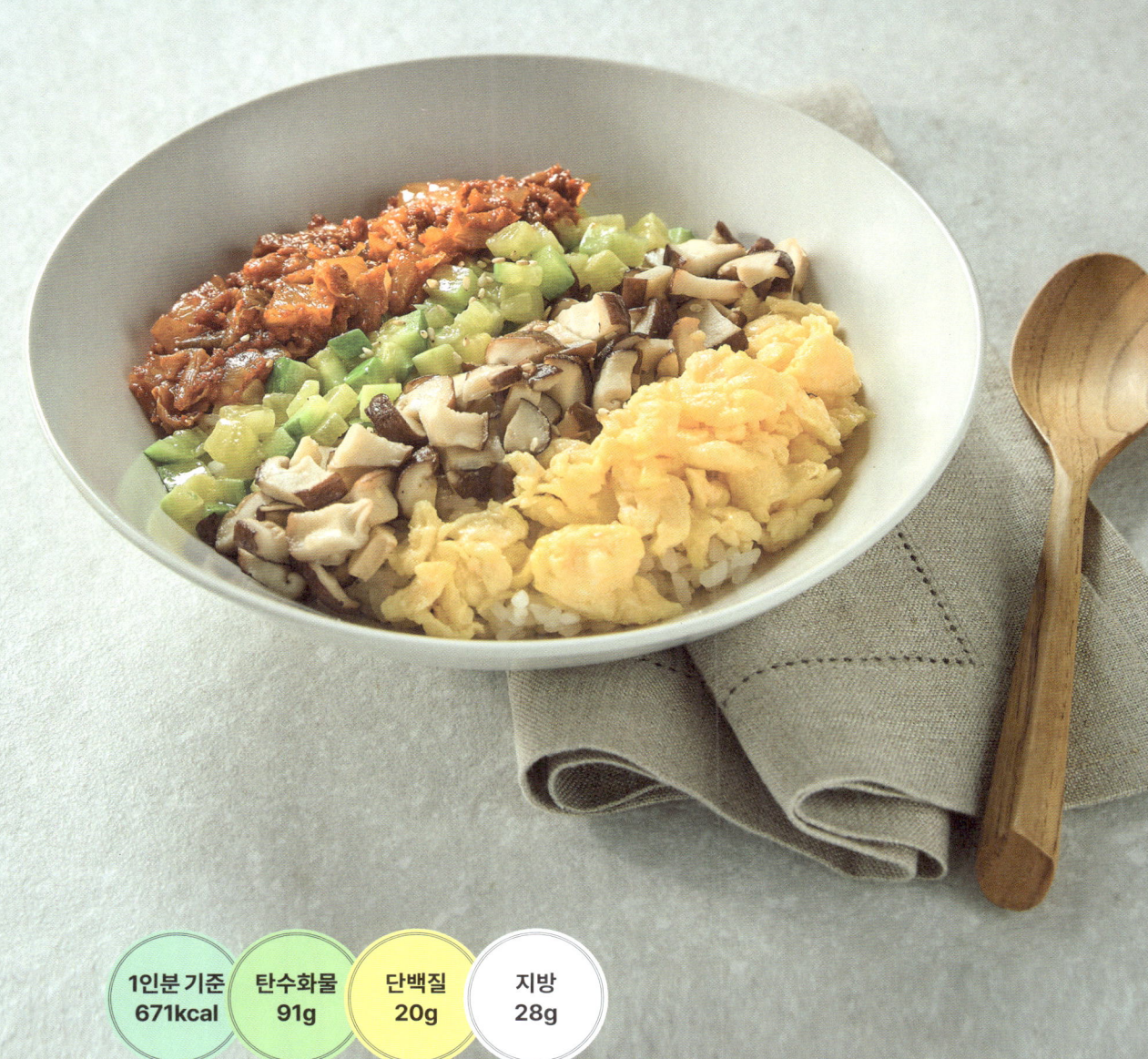

- 1인분 기준 671kcal
- 탄수화물 91g
- 단백질 20g
- 지방 28g

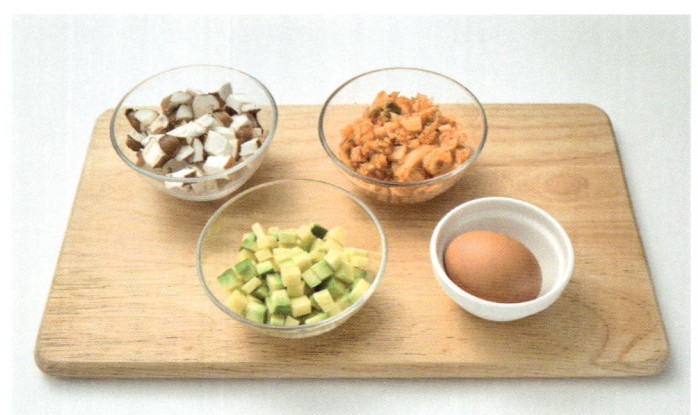

● **재료 1인분**

표고버섯 50g(3개)

달걀 50g(1개)

익은 김치 80g(3장)

애호박 50g(1/2개)

밥 150g(3/4공기)

고추장비빔장 양념 10g
(p. 48 참고)

올리브오일 10mL(2작은술)

우유와 버터 소량(선택)

후추, 깨, 참기름 약간

● **이런 영양소가 들어 있어요**

애호박
몰리브덴, 엽산이 풍부하고, 칼륨, 비타민B2, 비타민C, 인, 마그네슘 등이 들어 있어요.

표고버섯
비오틴, 비타민B2, 니아신, 아연, 인, 몰리브덴 등 각종 비타민과 무기질이 풍부하게 들어 있어요.

● **이렇게 만들어 봐요**

1. 표고버섯과 애호박, 김치는 잘게 다져 주고, 달걀은 잘 풀어 줍니다.

2. 팬에 올리브오일을 두르고 중불에서 버섯을 2~3분간 볶습니다. 기호에 따라 후추를 약간 넣어 간을 맞추고 따로 담아 둡니다. 애호박도 같은 방법으로 1~2분간 볶습니다.

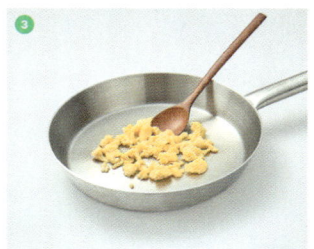

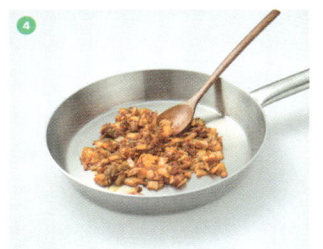

3 올리브오일을 두른 팬에 달걀을 풀고 중약 불로 서서히 익히면서 휘휘 저어 주세요. 스크램블에그를 만들 때 물(2큰술)이나 우유(2큰술), 버터를 적당량 더하면 훨씬 부드러워집니다.

4 스크램블에그가 다 되면 따로 빼놓고, 팬에 김치와 비빔장 양념을 볶습니다.

5 그릇에 밥과 버섯, 달걀과 양념장에 볶은 김치, 애호박을 올리고 추가로 깨와 참기름(선택)을 더해 주면 완성입니다.

● **전자레인지 초간단 조리**

1 버섯, 호박 등을 전용 그릇에 담고, 전자레인지에 3~4분간 돌려 줍니다.

2 달걀 1개에 올리브유(1큰술)와 물(2큰술)을 잘 섞어서 전용 그릇에 넣고 전자레인지에 30초 정도 돌린 뒤 휘저어 주고 다시 1분간 돌린 후 휘저어 주면 스크램블에그가 완성됩니다.

3 볶은 김치나, 다진 김치, 장조림 같은 반찬을 더해서 먹으면 따로 간을 하지 않아도 됩니다. 준비한 모든 재료를 밥에 올려 맛있게 먹습니다.

조리 *tips*

+ 현미밥이나 귀리밥, 잡곡밥도 좋아요.
+ 소화가 어려운 경우 흰밥을 사용하고 채소를 푹 익혀 주세요.
+ 김치류나 짠지류를 선호하지 않거나 준비하기 어렵다면 간장비빔 양념장을 넣어도 좋아요(p. 46 참고).

03
가지피자

도우가 없는 색다른 피자 요리.

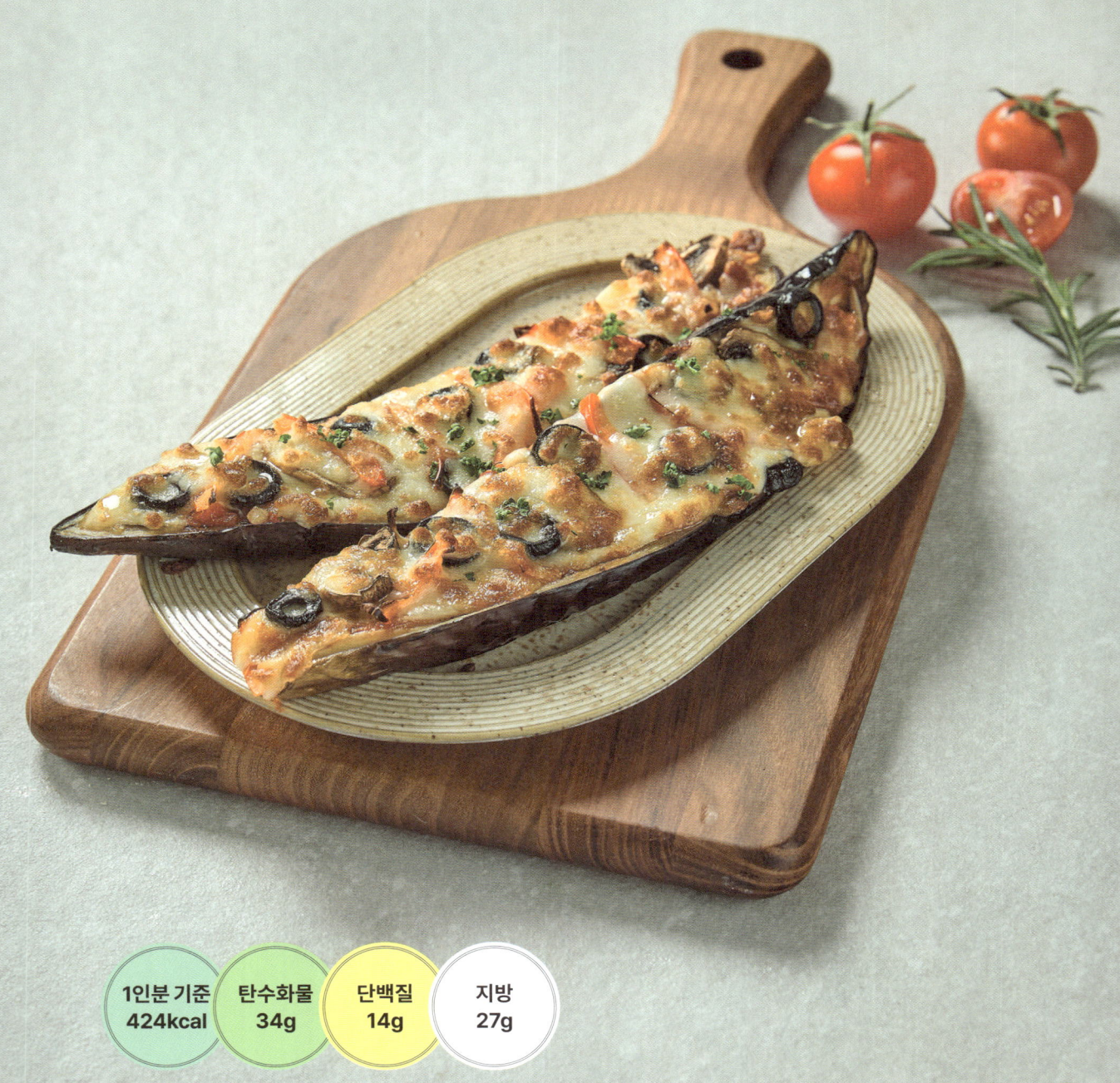

1인분 기준
424kcal

탄수화물
34g

단백질
14g

지방
27g

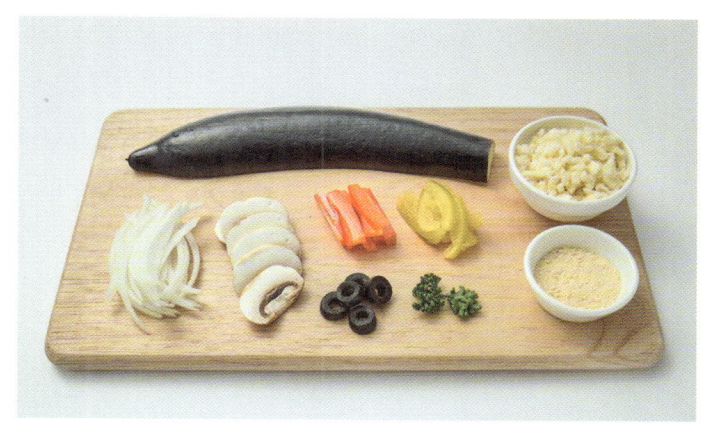

● 재료 1인분

가지 200g(1개)
빨간색 파프리카 25g(1/4개)
노란색 파프리카 25g(1/4개)
양파 30g(1/6개)
양송이버섯 15g(1개)
블랙올리브 10g(선택)
모차렐라치즈 40g(1/2컵)
토마토소스 100mL
(p. 50 참고)
올리브오일 10mL(2작은술)
소금, 후추, 파슬리,
파마산치즈 가루 약간(선택)

● 이런 영양소가 들어 있어요

가지

몰리브덴과 비오틴이 풍부하고, 판토텐산과 비타민B2, 칼륨 등이 들어 있어요.

● 이렇게 만들어 봐요

1. 가지를 결대로 반 자르고, 속에 칼집을 낸 뒤 숟가락으로 긁어 피자 베이스로 활용할 공간을 만들어 줍니다. 긁어 놓은 가지 속은 토마토소스에 함께 넣고 끓여 둡니다.

2. 파프리카, 양파, 버섯을 모차렐라치즈와 비슷한 크기로 잘게 썰어 줍니다. 블랙올리브는 얇게 썰어 둡니다.

3. 가지 겉면에 올리브유를 골고루 바르고, 소금과 후추를 뿌립니다. 180°C로 예열한 오븐에서 10분간 구워 줍니다.

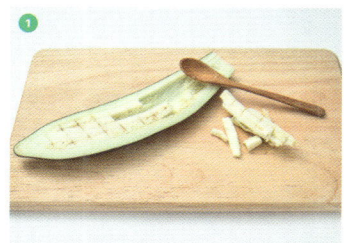
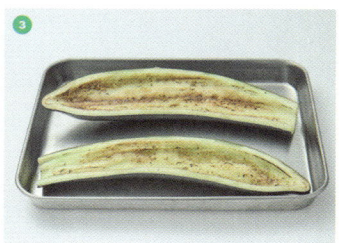

4 구운 가지 위에 토마토소스를 펴 바르고, 파프리카, 양파, 버섯, 블랙올리브를 고루 올립니다.

5 채소들 위에 치즈를 골고루 뿌려 주고, 오븐에 180°C로 10~12분간 치즈가 녹고 노릇해질 때까지 굽습니다. 오븐에서 피자를 꺼낸 후 파마산치즈 가루와 기호에 따라 파슬리를 뿌려 마무리하면 완성입니다.

● **전자레인지 초간단 조리**

1 전자레인지 용기에 가지를 깍둑 모양으로 썰어 깔고 그 위에 토마토소스를 올려 줍니다.

2 준비한 채소와 피자치즈를 올려 전자레인지에 4~5분간 돌리면 완성입니다. 파마산치즈 가루와 기호에 따라 파슬리를 뿌려 마무리해 줍니다.

조리 tips

+ 시중에 판매하는 토마토소스를 사용할 때는 물을 조금 넣어 희석해 사용하면 나트륨 섭취를 줄일 수 있어요(소스와 물의 비율은 2:1).

> **증상 13**
>
> # 음식 냄새에 예민해졌어요
>
> **해결 방안** ○ 차가운 음식 먹기, 향이 강한 식재료 사용하지 않기, 담배나 화장품처럼 향이 강한 것들 멀리하기

항암 치료, 방사선치료는 코에서 뇌로 연결되는 신경에 영향을 주어 후각이 변할 수 있습니다. 세제나 화장품 등 특정한 냄새에 거부감을 갖게 되거나 민감해지기도 하고 아예 냄새 자체를 잘 못 맡게 되기도 합니다. 마찬가지로 특정 음식의 냄새가 몹시 역하게 느껴지기도 합니다.

냄새에 민감해지면 음식을 보기만 해도 혐오감이 생기기 쉽습니다. 이럴 땐 따뜻한 음식보다는 시원한 음식이, 또 향이 강하지 않은 음식이 좋습니다. 두부나 닭가슴살, 차가운 국수류 등 냄새가 적은 식재료 등을 활용해 조리해 보세요. 향신료나 두릅, 셀러리, 부추, 마늘 같은 향이 강한 식재료는 되도록 사용하지 않는 게 좋고, 가능하다면 아예 음식을 조리하지 않는 게 좋습니다. 식사를 할 때는 (뚜껑 등을 열어) 음식 냄새가 충분히 날아가도록 한 후 먹습니다. 마찬가지로 담배, 화장품, 방향제 등은 향이 강해 불쾌감을 일으킬 수 있으므로 멀리해 주세요.

음식 냄새에 예민해졌을 때!
추천 메뉴
BEST 3

01
도토리묵밥

백김치를 이용해 시원하고
새콤달콤하게 즐기는 도토리묵밥.

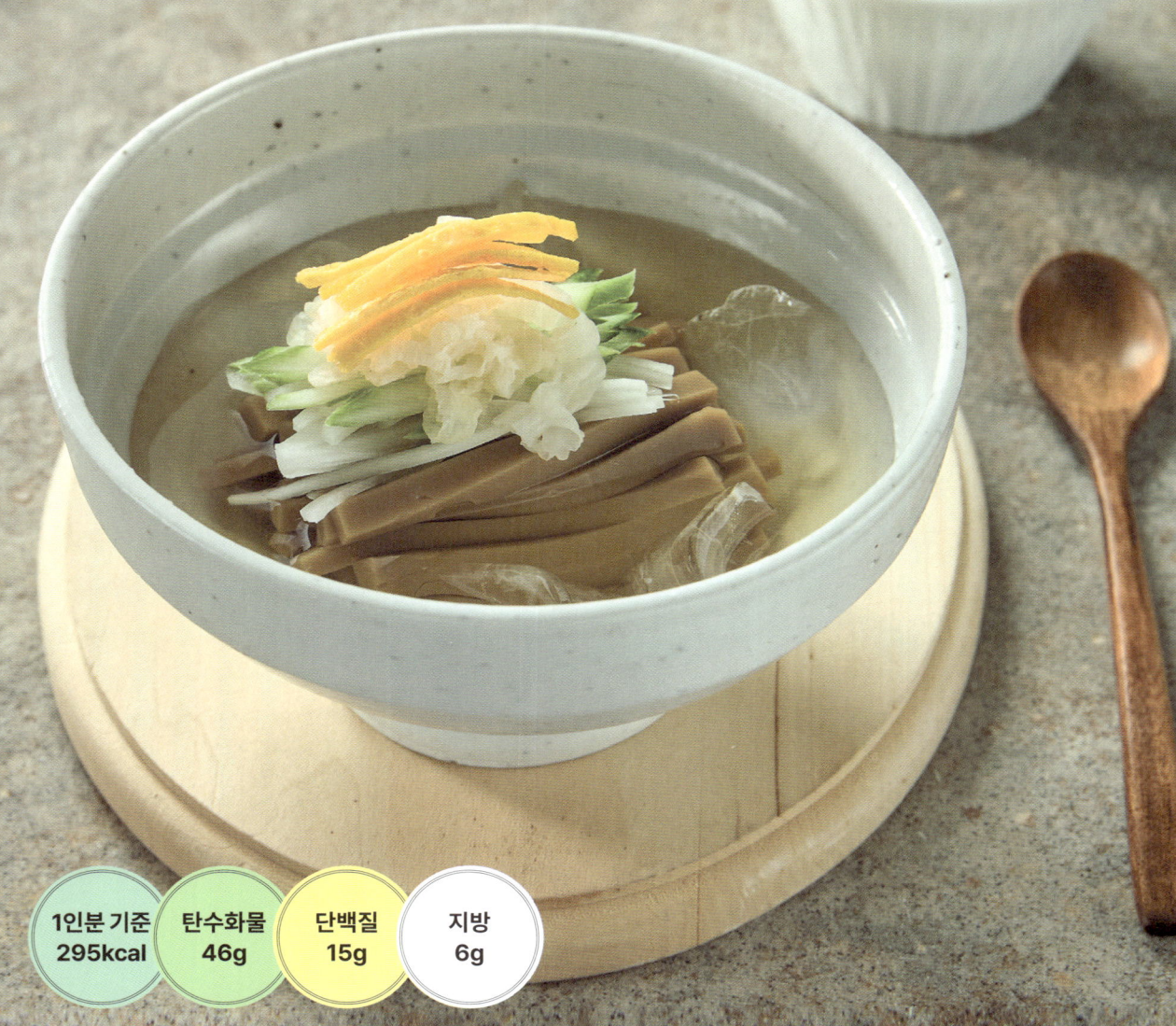

- 1인분 기준 295kcal
- 탄수화물 46g
- 단백질 15g
- 지방 6g

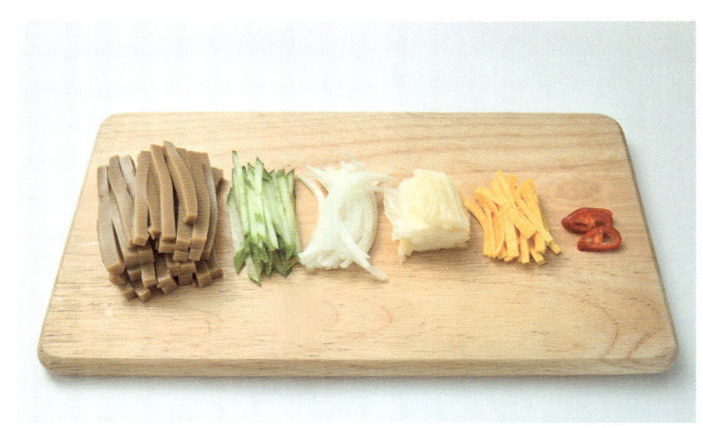

● **재료 1인분**

도토리묵 150g(1/2모)
백김치 80g(3장)
오이 40g(1/3개)
양파 40g(1/5개)
달걀 50g(1개, 선택)
기본 간장 양념 50mL
(p. 45 참고,
들기름으로 변경, 선택)
백김치 국물 100mL(1/2컵)
물 100mL(1/2컵)
깨 3g(1작은술)
다진 마늘 5g(1작은술)
꿀 10mL(2작은술)
식초 20mL(1큰술 반)
홍고추 약간(선택)
소금 약간

● **이런 영양소가 들어 있어요**

도토리묵
무기질과 비타민을 소량씩 가지고 있어요. 망간, 셀레늄, 비타민B1, 판토텐산 등이 들어 있어요.

백김치
비타민C 함량이 높아요. 칼륨과 칼슘, 인 등이 들어 있어요.

오이
비타민K, 몰리브덴의 함량이 매우 높고, 판토텐산, 칼륨, 칼슘 등이 들어 있어요.

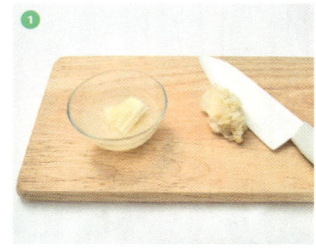

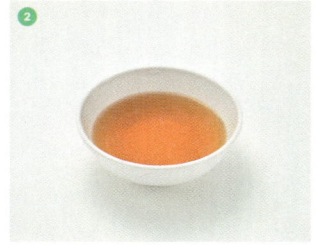

● 이렇게 만들어 봐요

1. 도토리묵은 먹기 좋은 크기로 잘라 줍니다. 백김치는 가늘게 채 썰어 줍니다. 오이와 양파도 가늘게 채 썰어 찬물에 잠시 담갔다가 물기를 제거합니다.
2. 볼에 백김치 국물과 물을 섞습니다. 다진 마늘, 꿀, 식초, 소금을 약간 넣어 간을 맞춘 뒤 냉장고에 넣어 차갑게 보관합니다.
3. 달걀을 풀어 팬에 지단을 만들고 채 썰어 둡니다.
4. 큰 그릇에 도토리묵, 백김치, 채소, 달걀지단, 홍고추(선택)를 보기 좋게 담습니다. 차갑게 준비한 국물을 붓고 깨를 뿌려 마무리합니다.
5. 취향에 따라 기본 간장 양념(혹은 들기름)을 곁들이면 완성입니다.

조리 *tips*

+ 양념장을 따로 넣지 않고 백김치 국물에 간을 더해서 먹어도 좋아요.
+ 고명을 다양하게 바꿔도 좋아요. 아보카도, 당근채, 미나리, 김가루 등을 추가해 보세요.
+ 국물은 먹기 직전에 부어야 묵이 물러지지 않고 식감이 유지돼요.
+ 백김치와 백김치 국물 대신 동치미 국물도 좋고, 시중에 판매하는 냉면육수를 사용해서 차게 즐겨도 좋아요. 따뜻한 멸치육수나 가쓰오부시육수를 더한 묵밥도 별미예요.
+ 달걀지단을 만들기 어렵다면, 삶은 달걀이나 닭가슴살 같은 다른 단백질 음식을 곁들여 먹어도 좋아요.

02
구운 두부와 아보카도샐러드

루콜라와 아보카도, 두부가
잘 어우러진 샐러드 요리.

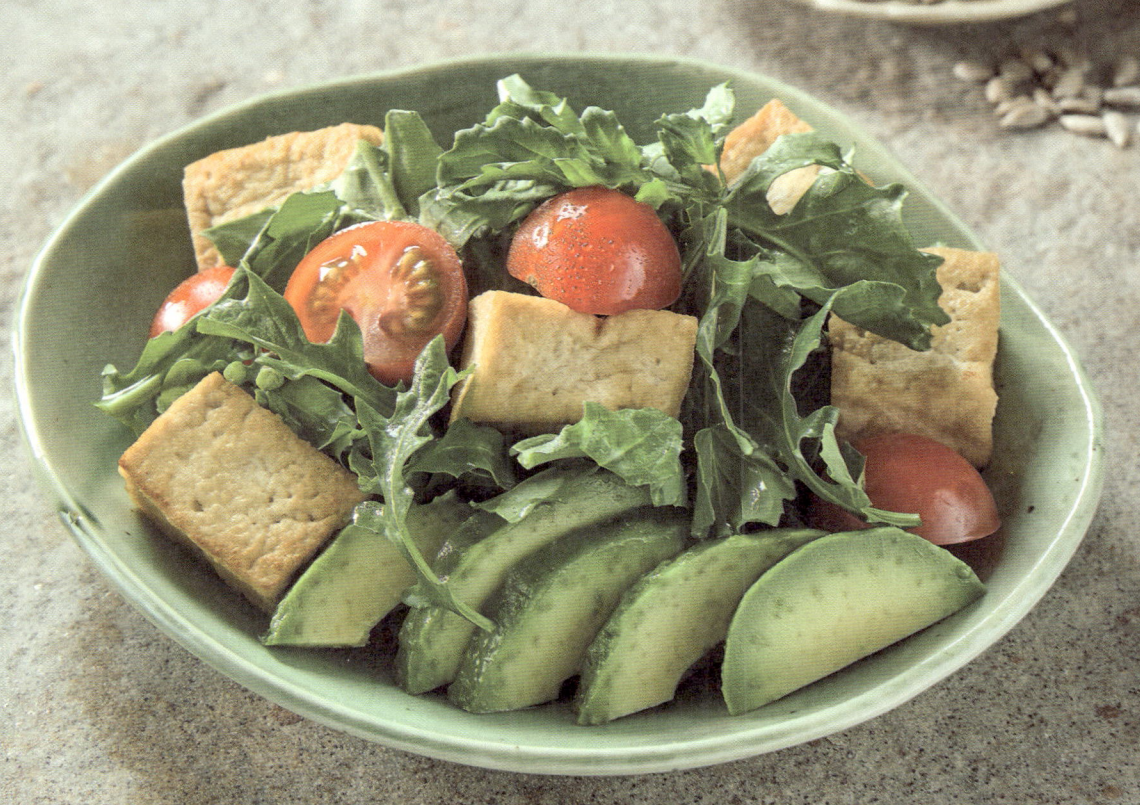

1인분 기준 469kcal · 탄수화물 34g · 단백질 16g · 지방 33g

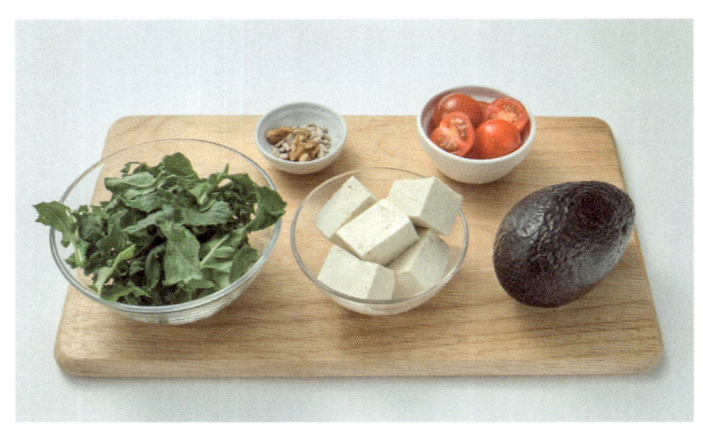

● 재료 1인분

두부 80g(1/2모)
아보카도 100g(1/2개)
방울토마토 30g(2~3개)
루콜라 80g(1줌)
어린잎채소 20g(1/3줌)
호두 외 견과류 20g(선택)
발사믹드레싱 30mL
(p. 52 참고)
올리브오일 약간

● 이런 영양소가 들어 있어요

두부

단백질과 인, 철, 칼슘이 풍부해요.

● 이렇게 만들어 봐요

1. 두부는 키친타월로 감싸 물기를 제거합니다. 먹기 좋게 2×2cm 크기로 자릅니다. 팬을 중불로 예열한 뒤 올리브오일을 두르고, 두부를 노릇하게 앞뒤로 구워 잠시 식혀 줍니다.

2. 아보카도는 껍질과 씨를 제거하고 먹기 좋은 크기로 썰어 줍니다. 방울토마토는 반으로 자르고 루콜라와 어린잎채소는 잘 씻은 후 물기를 제거합니다.

3. 볼에 발사믹드레싱을 만들어 둡니다.

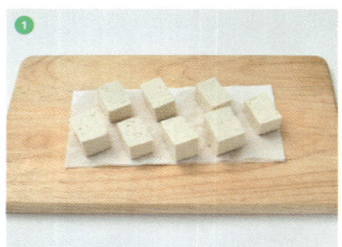

4 큰 그릇에 루콜라와 어린잎채소를 깔고, 구운 두부, 아보카도, 방울토마토를 보기 좋게 올립니다. 드레싱을 뿌리고, 취향에 따라 견과류까지 곁들이면 완성입니다.

조리 *tips*

+ 두부는 프라이팬 대신 에어프라이어로 구우면 기름 사용을 줄일 수 있어요(180°C에서 10분간 굽기).
+ 두부를 잘라 전자레인지 용기에 겹치지 않게 펼쳐서 놓고 1~3분간 돌리면 수분이 어느 정도 빠져나와 단단해지기 때문에 굽기 좋아요.
+ 루콜라 대신 케일이나 시금치 등 다른 채소를 사용해도 좋아요.
+ 지방의 양을 줄이려면 아보카도와 견과류 양을 줄이고 퀴노아나 병아리콩, 또는 현미밥 등을 곁들여서 먹는 걸 추천해요.

03
뿌리채소콩밥

건강하고 담백하게 즐기는
든든한 밥 한 끼.

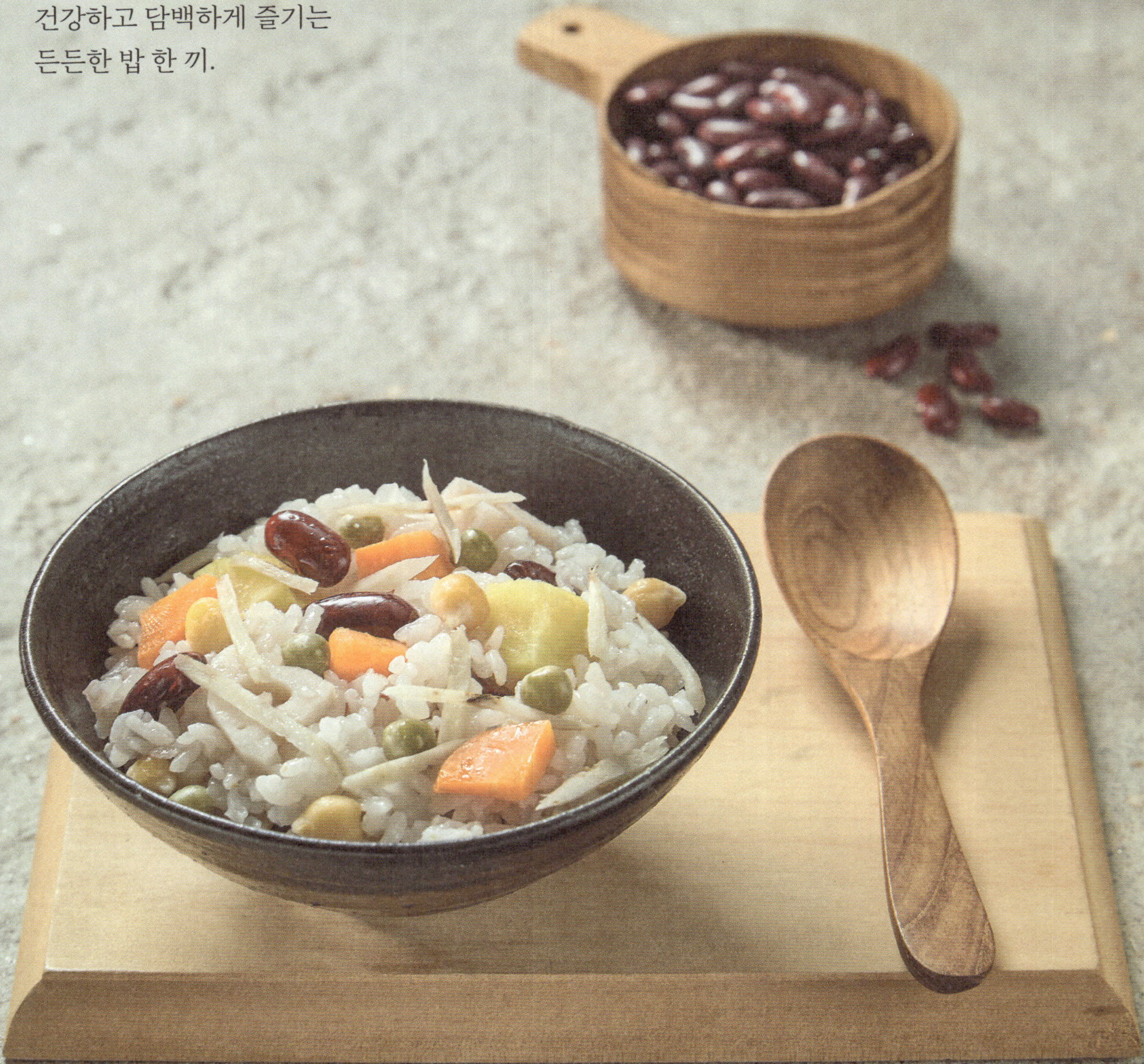

1인분 기준 526kcal
탄수화물 105g
단백질 14g
지방 5g

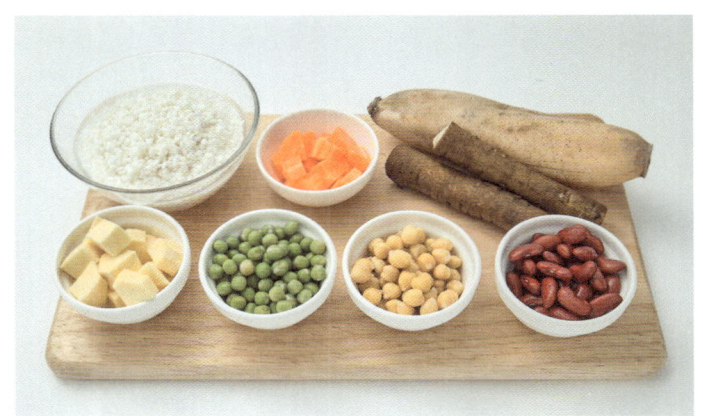

● 재료 1인분

쌀 80g(1/2공기)
연근 30g(1/5개)
고구마 30g(1/4개)
강낭콩 10g(1큰술)
병아리콩 10g(1큰술)
완두콩 10g(1큰술)
우엉 20g(1/5개)
당근 20g(1/8개)
물 100mL(쌀의 1.2배)
기본 간장 양념 20mL
(p. 45 참고)
소금, 참기름 약간(선택)

● 이런 영양소가 들어 있어요

강낭콩 및 완두콩
100g당 약 8g의 단백질이 들어 있어요. 몰리브덴, 구리, 마그네슘, 망간, 인, 철, 아연, 비타민B1, 엽산, 판토텐산 등 각종 무기질과 비타민이 풍부해요.

우엉
구리, 마그네슘, 아연 등이 풍부해요.

당근
특히 비타민A가 풍부하고, 비타민E, 칼륨, 인 등이 들어 있어요.

연근
망간, 비타민C, 비오틴이 풍부하고, 그 외 구리, 몰리브덴, 인 등이 들어 있어요.

고구마
망간, 구리, 칼륨, 비타민C 등이 풍부하고 판토텐산, 엽산, 비오틴 등이 들어 있어요.

● 이렇게 만들어 봐요

1. 쌀은 깨끗이 씻어 30분 정도 물에 불리고, 콩 종류는 사용 전날 물에 담가 불려 둡니다.

2. 우엉과 연근은 껍질을 벗기고 얇게 채 썰어 둡니다(갈색으로 변하지 않도록 식초 물에 잠시 담갔다가 사용합니다). 당근과 고구마도 먹기 좋게 썰어 둡니다.

3. 불린 쌀과 콩을 밥솥에 넣고, 그 위에 뿌리채소들을 올려 줍니다. 물은 쌀양을 기준으로 1.2배 정도 부어 주면 됩니다. 기호에 따라 소금으로 간을 맞춥니다(선택).

4. 전기밥솥(잡곡 모드) 또는 압력솥으로 밥을 짓습니다. 밥이 완성되면 기호에 따라 참기름을 살짝 넣어 고소함을 더합니다(선택).

5. 기본 간장 양념을 만들어 둡니다.

6. 밥을 고루 섞어 그릇에 담고 양념장을 부어 주면 완성입니다.

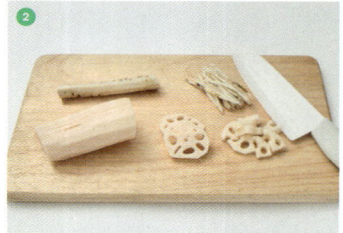
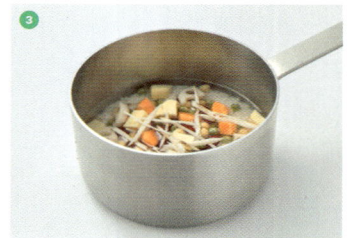

조리 tips

+ 기호에 따라 김 가루나 깨를 뿌리면 풍미가 더 좋아져요.

+ 흰쌀 대신 현미나 퀴노아 같은 잡곡류, 견과류를 섞으면 더 건강한 식단이 완성돼요. 우엉, 연근, 콩, 고구마 등의 채소들은 간편하게 사용할 수 있는 냉동 제품도 있으니 활용해 보세요.

3

매일 밥상을 위한
만능 국과 반찬

01 소고기장조림

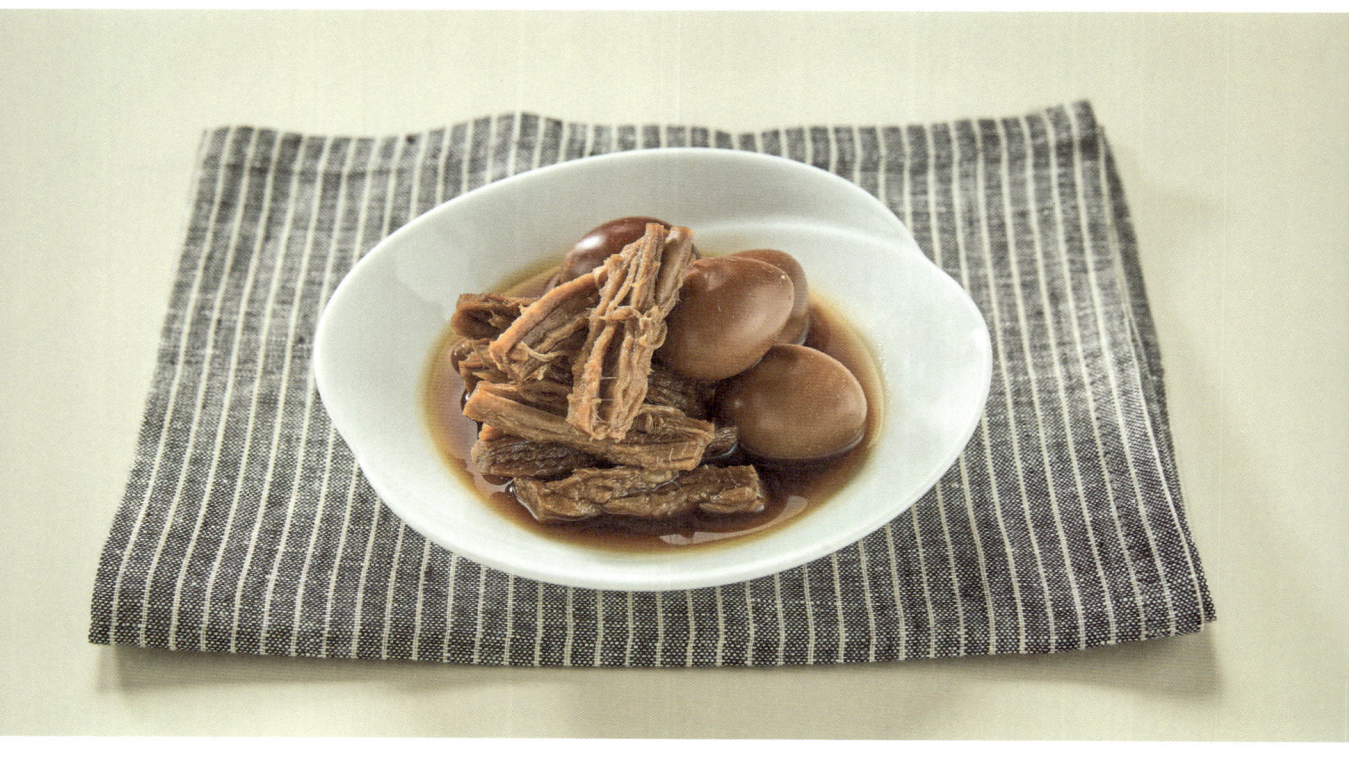

● 재료 2인분

소고기(우둔살) 140g

깐 메추리알 60g(선택)

간장조림 양념 200mL(p. 47 참고)

깨 약간

1인분 기준
272kcal

탄수화물
6g

단백질
17g

지방
19g

- **이렇게 만들어 봐요**

1. 소고기는 찬물에 담가 핏물을 빼 줍니다.
2. 핏물을 제거한 소고기에 간장조림 양념을 넣고 15분 정도 끓입니다. 깐 메추리알(선택)을 추가로 넣고 15분간 더 졸입니다.
3. 조림이 완성되면 소고기를 먹기 좋게 찢어 접시에 담고 깨를 뿌려 마무리합니다.

조리 tips

+ 기호에 따라 청양고추, 꽈리고추를 넣으면 매콤한 맛을 더할 수 있어요. 단, 고추는 같이 끓이면 색이 어두워지니 소고기와 메추리알을 다 조린 후 넣어 주세요.
+ 소고기를 삶아 일일이 찢기 번거롭다면 자른 고기를 이용해도 좋아요.

02
두부조림

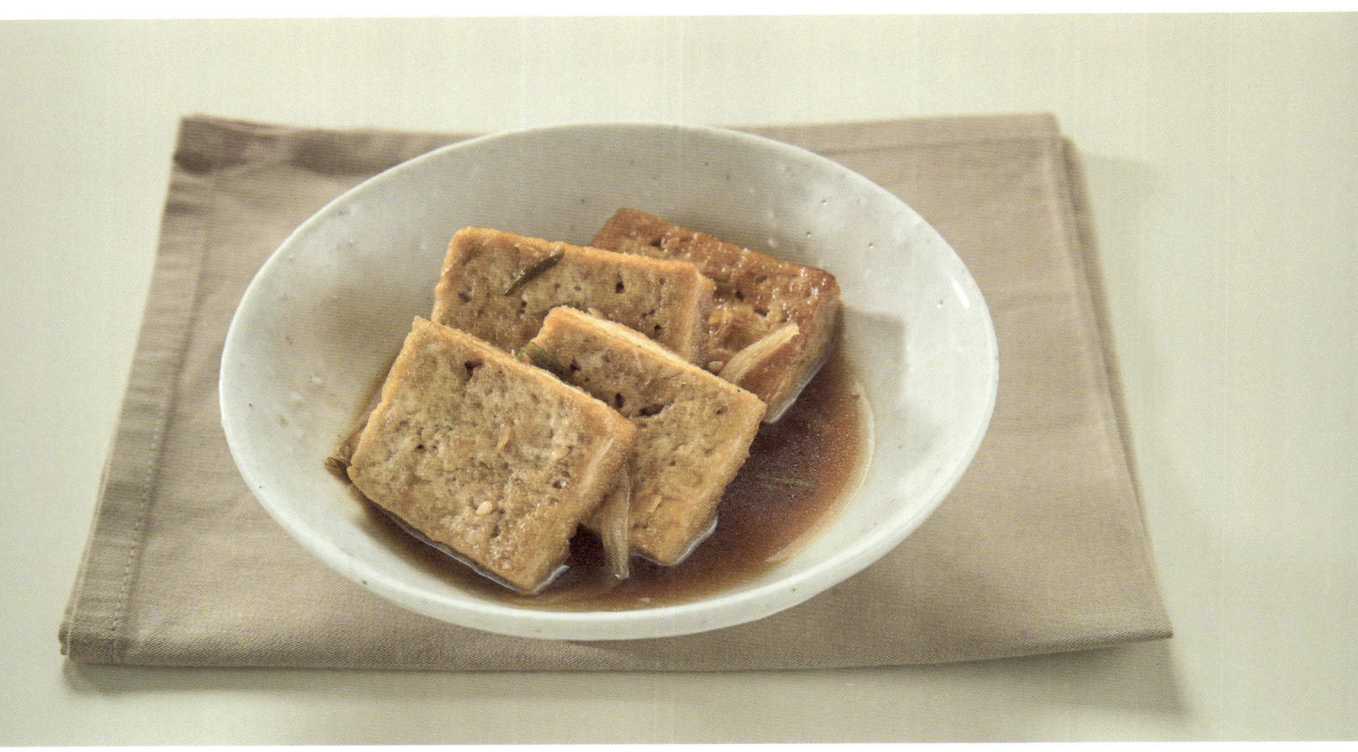

1인분 기준 224kcal

탄수화물 14g

단백질 17g

지방 11g

● 재료 2인분

두부 300g(1모 반)

양파 60g(1/3개)

대파 30g(1/2대)

청양고추 20g(선택)

올리브오일 5mL(1작은술)

간장조림 양념 200mL(p. 47 참고)

● 이렇게 만들어 봐요

1. 두부는 약 1cm 두께로 썰어 준비합니다. 양파는 채 썰고, 대파와 청양고추(선택)는 어슷썰어 준비합니다.
2. 중불로 달군 팬에 올리브오일을 두르고 두부를 노릇하게 앞뒤로 구워 줍니다.
3. 구운 두부를 깔고 채 썬 양파와 대파, 청양고추(선택)를 올린 다음 간장조림 양념을 두부 위에 골고루 뿌립니다.
4. 뚜껑을 덮고 약불에서 5~7분간 조립니다. 국물이 자작해질 때까지 졸이면서 두부에 양념이 스며들도록 합니다.
5. 접시에 조린 두부와 채소를 담고 국물을 촉촉하게 부어 주면 완성입니다.

● 전자레인지 초간단 조리

1. 전용 용기에 간장조림 양념(간장 60mL, 물 180mL로 변경)과 두부를 썰어 넣고 전자레인지에 6분간 돌려 줍니다. 두부가 양념장에 충분히 잠길 만큼 양념을 넣어 줍니다.
2. 기호에 맞게 파, 깨 등을 올리면 완성입니다.
   전자레인지에 돌릴 땐 스팀 구멍이 있는 전용 뚜껑을 사용하거나 랩으로 덮고 구멍을 뚫어 증기가 빠져나갈 수 있도록 해 주세요!

조리 *tips*

+ 감칠맛을 더하고 싶다면 간장조림 양념을 만들 때 물 대신 멸치육수나 다시마육수를 사용하세요.
+ 매콤하게 즐기고 싶다면 청양고추를 추가하거나 고춧가루양을 늘리세요.

03 진미채고추장볶음

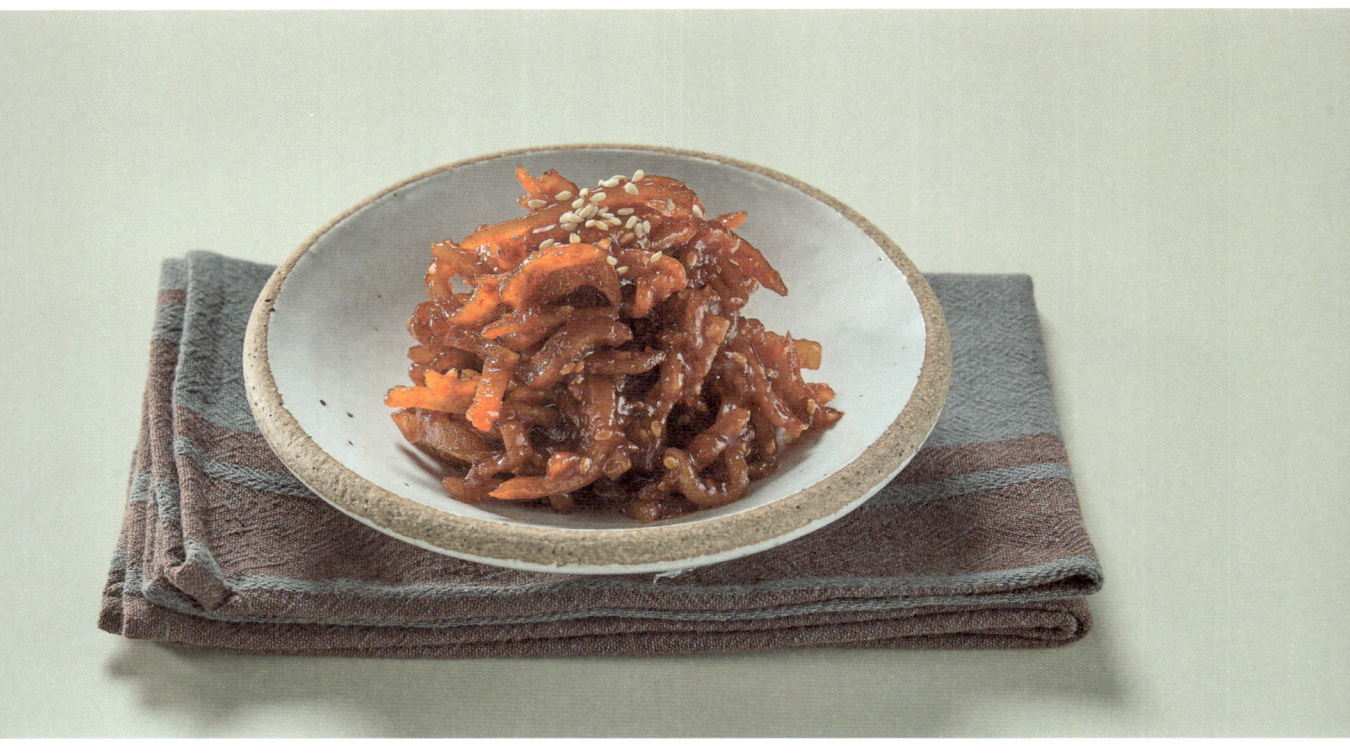

1인분 기준
247kcal

탄수화물
19g

단백질
21g

지방
9g

● 재료 3인분

진미채(오징어채) 150g

올리브오일 20mL
(1큰술 반, 조절하기)

물 150mL

저염 고추장 양념 50g
(p. 47 참고)

식초 5mL(1작은술)

간장 10mL(2작은술)

올리고당 5mL(1작은술)

참기름, 깨 약간(선택)

● **이렇게 만들어 봐요**

1 진미채는 먹기 좋은 길이로 자르고, 찬물로 2번 정도 헹궈 물기를 빼 줍니다.

2 팬에 저염 고추장 양념과 추가로 식초, 간장, 올리고당을 넣고 잘 섞어 준비합니다. 여기에 진미채를 넣고 올리브오일과 물을 넣어 끓입니다.

3 양념이 고루 묻도록 중불에서 2~3분간 볶다가 센불에서 먹음직스럽게 졸여 줍니다. 참기름과 깨(선택)를 뿌리면 완성입니다.

조리 *tips*

\+ 남은 진미채는 냉장 보관 후 2~3일 내에 드시는 게 좋고, 냉동 보관을 하더라도 1개월 이내에 드세요.

04
새우살애호박볶음

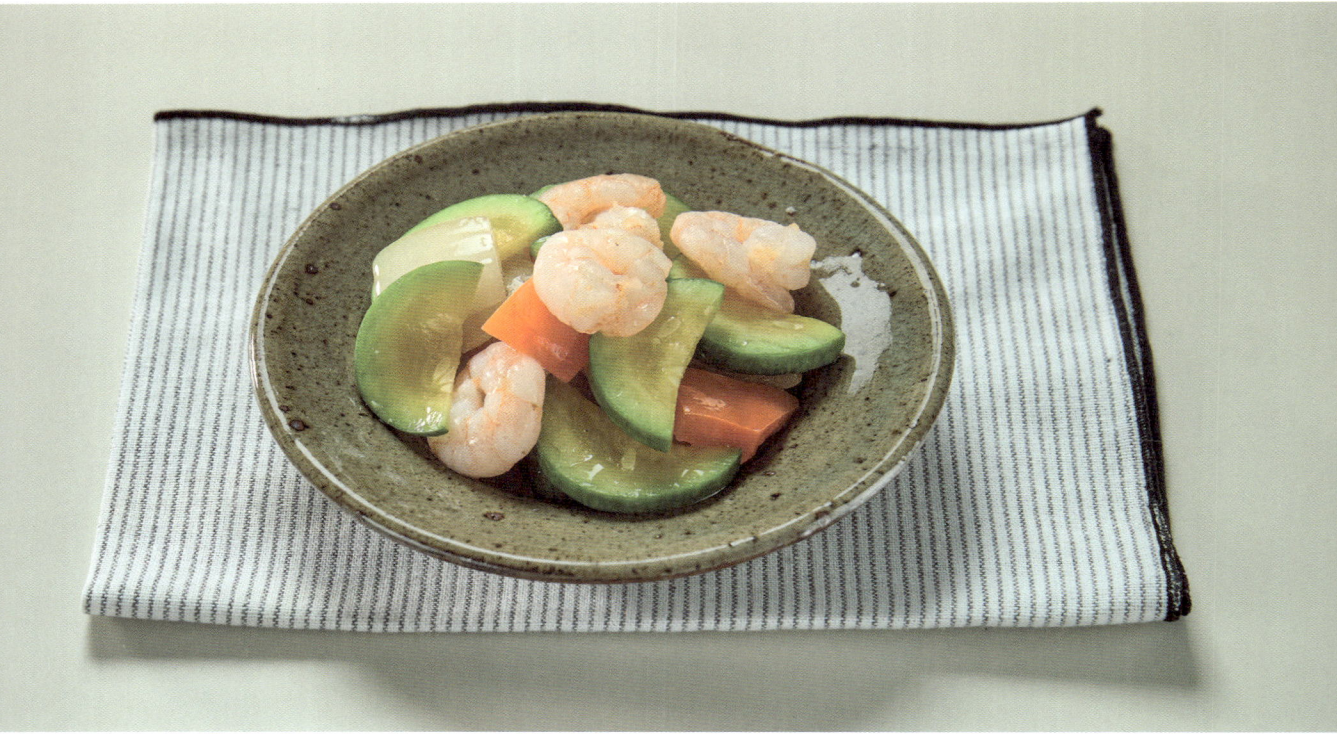

1인분 기준 89kcal

탄수화물 6g

단백질 8g

지방 4g

● 재료 3인분

새우살 100g
애호박 150g(2개)
양파 50g(1/4개)
빨간색 파프리카 30g(1/3개)
노란색 파프리카 30g(1/3개)
다진 마늘 3g(1작은술)
올리브오일 5mL(1작은술)
소금 1g(1/3작은술)
후추 1g(1/3작은술)
참기름 3mL(1/2작은술)
깨 2g(1/2작은술)

● **이렇게 만들어 봐요**

1. 새우살을 흐르는 물에 씻은 후 물기를 제거하고, 애호박은 두께 3mm 정도의 반달 모양으로, 양파와 파프리카는 먹기 좋게 깍둑썰거나 채 썰어 준비합니다.

2. 팬에 올리브오일과 다진 마늘을 넣어 약불에서 볶고, 새우살을 넣고 1분간 볶아 반쯤 익힌 뒤 접시에 잠시 덜어 둡니다.

3. 같은 팬에 애호박, 양파, 파프리카를 넣고 1분간 볶다가, 덜어 둔 새우를 넣고 소금, 후추로 간을 해 1분간 더 볶아 줍니다.

4. 불을 끄고 참기름과 깨를 뿌려 완성합니다.

조리 tips

+ 새우살 대신 조개살이나 돼지고기, 소고기를 사용해도 좋아요.
+ 전자레인지로 기름을 사용하지 않고 간편하게 조리할 수도 있어요. 전용 용기에 자른 애호박을 담아 5분간 돌린 뒤 소금, 참기름만 넣어 무치면 완성이에요.
+ 전자레인지에 돌릴 땐 스팀 구멍이 있는 전용 뚜껑을 사용하거나 랩으로 덮고 구멍을 뚫어 증기가 빠져나갈 수 있도록 해주세요!

05
돼지고기가지볶음

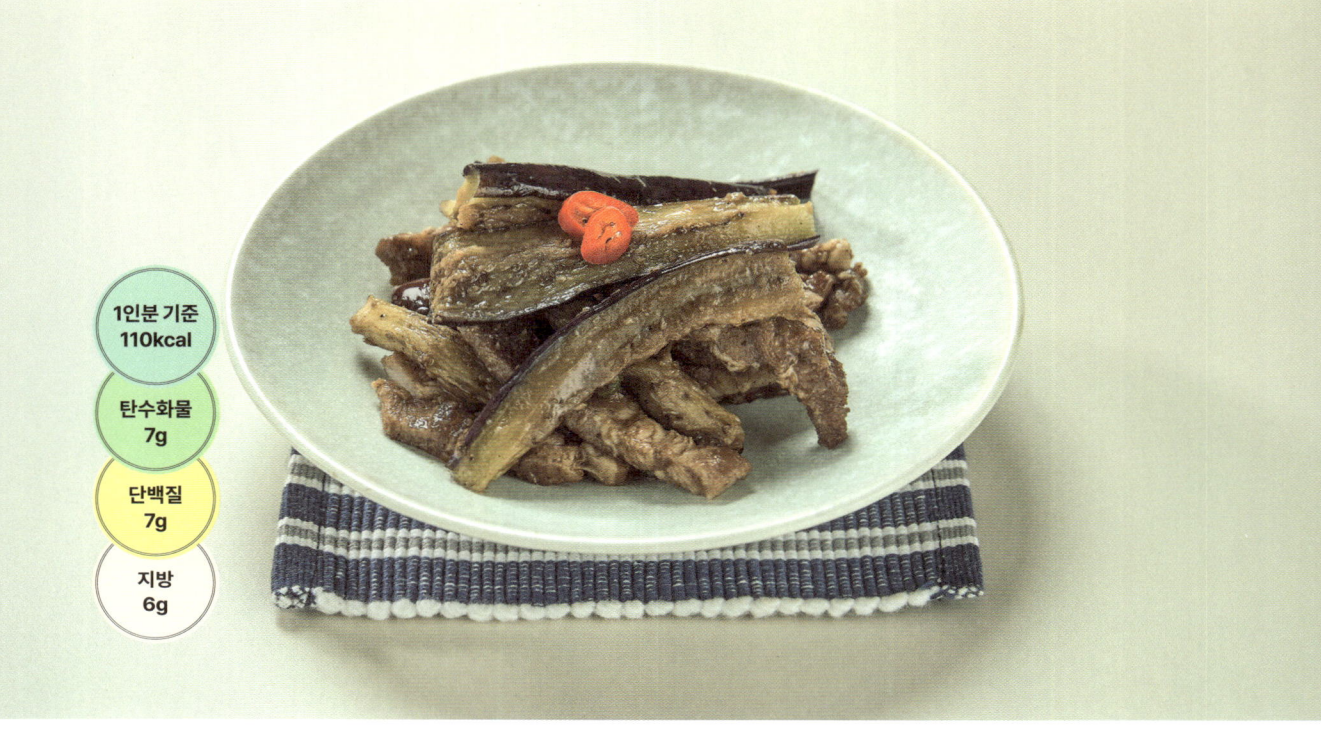

1인분 기준
110kcal

탄수화물
7g

단백질
7g

지방
6g

● 재료 2인분

잡채용 돼지고기(채) 50g
가지 200g(1개)
대파 10g(1/6대)
홍고추 10g(선택)
기본 간장 양념 20mL(p. 45 참고)
다진 마늘 3g(1작은술)
올리브오일 5mL(1작은술)
후추, 깨 약간

● 이렇게 만들어 봐요

1. 돼지고기 채는 키친타월로 핏물을 제거하고, 가지는 스틱 모양(7×1cm)으로 썰어 둡니다. 대파는 송송 썰고 홍고추는 어슷하게 썹니다.

2. 팬에 올리브오일과 다진 마늘을 넣고 볶다가, 돼지고기와 기본 간장 양념, 후추를 소량 넣고 볶아 줍니다.

3. 돼지고기가 충분히 익으면 가지를 넣고 2분간 볶고, 대파와 홍고추(선택)를 넣고 불을 끕니다. 추가로 깨를 넣어 완성합니다.

06 도라지나물

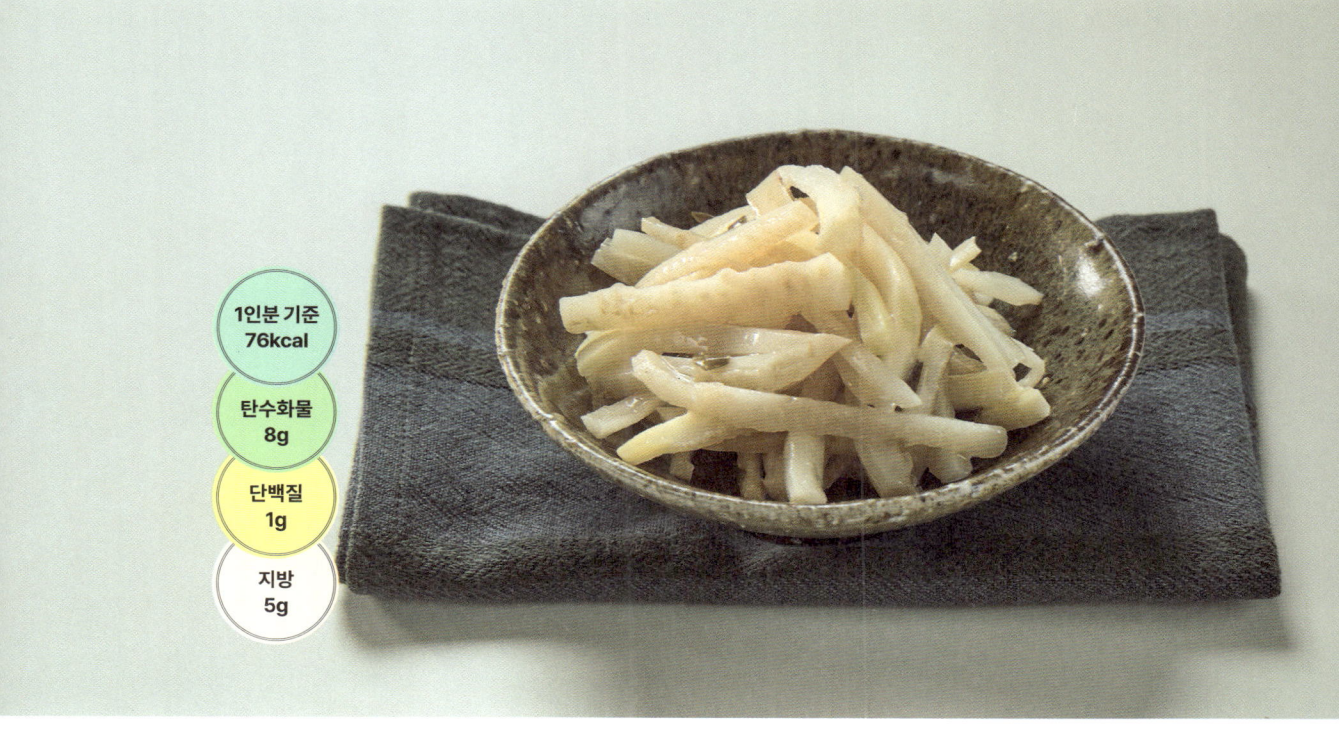

1인분 기준 76kcal
탄수화물 8g
단백질 1g
지방 5g

● **재료 2인분**

(껍질을 깐) 도라지 100g
소금 3g(1작은술)
물 500mL(약 3컵)
올리브오일 5mL(1작은술)
참기름 3mL(1/2작은술)
다진 마늘 2g(1/2작은술)
깨 2g(1/2작은술)

● **이렇게 만들어 봐요**

1. 도라지는 소금(2g)으로 문질러 씻고, 쓴맛 제거를 위해 물에 20분간 담근 후 헹굽니다.
2. 끓는 물에 도라지를 1분간 데친 후 찬물에 헹궈 물기를 제거합니다.
3. 팬에 올리브오일과 다진 마늘을 볶아 향을 내고, 도라지를 넣고 1분 정도 볶다가 소금(1g)과 참기름, 깨를 넣어 완성합니다.

07 가지나물

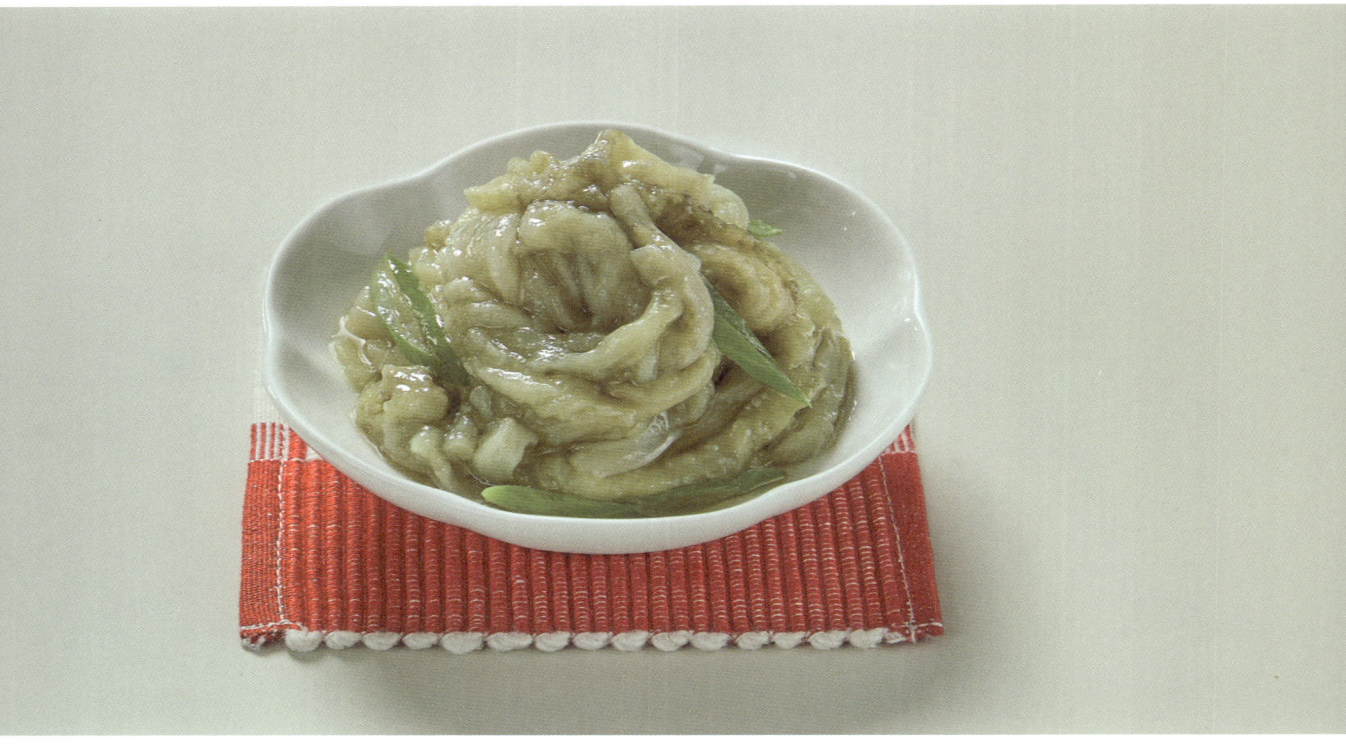

1인분 기준 65kcal
탄수화물 11g
단백질 3g
지방 2g

● 재료 2인분

껍질 벗긴 가지 200g(1개)
대파 10g(1/6대)
홍고추 10g(선택)
기본 간장 양념 15mL(p. 45 참고)
깨 약간

● **이렇게 만들어 봐요**

1. 가지는 껍질을 벗겨 스틱 모양(7×1cm)으로, 대파는 송송 썰고 홍고추(선택)는 어슷하게 썰어 줍니다.

2. 팬에 기본 간장 양념을 먼저 넣고 끓기 시작하면 가지를 넣고 2분간 볶은 뒤, 대파와 홍고추(선택)를 넣고 불을 끕니다. 추가로 깨를 넣어 완성합니다.

● **전자레인지 초간단 조리**

1. 전용 용기에 자른 가지를 넣고 2~3분 정도 돌려 물기를 꽉 짜 준 뒤, 기본 간장 양념(10mL)으로 버무려 주면 완성입니다.

    전자레인지에 돌릴 땐 스팀 구멍이 있는 전용 뚜껑을 사용하거나 랩으로 덮고 구멍을 뚫어 증기가 빠져나갈 수 있도록 해 주세요!

08 무나물

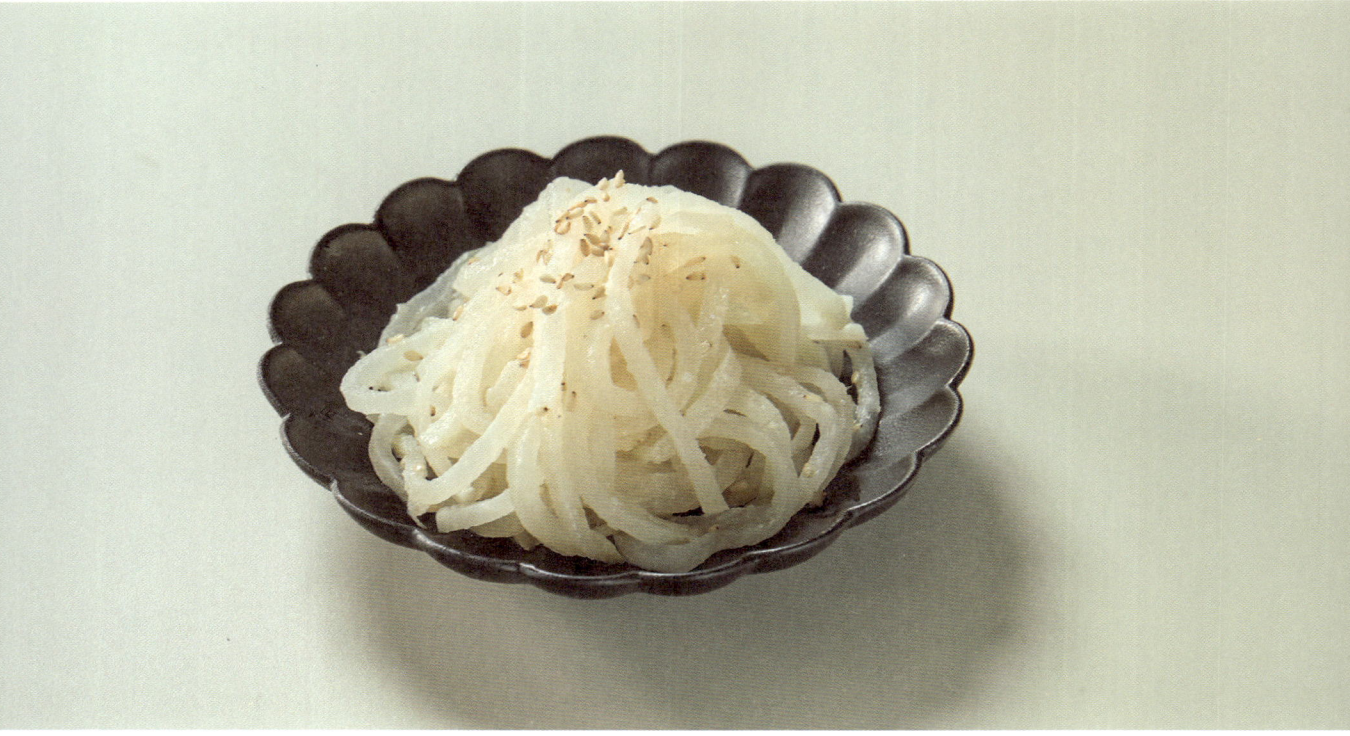

● 재료 2인분

무 200g(1/5개)
물 100mL(1/2컵)
대파 10g(1/6대)
소금 2g(1/2작은술)
다진 마늘 2g(1/2작은술)
참기름 3mL(1/2작은술)
깨 2g(1/2작은술)

1인분 기준 83kcal
탄수화물 10g
단백질 2g
지방 4g

● 이렇게 만들어 봐요

1. 무는 채 썰어 준비합니다. 대파는 송송 썰어 줍니다.
2. 냄비에 무와 물을 넣고 중불에서 5분간 볶듯이 익혀 줍니다. 소금, 다진 마늘을 넣고 약불에서 2분간 더 익힙니다. 마지막에 대파를 넣습니다.
3. 불을 끄고 참기름과 깨를 뿌려 완성합니다.

● 전자레인지 초간단 조리

1. 무를 채 썰어 소금에 15분간 절인 뒤 물기를 꼭 짜 줍니다.
2. 전용 용기에 넣고 전자레인지에 4분 정도 돌린 뒤, 소금과 다진 마늘, 참기름, 깨를 넣어 무치면 완성입니다.

전자레인지에 돌릴 땐 스팀 구멍이 있는 전용 뚜껑을 사용하거나 랩으로 덮고 구멍을 뚫어 증기가 빠져나갈 수 있도록 해 주세요!

조리 *tips*

+ 무를 소금에 미리 절여서 볶아 주면 더욱 아삭한 식감을 느낄 수 있어요.
+ 참치액(1/2작은술)을 넣으면 감칠맛이 살아나요.
+ 참기름과 깨 대신 들기름과 들깻가루, 흑임자 가루를 넣어도 좋아요.

09 시금치나물

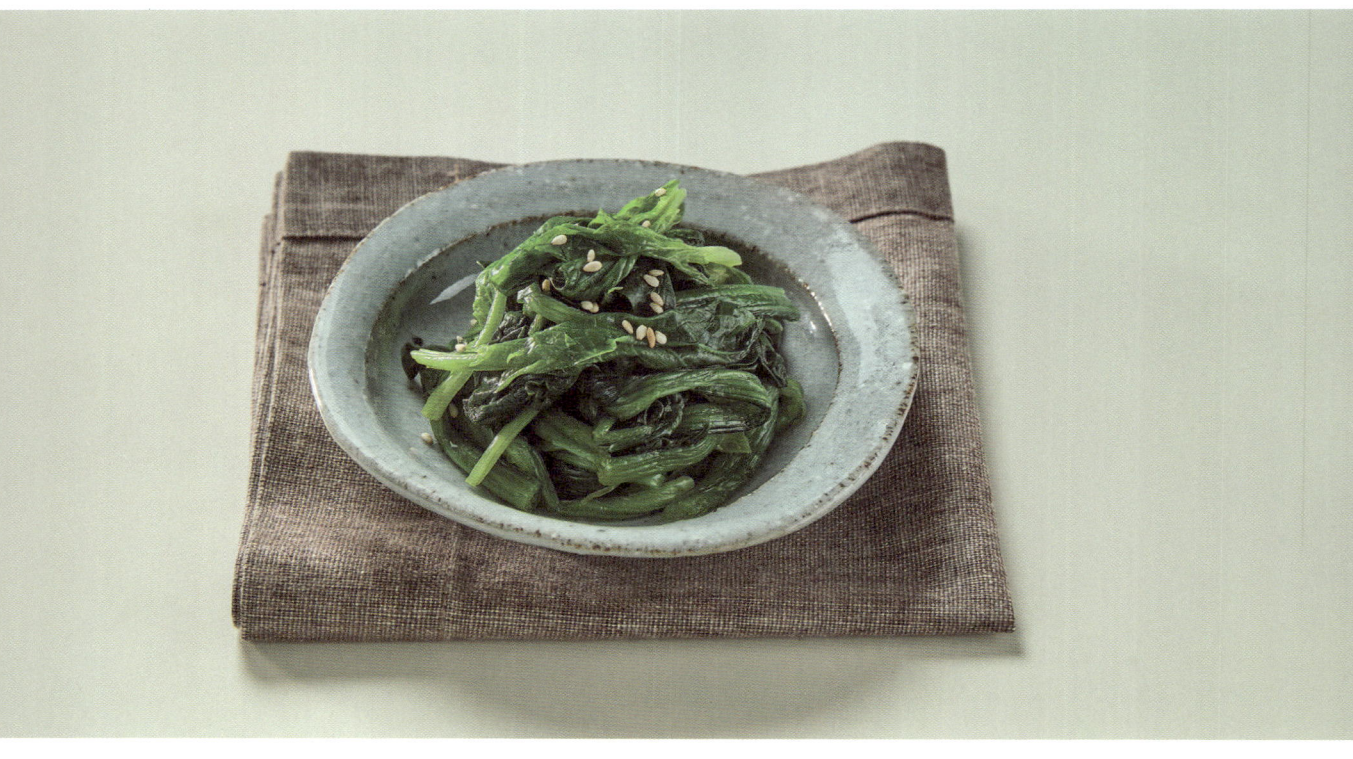

1인분 기준 42kcal

탄수화물 4g

단백질 3g

지방 2g

● 재료 2인분

시금치 150g(2~3대)

물 500mL(약 3컵)

소금 2g(1/2작은술)

다진 마늘 2g(1/2작은술)

참기름 3mL(1/2작은술)

깨 2g(1/2작은술)

● **이렇게 만들어 봐요**

1. 시금치는 깨끗이 씻어 뿌리 부분을 가볍게 정리합니다.
2. 끓는 물에 소금을 넣고 시금치를 30초간 데친 후 찬물에 헹궈 물기를 제거합니다.
3. 소금, 다진 마늘, 참기름, 깨를 소량 넣고 무쳐 주면 완성입니다.

● **전자레인지 초간단 조리**

1. 씻은 시금치를 전용 용기에 넣고 전자레인지에 3분간 돌려 줍니다.
2. 시금치에서 나오는 수산 성분을 제거하기 위해 시금치를 찬물에 헹군 뒤 가볍게 짜 줍니다.
3. 소금, 다진 마늘, 참기름, 깨를 소량 넣고 무쳐 주면 완성입니다.

   전자레인지에 돌릴 땐 스팀 구멍이 있는 전용 뚜껑을 사용하거나 랩으로 덮고 구멍을 뚫어 증기가 빠져나갈 수 있도록 해 주세요!

조리 tips

+ 시금치나물을 팬에 살짝만 볶아 주면 음식의 맛과 멋이 더 좋아져요!

10 느타리들깨무침

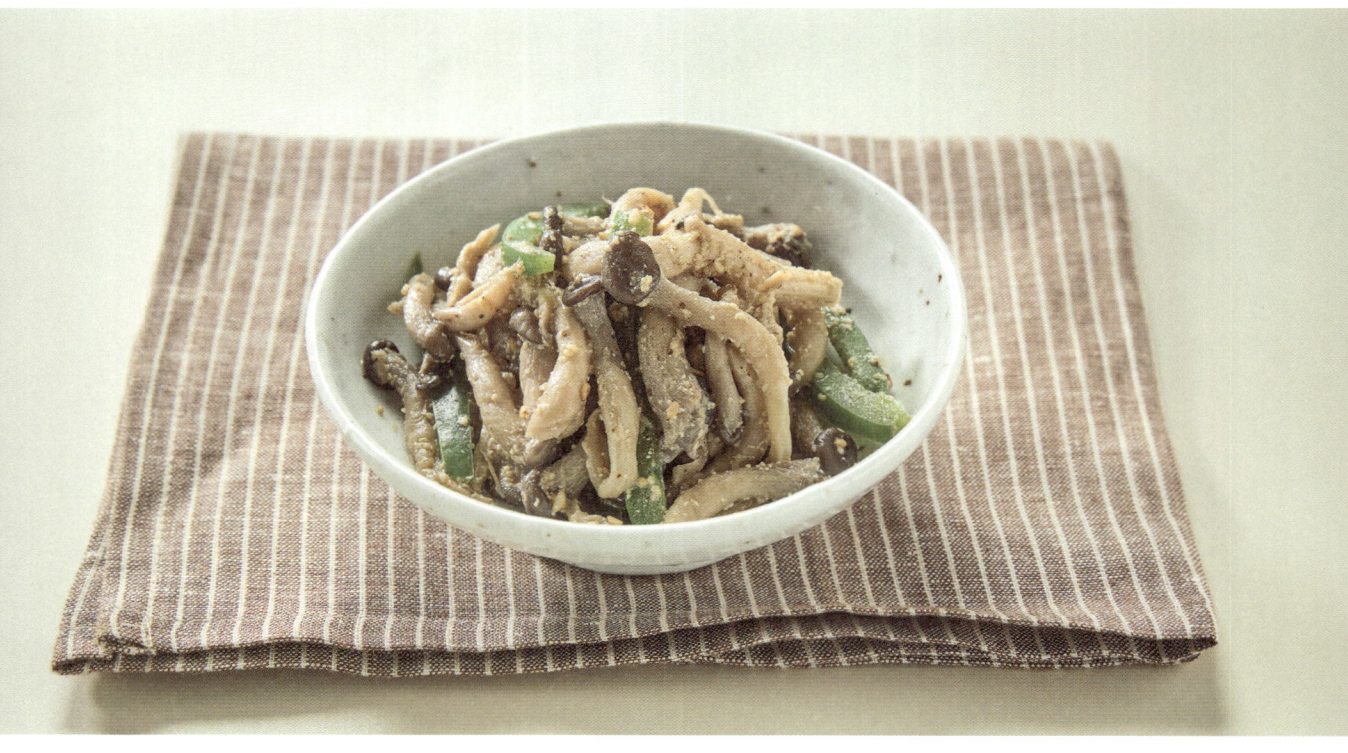

● 재료 2인분

느타리버섯 150g(2~3개)
청피망 또는 파프리카 30g(1/3개)
물 500mL(약 3컵)
소금 1g(1/3작은술)
간장 5mL(1작은술)
다진 마늘 5g(1작은술)
들기름 5mL(1작은술)
들깻가루 10g(1큰술)

1인분 기준
69kcal

탄수화물
7g

단백질
4g

지방
4g

- **이렇게 만들어 봐요**

  1. 느타리버섯을 흐르는 물에 씻어 밑동을 정리한 후 한 입 크기로 찢어 줍니다. 청피망 또는 파프리카도 버섯과 비슷한 크기로 채 썰어 줍니다.

  2. 냄비에 물을 붓고 한소끔 끓어오르면 느타리버섯을 넣어 30초간 살짝 데친 후 청피망을 넣고 불을 끕니다. 10초 뒤 찬물에 헹군 후 물기를 제거합니다.

  3. 데친 재료들을 볼에 넣고 소금, 간장, 다진 마늘, 들기름을 넣고 가볍게 무쳐 줍니다. 마지막에 들깻가루를 뿌려 마무리하면 완성입니다.

- **전자레인지 초간단 조리**

  1. 손질한 버섯을 전용 용기에 넣고 전자레인지에 2분 정도 돌려 주세요.

  2. 소금, 간장, 다진 마늘, 들기름, 들깻가루를 넣고 무치면 완성입니다.

  전자레인지에 돌릴 땐 스팀 구멍이 있는 전용 뚜껑을 사용하거나 랩으로 덮고 구멍을 뚫어 증기가 빠져나갈 수 있도록 해 주세요!

조리 tips

+ 기본 간장 양념장(5~10mL)을 넣고 무쳐도 맛있어요.
+ 버섯을 살짝 데친 뒤, 올리브오일에 양념과 함께 볶아서 먹어도 맛있어요.
+ 입안이나 목에 통증이 있는 분들은 들깻가루를 드실 때 주의해 주세요.

11 두부쑥갓무침

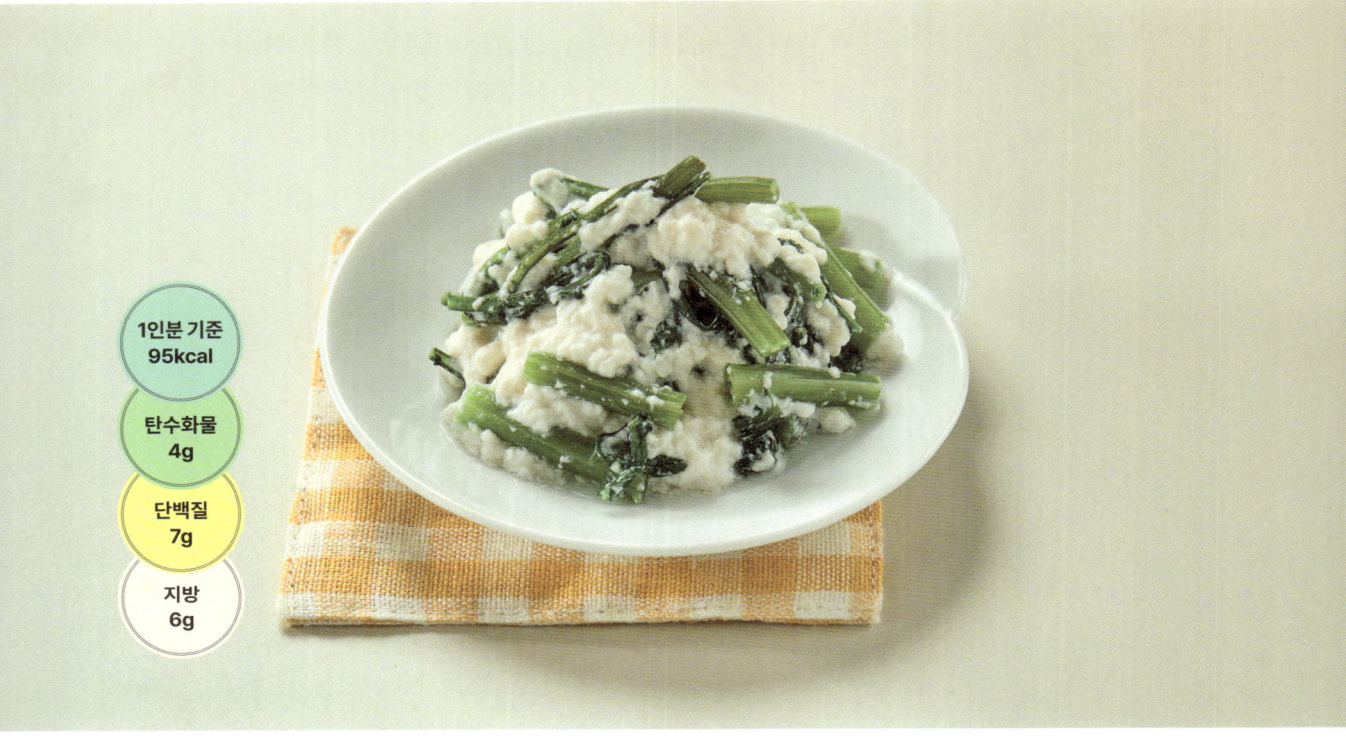

1인분 기준
95kcal

탄수화물
4g

단백질
7g

지방
6g

● **재료 2인분**

두부 120g(1/2모)
쑥갓 80g(1/3단)
물 500mL(약 3컵)
소금 2g(1/2작은술)
다진 마늘 5g(1작은술)
참기름 5mL(1작은술)
깨 2g(1/2작은술)

조리 *tips*

● **이렇게 만들어 봐요**

1. 두부는 끓는 물에 10초간 데쳐 물기를 제거한 후 포크로 으깨 줍니다.

2. 쑥갓은 5cm 길이로 잘라 줍니다. 끓는 물에 쑥갓을 10초간 데친 후 찬물에 헹궈 물기 제거합니다.

3. 볼에 으깬 두부와 데친 쑥갓, 소금, 다진 마늘, 참기름을 넣어 가볍게 무칩니다. 마지막으로 깨를 뿌려 완성합니다.

+ 쑥갓은 샐러드나 샌드위치 속 재료로도 활용하기 좋아요.

12 김무침

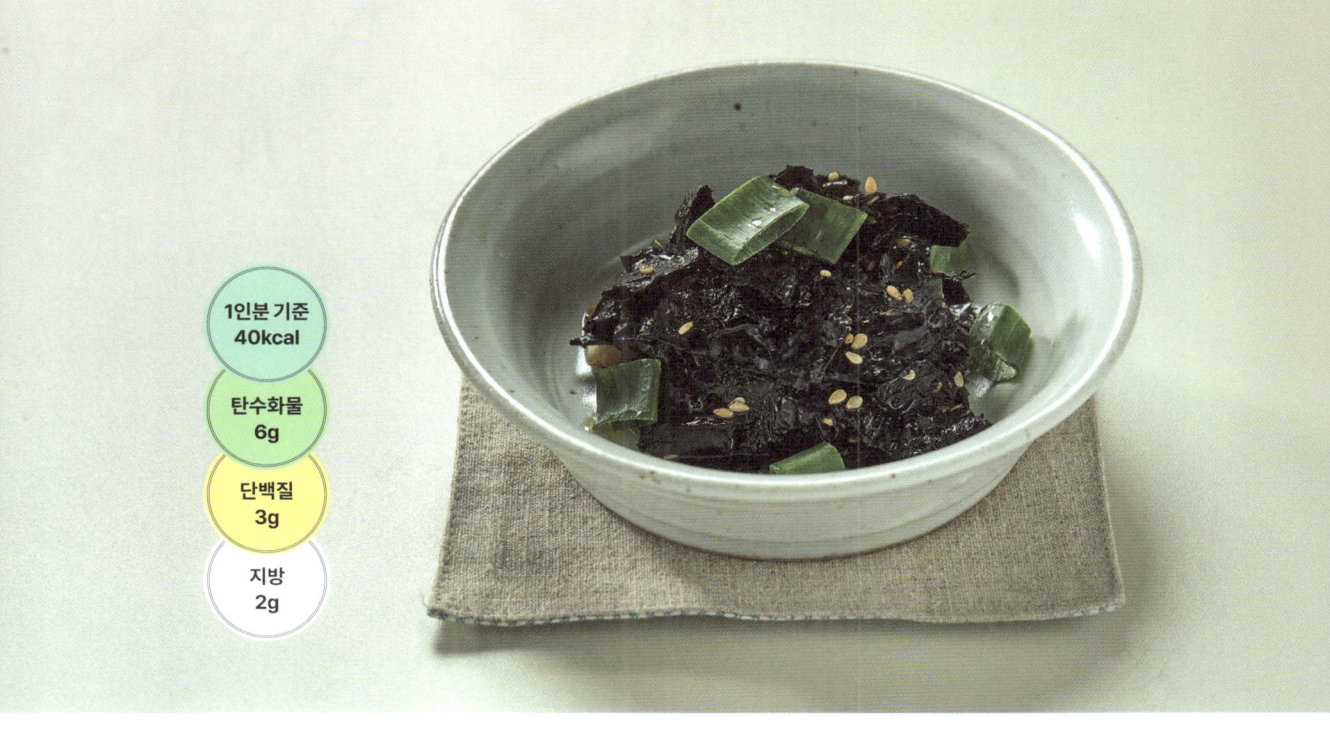

1인분 기준 40kcal
탄수화물 6g
단백질 3g
지방 2g

● **재료 2인분**

구운 김 10g(5장)
홍고추 5g(선택)
기본 간장 양념 5~10mL
(p. 45 참고)

> 조리 *tips*

● **이렇게 만들어 봐요**

1. 구운 김을 손으로 잘게 부숩니다. 김을 비닐에 넣고 입구를 손으로 잡은 뒤 비비면 잘 부서집니다.
2. 잘게 부순 김에 기본 간장 양념을 넣어 버무려 줍니다. 기호에 따라 홍고추도 올려 주면 완성입니다.

+ 밥과 함께 비벼 먹거나 비빔밥에 고명으로 활용하면 좋아요.
+ 기본 간장 양념장을 사용하거나, 간장(1작은술)과 참기름에 깨를 적당량 넣어 먹어도 좋아요.

13
당근샐러드

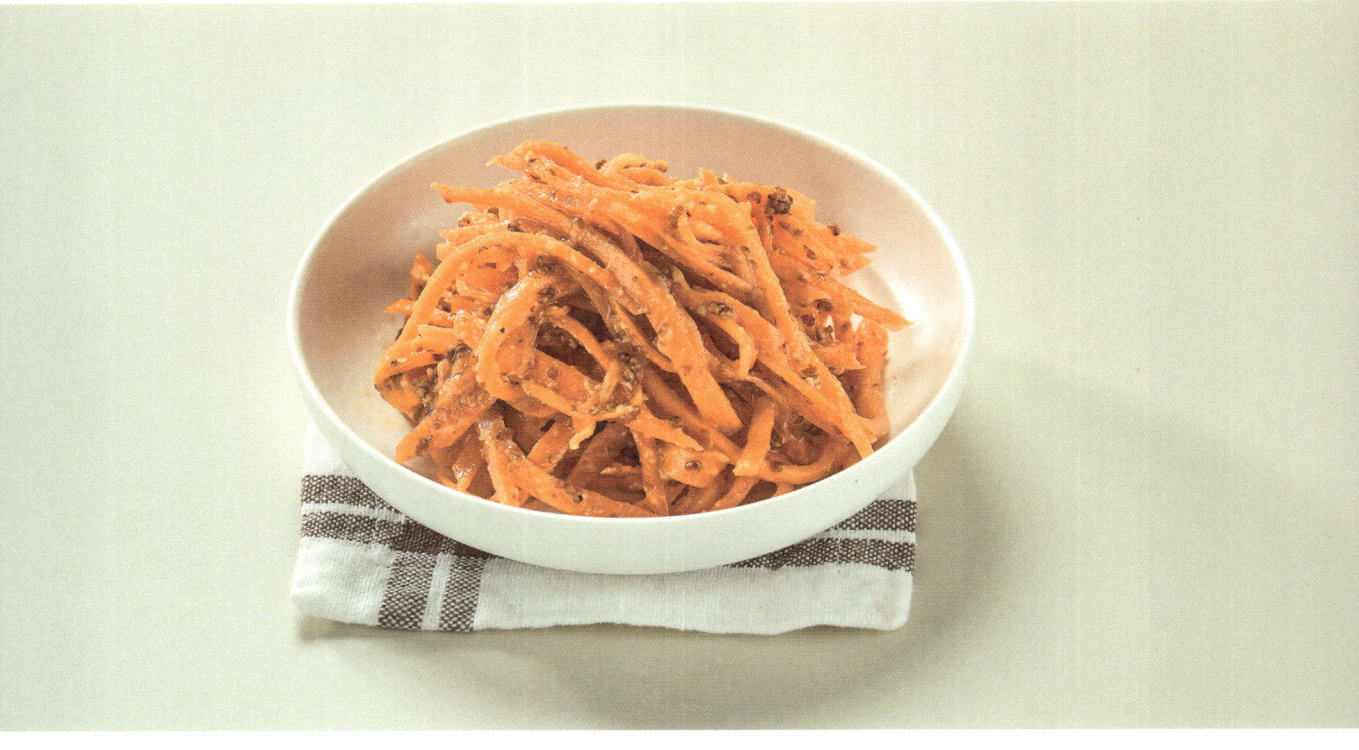

1인분 기준 192kcal

탄수화물 21g

단백질 8g

지방 11g

● 재료 2인분

당근 150g(중간 크기 1개)

해바라기씨 10g(1큰술, 선택)

소금 1g(1/3작은술)

레몬즙 10mL(2작은술)

올리브오일 10mL(2작은술)

꿀 또는 메이플시럽 5mL
(1작은술)

홀그레인머스터드 5g(1작은술)

● **이렇게 만들어 봐요**

1. 당근을 깨끗이 씻어 껍질을 벗긴 후, 채칼을 이용해 가늘게 채 썹니다.
2. 채 썬 당근을 소금에 30분간 절인 뒤, 살짝 짜서 물기를 제거합니다.
3. 볼에 레몬즙, 올리브오일, 꿀, 머스터드를 섞어 드레싱을 만들고, 채 썬 당근과 잘 버무려 줍니다. 볶은 해바라기씨(선택)를 넣으면 더 맛있습니다.

조리 tips

+ 냉장고에서 하루 숙성시킨 뒤 먹으면 더 맛있어요.
+ 샌드위치, 샐러드에 넣어 먹거나 고기 요리에 곁들여도 좋아요. 느끼한 종류의 음식을 먹을 때 피클 대신으로 활용해 보세요.
+ 당근채에 소금으로 간을 한 뒤 올리브오일에 볶아 당근채볶음으로 해 놓으면 볶음밥, 비빔밥, 도시락 등에도 넣어 활용할 수 있어요.

14 구운 채소샐러드

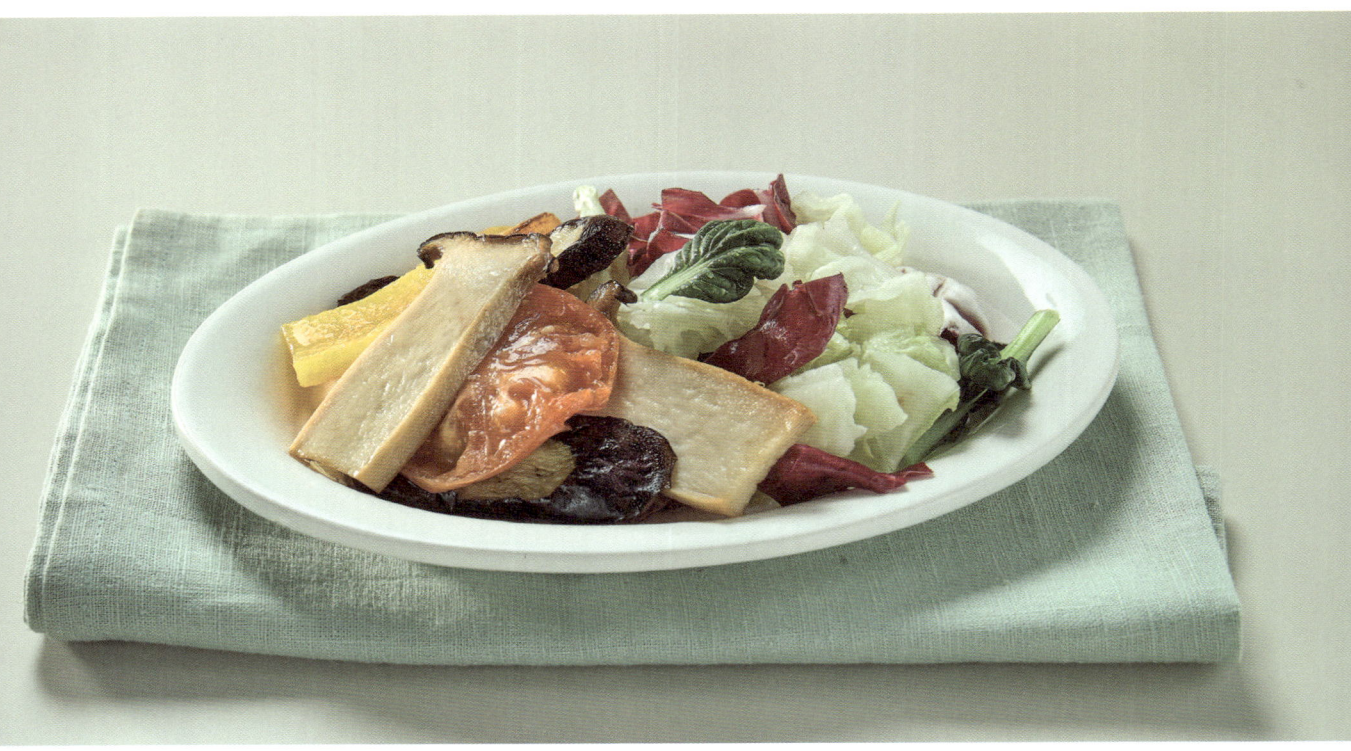

1인분 기준 54kcal 드레싱 제외

탄수화물 7g

단백질 2g

지방 3g

● 재료 2인분

양상추 40g(1~2장)
그린비타민 20g
라디치오 20g
가지 50g(1/4개)
토마토 80g(1/2개)
빨간색 파프리카 30g(1/3개)
노란색 파프리카 30g(1/3개)
새송이버섯 50g(1/2개)

올리브오일 5mL(1작은술)
드레싱 30mL(p. 52~55 참고)

● **이렇게 만들어 봐요**

1. 양상추, 그린비타민, 라디치오는 씻어서 한 입 크기로 썰고, 가지, 파프리카, 새송이버섯, 토마토는 얇게 썰어 줍니다.

2. 팬에 올리브오일을 두르고, 가지와 새송이버섯, 토마토, 파프리카를 굽습니다.

3. 구운 채소를 한 김 식힌 후, 샐러드 채소 위에 올려 줍니다. 마지막으로 좋아하는 드레싱을 뿌려 주면 완성입니다.

● **전자레인지 초간단 조리**

1. 가지와 새송이버섯, 토마토, 파프리카는 전용 용기에 넣고 전자레인지에 2분, 생채소는 1분 이내로 돌립니다. 생채소가 먹기 어렵다면 살짝 익혀 섭취해 보세요. 먹기도 편해지고 소화에도 도움이 됩니다.

   전자레인지에 돌릴 땐 스팀 구멍이 있는 전용 뚜껑을 사용하거나 랩으로 덮고 구멍을 뚫어 증기가 빠져나갈 수 있도록 해 주세요!

조리 tips

+ 닭가슴살, 연어, 달걀 등 단백질을 추가하면 더 좋아요.
+ 양배추, 양상추, 오이, 적채, 상추 등 집에 있는 채소들을 적극적으로 활용해 보세요.

15
채소샐러드

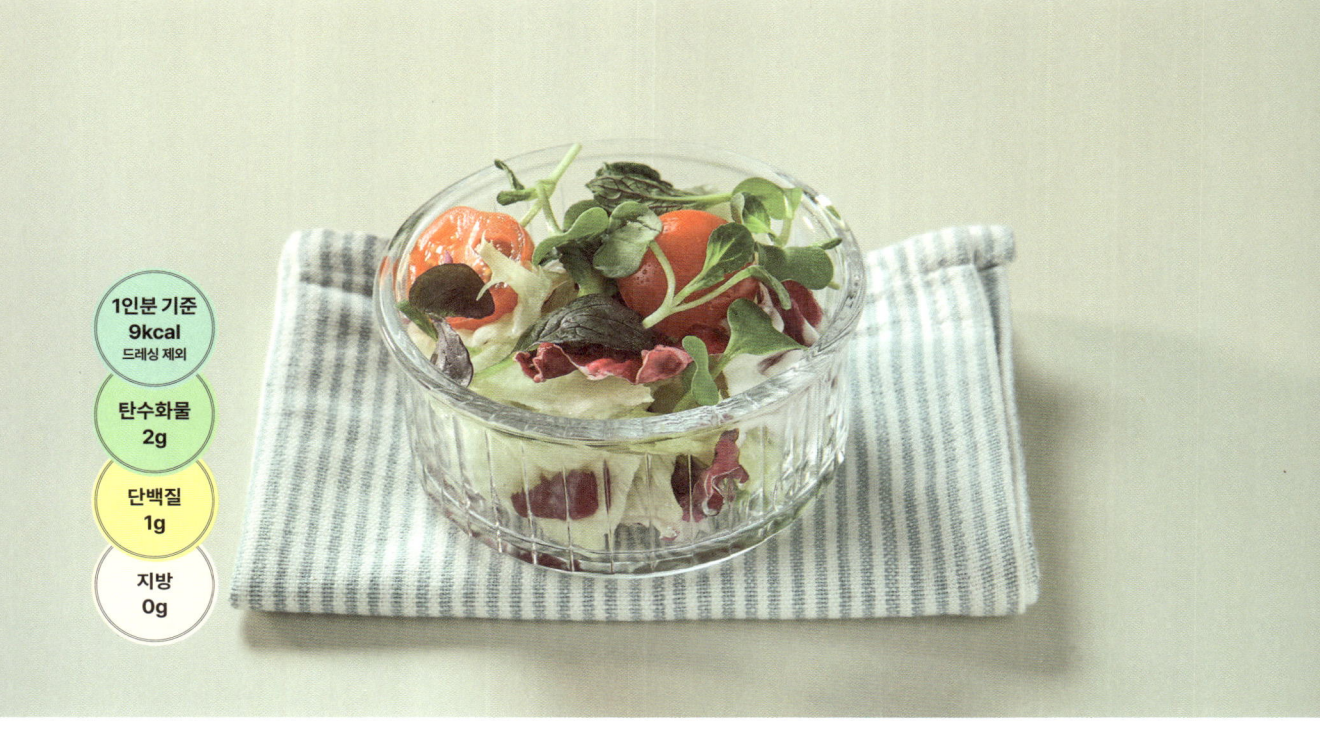

1인분 기준
9kcal
드레싱 제외

탄수화물
2g

단백질
1g

지방
0g

● **재료 2인분**

양상추 40g(1~2장)
그린비타민 20g
라디치오 20g
어린잎채소 10g
방울토마토 20g(1~2개)
드레싱 30mL(p. 52~55 참고)

● **이렇게 만들어 봐요**

1. 양상추, 그린비타민, 라디치오 등의 샐러드 채소는 씻어서 한 입 크기로 썰어 준비합니다.

2. 어린잎채소와 방울토마토도 깨끗이 씻어 샐러드 채소 위에 올려 줍니다. 마지막으로 (좋아하는) 드레싱을 뿌려 주면 완성입니다.

16 양상추샐러드 & 홍시드레싱

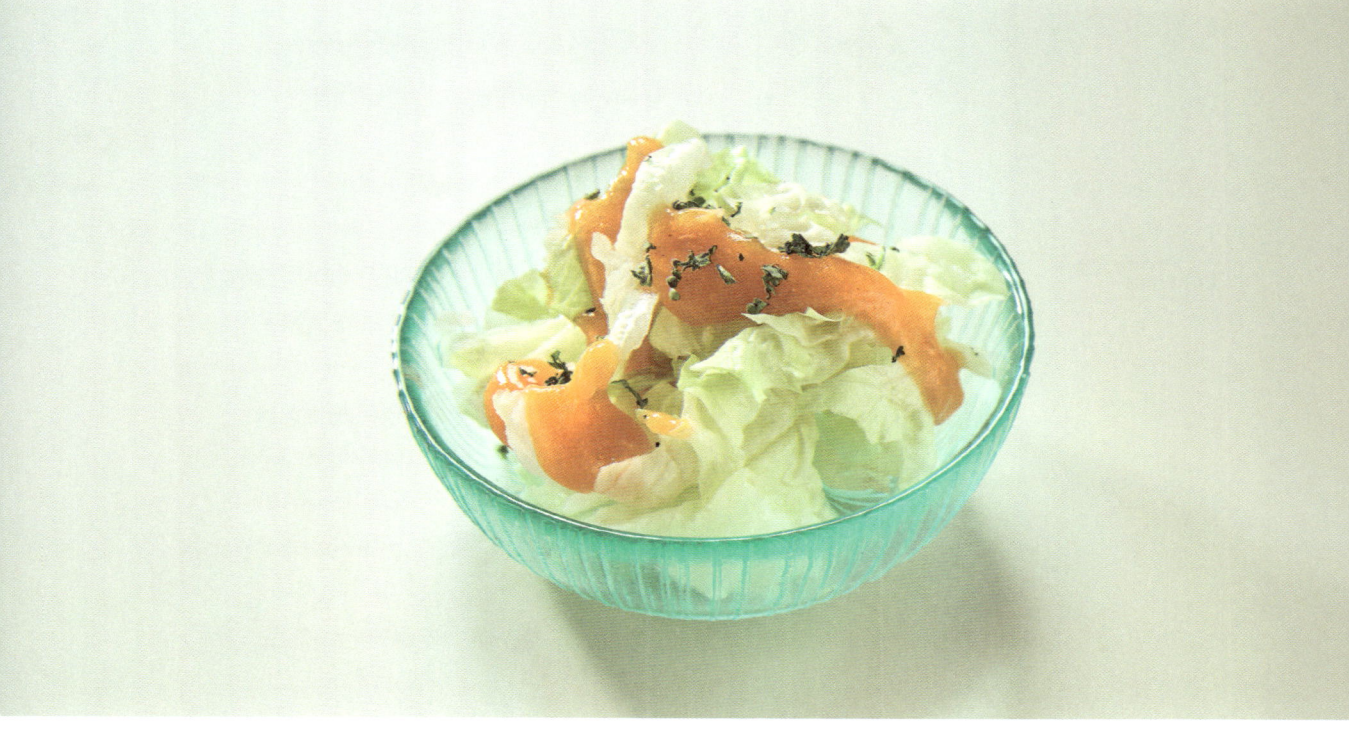

1인분 기준
133kcal

탄수화물 11g

단백질 1g

지방 10g

● **재료 1인분**

양상추 50g(2장)

홍시 50g(1/2개)

올리브오일 10mL(2작은술)

소금 약간

● 이렇게 만들어 봐요

1. 양상추는 씻어서 한 입 크기로 썰어 둡니다.
2. 홍시는 깨끗이 씻어 꼭지와 껍질을 제거하고 과육만 발라냅니다.
3. 볼에 홍시, 올리브오일, 소금을 넣고 섞어 줍니다.
4. 양상추 위에 홍시드레싱을 올려 마무리합니다.

조리 tips

+ 양상추는 부드러운 채소라 먹기 편한 편이지만, 생야채를 먹기 어렵다면 전자레인지에 30초 정도 돌려서 살짝 익혀 먹어도 좋아요.
+ 입안과 목에 통증이 있다면 식초가 들어가지 않은 드레싱을 선택해 주는 게 좋아요. 드레싱 없이 신선한 과일과 함께 샐러드를 즐겨도 좋고요. 홍시 대신 바나나, 사과, 포도 등 다양한 과일과 즐길 수 있어요. 오렌지나 레몬 같은 신 계열의 과일만 주의해 주세요.
+ 홍시드레싱을 냉장고에 차갑게 보관하면 더욱더 맛있어져요.

17 감자샐러드

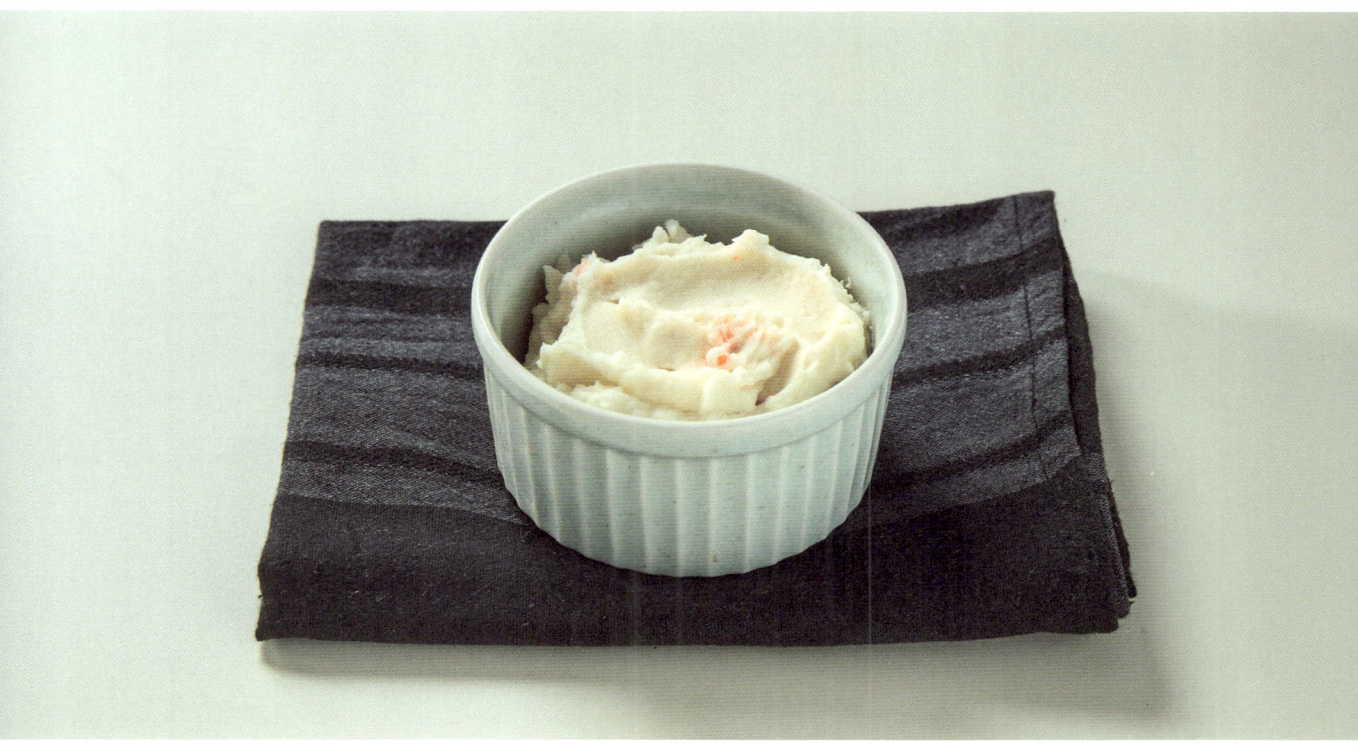

1인분 기준 277kcal
탄수화물 18g
단백질 6g
지방 20g

● **재료 2인분**

감자 200g(1개 반)

당근 30g(1/5개)

달걀 50~100g(1~2개, 선택)

기본 마요네즈드레싱 50mL(p. 54 참고)

소금 약간

● **이렇게 만들어 봐요**

1. 감자는 껍질을 벗기고 4등분을 한 후 찜기에 넣어 15~20분간 찝니다.
2. 냄비에 달걀이 푹 잠길 정도로 물을 넣고 소금도 소량 넣은 뒤 달걀을 센불에서 삶아 줍니다. 물이 끓으면 중불로 줄이고 12분간 삶습니다.
3. 당근은 잘게 다지고 삶은 달걀, 찐 감자를 포크로 으깬 후 섞어 줍니다.
4. 재료에 마요네즈드레싱을 넣고 잘 섞어 주면 완성입니다.

● **전자레인지 초간단 조리**

1. 감자를 적당한 크기(2등분 또는 4등분)로 자르고, 전용 용기에 물(3큰술)과 함께 넣어 주세요. 이 상태로 전자레인지에 5분 정도 돌려 식힌 후 껍질을 벗겨 줍니다.
2. 감자를 완전히 식힌 후 마요네즈드레싱에 버무리면 완성입니다(달걀이 들어가지 않는 버전입니다).

전자레인지에 돌릴 땐 스팀 구멍이 있는 전용 뚜껑을 사용하거나 랩으로 덮고 구멍을 뚫어 증기가 빠져나갈 수 있도록 해 주세요!

조리 *tips*

+ 샌드위치의 속 재료나 샐러드, 반찬으로 활용하기 좋아요.
+ 감자와 달걀은 충분히 식히고 나서 마요네즈에 버무려야 해요. 버무린 후에는 바로 냉장 보관해 주세요. 충분히 식히지 않으면 상할 수 있어요.

18 달걀찜

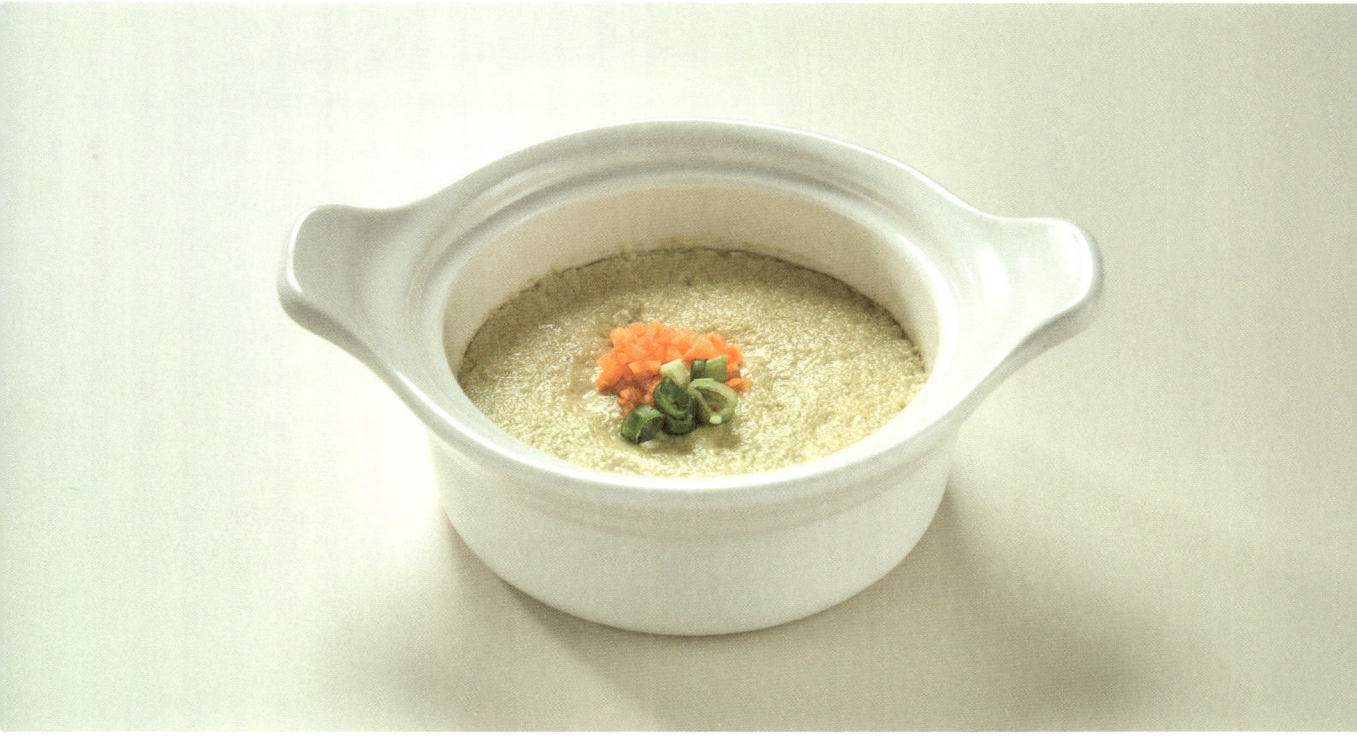

1인분 기준 130kcal
탄수화물 1g
단백질 10g
지방 9g

● 재료 2인분

달걀 150g(3개)
소금 1g(1/3작은술)
당근 10g(잘게 다진 것 1큰술)
물 또는 채소다시마육수 150mL(p. 43 참고)
참기름 5mL(1작은술)
쪽파 5g(다진 것, 1/2큰술)

● **이렇게 만들어 봐요**

1 달걀을 볼에 깨서 잘 풀어 주고, 당근과 쪽파는 잘게 다져 줍니다.

2 볼에 달걀 푼 물, 물(또는 육수), 소금을 넣고 부드러운 식감을 위해 체에 한번 걸러 줍니다(선택).

3 냄비에 달걀물과 당근을 넣고 약불에서 5~7분간 천천히 저어 가며 익힙니다.

4 뚜껑을 덮고 2~3분간 뜸을 들인 후, 참기름과 다진 쪽파를 뿌려 완성합니다.

● **전자레인지 초간단 조리**

1 달걀물과 당근, 소금, 참기름, 쪽파를 전용 용기에 넣고 전자레인지에 5분간 돌려 주세요.

전자레인지에 돌릴 땐 스팀 구멍이 있는 전용 뚜껑을 사용하거나 랩으로 덮고 구멍을 뚫어 증기가 빠져나갈 수 있도록 해 주세요!

조리 *tips*

+ 뚝배기에 찌면 보온 효과가 높아져 더 맛있고 따뜻하게 즐길 수 있어요.
+ 양념장을 추가해도 좋아요(간장 1작은술 + 참기름 1/2작은술).
+ 참치액(1작은술)을 넣으면 감칠맛이 살아나요.

19 표고버섯전

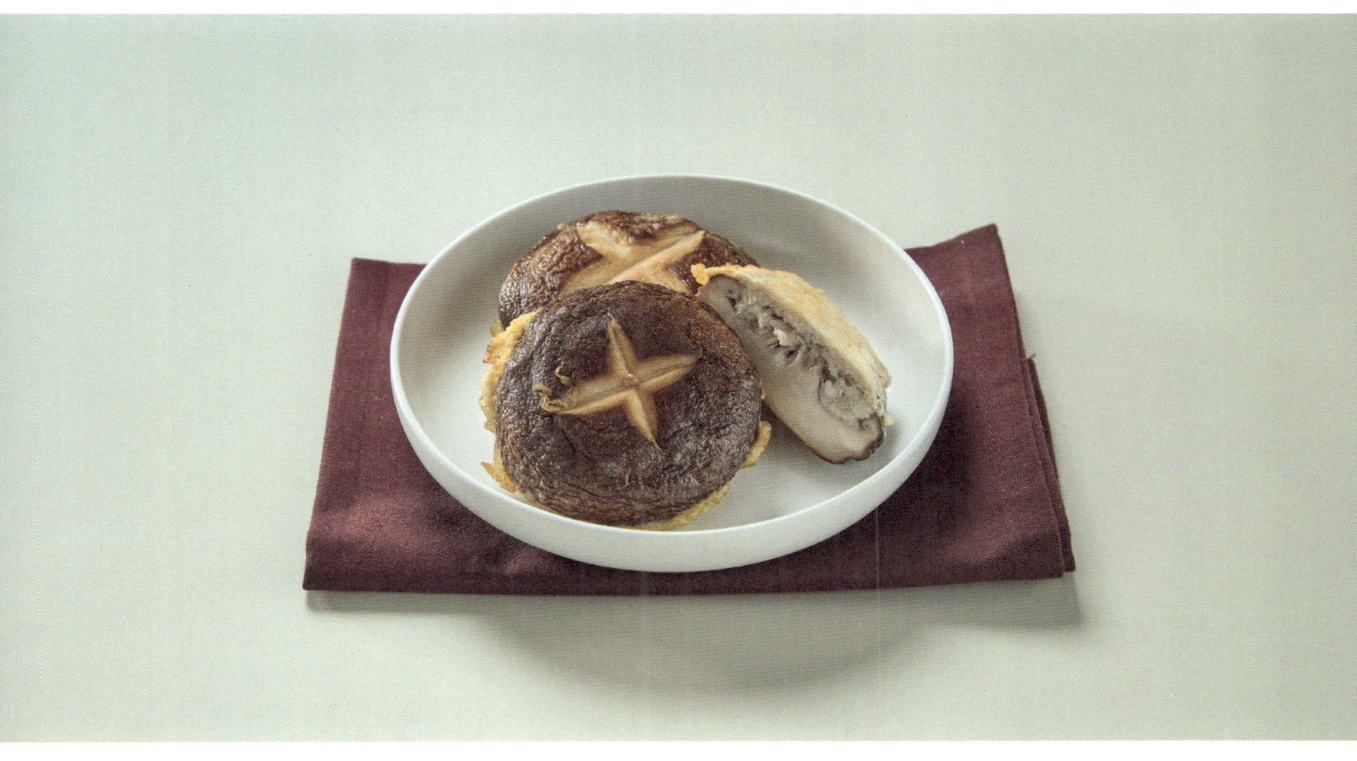

1인분 기준 264kcal
탄수화물 15g
단백질 18g
지방 15g

● 재료 2인분

표고버섯 80g(4~5개)
돼지고기 100g(다진 것)
두부 50g(1/4모)
양파 30g(1/6개)
쪽파 5g(1줄기)
다진 마늘 5g(1작은술)
소금 1g(1/3작은술)
달걀 50g(1개)
밀가루 20g(2큰술)
올리브오일 10mL(2작은술)
후추 약간

● **이렇게 만들어 봐요**

1. 표고버섯은 밑동을 제거하고 안쪽을 숟가락으로 살짝 파 줍니다. 달걀은 볼에 잘 풀어 줍니다.
2. 두부는 키친타월로 감싸 물기를 제거한 후 으깨고 양파, 쪽파는 잘게 다집니다.
3. 다진 돼지고기에 으깬 두부, 다진 양파와 마늘, 소금, 후추를 넣고 반죽합니다.
4. 손질한 표고버섯 안쪽에 고기 반죽을 채웁니다.
5. 밀가루와 달걀물을 표고버섯에 고루 묻힙니다.
6. 팬에 올리브오일을 두르고, 중약 불로 고기 면을 먼저 익힌 후 버섯 면을 익혀 줍니다.
7. 완전히 익으면 불을 끄고 그릇에 담아 줍니다.

조리 tips

+ 저지방 식단을 원하는 경우, 돼지고기 대신 닭가슴살을 사용하면 좋아요.
+ 〈이렇게 만들어 봐요〉 3번 단계에 밀가루와 달걀물을 묻혀 프라이팬에 부치면 동그랑땡도 만들 수 있어요.

20 버섯마늘종장아찌

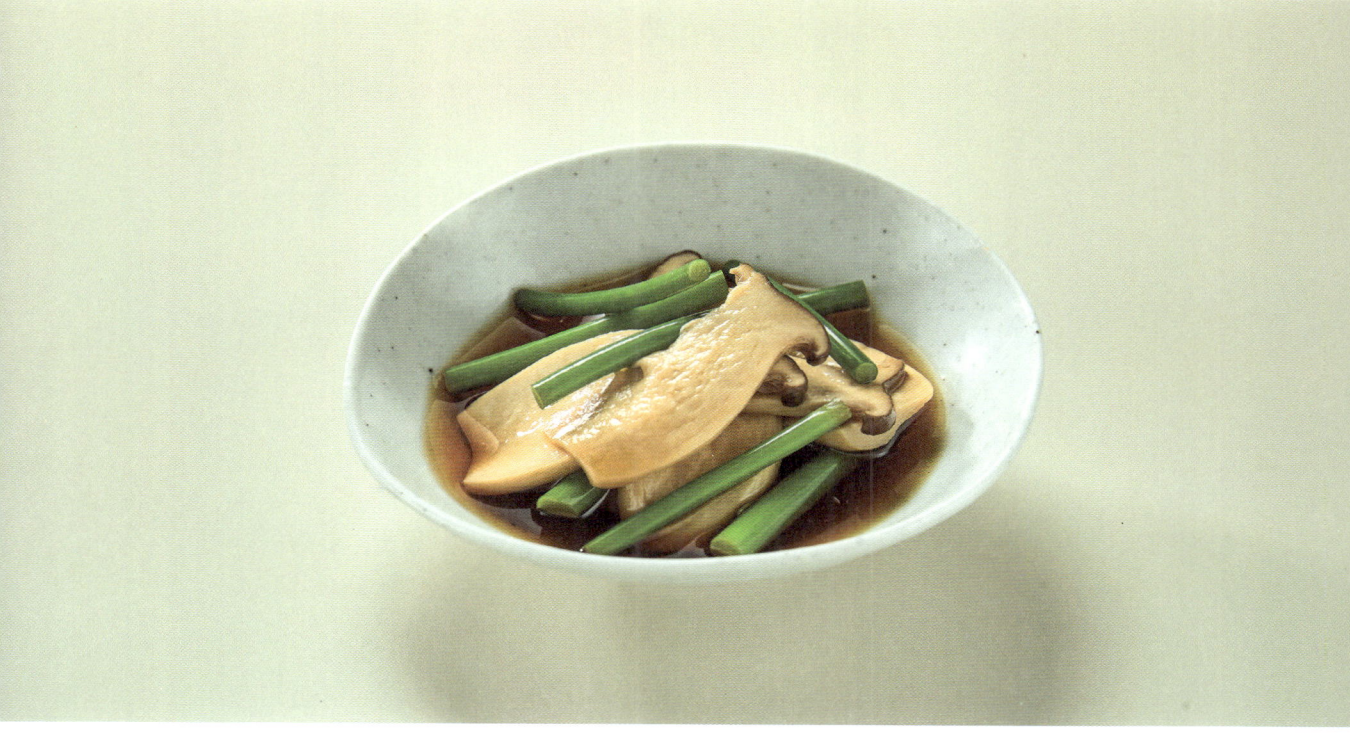

1인분 기준
86kcal

탄수화물
19g

단백질
5g

지방
0g

● 재료 3인분

새송이버섯 120g(1개)
마늘종 100g(1줌)
소금 2g(1/2작은술)
물 200mL(1컵)
간장 50mL(1/4컵)
식초 25mL(5작은술)
매실청 20mL(4작은술)
다시마 5g
(손바닥 크기의 1/4 조각)

통후추 3~4알

● **이렇게 만들어 봐요**

1. 마늘종은 4~5cm 길이로 자르고, 새송이버섯은 세로로 얇게 썹니다.
2. 끓는 물에 소금을 넣고 마늘종을 10초간 데친 후, 바로 찬물에 담가 색을 유지시킵니다.
3. 버섯은 팬에 기름 없이 약불에서 수분을 날리듯 살짝 볶아 줍니다.
4. 냄비에 물, 간장, 식초, 매실청, 다시마, 통후추를 넣고 한소끔 끓여 절임 국물을 만들고 충분히 식혀 둡니다.
5. 소독한 유리병에 마늘종과 버섯을 담고, 식힌 절임 국물을 부어 마무리합니다.

● **전자레인지 초간단 조리**

1. 장아찌 절임 국물 재료(물, 간장, 식초, 매실청, 다시마, 통후추)를 전용 용기에 넣고 섞은 뒤, 전자레인지에 4분간 돌려 줍니다.
2. 새송이버섯은 (뚜껑 없이) 2분, 마늘종은 물(20mL)과 함께 2분간 전자레인지에 돌린 후 물기를 제거해 줍니다.
3. 소독한 유리병에 버섯과 마늘종, 식힌 장아찌 절임 국물을 한데 넣어 주면 완성입니다.

전자레인지에 돌릴 땐 스팀 구멍이 있는 전용 뚜껑을 사용하거나 랩으로 덮고 구멍을 뚫어 증기가 빠져나갈 수 있도록 해 주세요!

조리 *tips*

+ 실온에서 하루 정도 보관한 뒤 냉장고에서 3일 이상 숙성 후 드세요.
+ 마늘종 대신 부추나 아스파라거스 등을 사용해도 좋아요.

21 오이장아찌

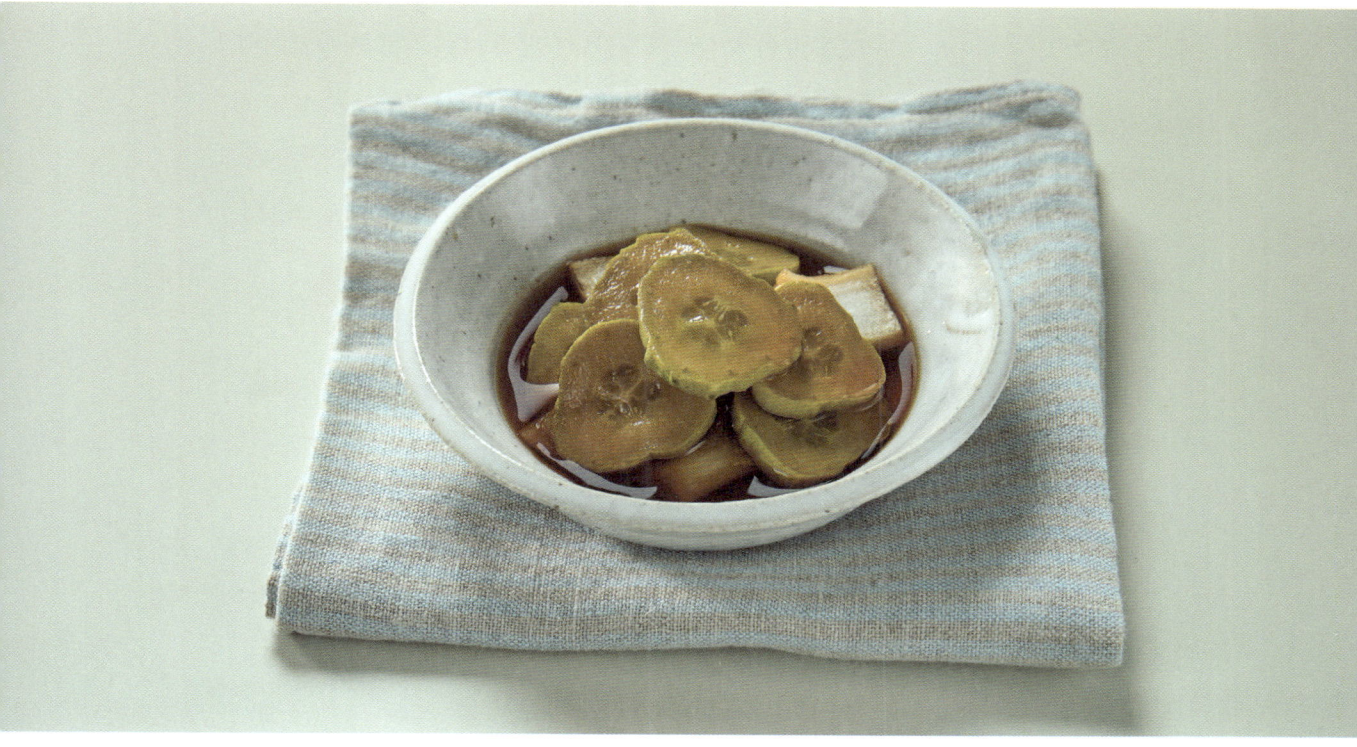

1인분 기준 48kcal
탄수화물 10g
단백질 2g
지방 0g

● 재료 3인분

오이 150g(1개)
양파 60g(1/3개)
소금 2g(1/2작은술)
물 200mL(1컵)
간장 50mL(1/4컵)
식초 25mL(5작은술)
매실청 20mL(4작은술)
다시마 5g
(손바닥 크기의 1/4 조각)

통후추 3~4알

- **이렇게 만들어 봐요**

    1. 오이는 깨끗이 씻어 0.5cm 두께로 썰고, 양파는 채를 썰거나 먹기 좋게 깍둑썰어 줍니다.
    2. 오이와 양파를 볼에 넣고 소금을 뿌려 10분 정도 절인 후 흐르는 물에 살짝 헹구고 체에 밭쳐 물기를 제거합니다.
    3. 냄비에 물, 간장, 식초, 매실청, 다시마, 통후추를 넣고 한소끔 끓여 절임 국물을 만들고 충분히 식혀 둡니다.
    4. 소독한 유리병에 오이와 양파를 담고, 식힌 절임 국물을 부어 마무리합니다.

- **전자레인지 초간단 조리**

    1. 장아찌 절임 국물 재료를 전용 용기에 넣고 잘 섞은 뒤, 전자레인지에 4분간 돌려 줍니다.
    2. 소금에 절인 오이와 양파를 물에 살짝 헹군 뒤 물기를 제거하고, 식힌 장아찌 절임 국물을 부어 주면 완성입니다.

        전자레인지에 돌릴 땐 스팀 구멍이 있는 전용 뚜껑을 사용하거나 랩으로 덮고 구멍을 뚫어 증기가 빠져나갈 수 있도록 해 주세요!

조리 *tips*

+ 실온에서 하루 정도 보관한 뒤 냉장고에서 3일 이상 숙성 후 드세요.
+ 물에 씻어 샐러드에 넣거나, 초밥이나 덮밥 위에 올려서 먹어도 좋아요.

22 채소피클

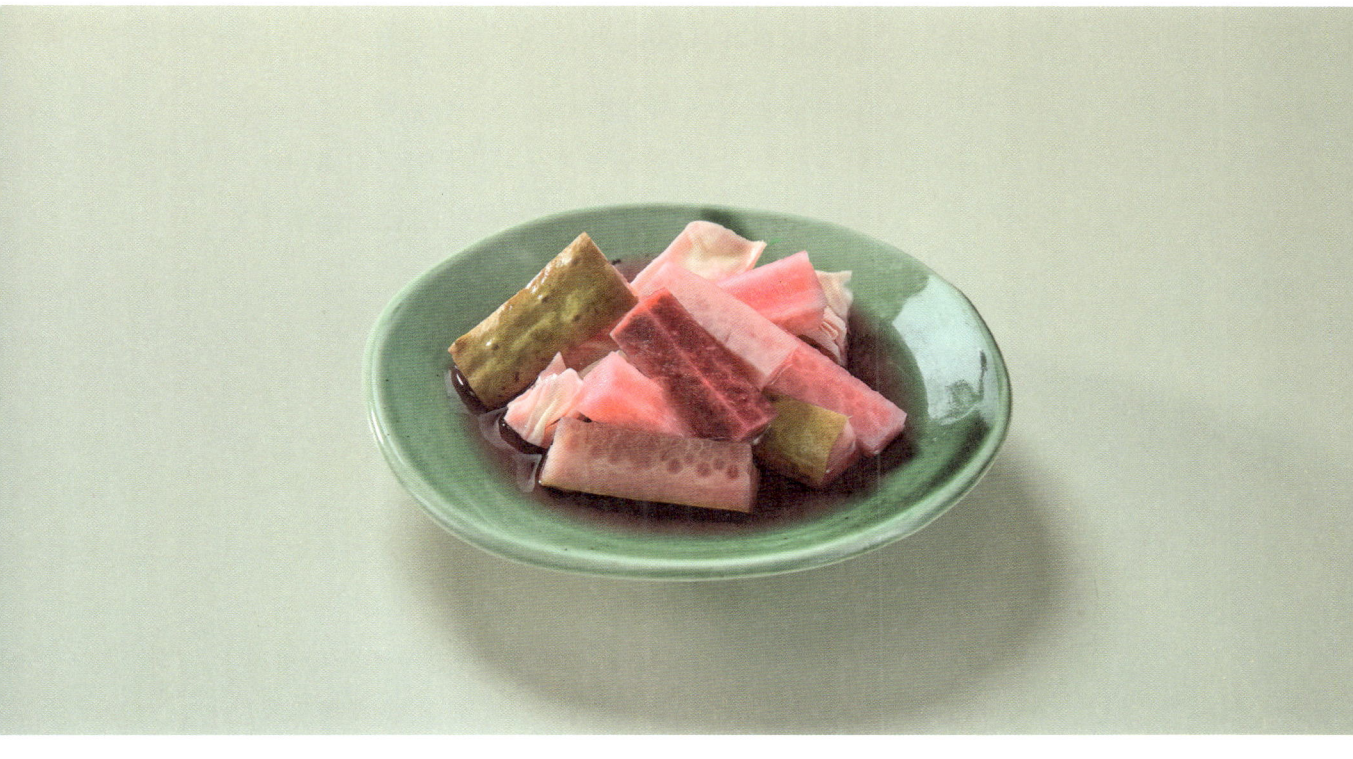

1인분 기준 33kcal
탄수화물 8g
단백질 1g
지방 0g

● 재료 4인분

오이 50g(1/3개)
무 100g(1/10개)
양배추 100g(3~4장)
비트 20g
소금 2g(1/2작은술)
물 200mL(1컵)
식초 50mL(1/4컵)
매실청 25mL(5작은술)
소금 1g(1/3작은술)
통후추 3~4알
월계수잎 1장(선택)

● 이렇게 만들어 봐요

1. 오이, 무, 양배추, 비트를 씻어 먹기 좋은 크기로 썰어 줍니다.
2. 볼에 재료를 담고 소금을 뿌려 10분 정도 절인 후, 흐르는 물에 씻어 체에 밭쳐 둡니다.
3. 냄비에 물, 식초, 매실청, 소금, 통후추, 월계수잎을 넣고 한소끔 끓여 절임 국물을 만들고 충분히 식혀 둡니다.
4. 소독한 유리병에 재료를 담고, 식힌 절임 국물을 부어 완성합니다.

● 전자레인지 초간단 조리

1. 피클 절임 국물 재료를 전용 용기에 넣고 잘 섞은 뒤, 전자레인지에 4분간 돌려 줍니다.
2. 소금에 절인 채소들을 물에 살짝 헹군 뒤 물기를 제거하고, 식힌 피클 절임 국물을 부어 주면 완성입니다.

   전자레인지에 돌릴 땐 스팀 구멍이 있는 전용 뚜껑을 사용하거나 랩으로 덮고 구멍을 뚫어 증기가 빠져나갈 수 있도록 해 주세요!

조리 *tips*

+ 실온에서 하루 정도 보관한 뒤 냉장고에서 3일 이상 숙성 후 드세요.

23 연근피클

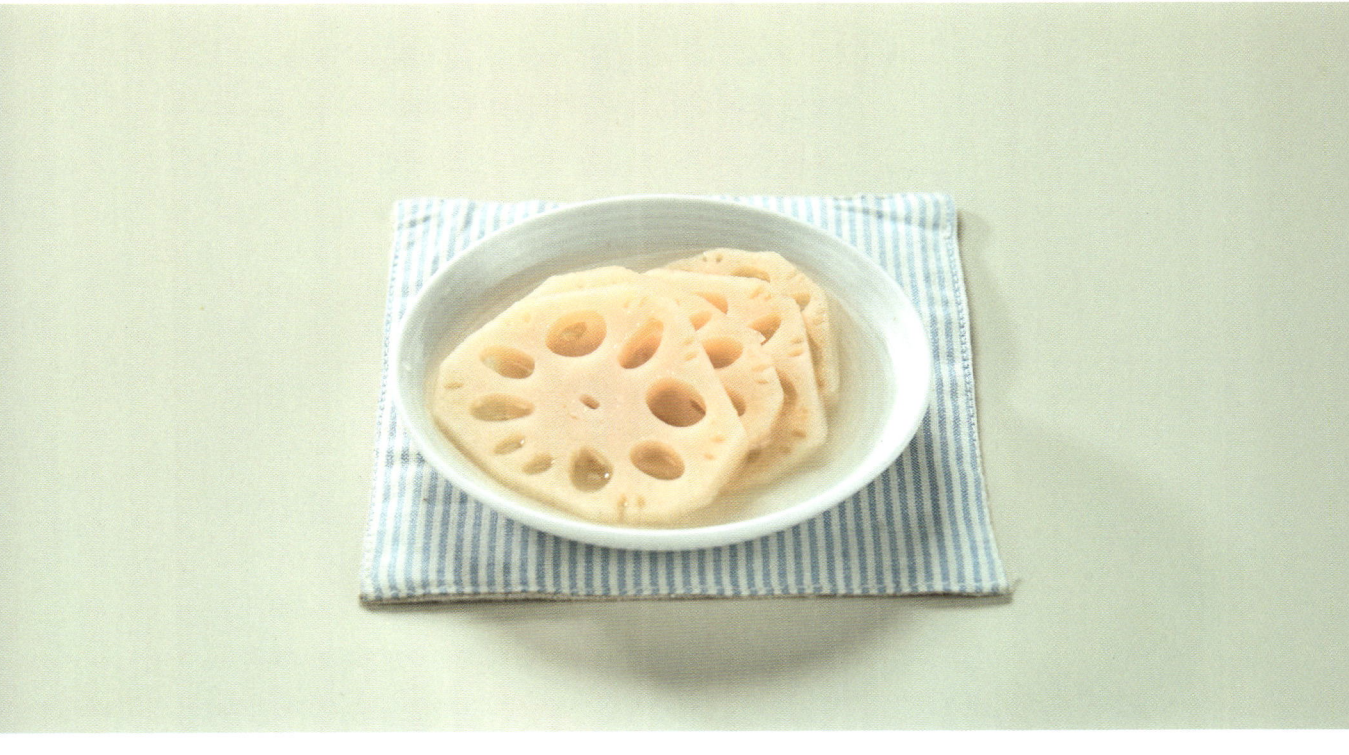

1인분 기준 73kcal
탄수화물 17g
단백질 1g
지방 0g

● 재료 3인분

연근 200g(1개)
식초 5mL(1작은술)
물 200mL(1컵)
식초 50mL(1/4컵)
매실청 25mL(5작은술)
소금 1g(1/3작은술)
통후추 3~4알
월계수잎 1장(선택)

● 이렇게 만들어 봐요

1. 연근은 껍질을 벗기고 0.5cm 두께로 썰어 줍니다.
2. 끓는 물에 식초를 넣고 연근을 1~2분간 데친 후 찬물에 헹궈 체에 밭쳐 둡니다.
3. 냄비에 물, 식초, 매실청, 소금, 통후추, 월계수잎을 넣고 한소끔 끓여 절임 국물을 만들고 충분히 식혀 둡니다.
4. 소독한 유리병에 재료를 담고, 식힌 절임 국물을 부어 완성합니다.

● 전자레인지 초간단 조리

1. 피클 절임 국물 재료를 전용 용기에 넣고 잘 섞은 뒤, 전자레인지에 4분간 돌려 줍니다.
2. 데친 연근을 물에 살짝 헹군 뒤 물기를 제거하고, 식힌 피클 절임 국물을 부어 주면 완성입니다.

   전자레인지에 돌릴 땐 스팀 구멍이 있는 전용 뚜껑을 사용하거나 랩으로 덮고 구멍을 뚫어 증기가 빠져나갈 수 있도록 해 주세요!

조리 *tips*

+ 실온에서 하루 정도 보관한 뒤 냉장고에서 2~3일 숙성 후 섭취해 주세요.
+ 얇게 썰어 샐러드에 곁들이거나, 볶음 요리에 활용해도 좋아요.

24
매실청 & 매실장아찌무침

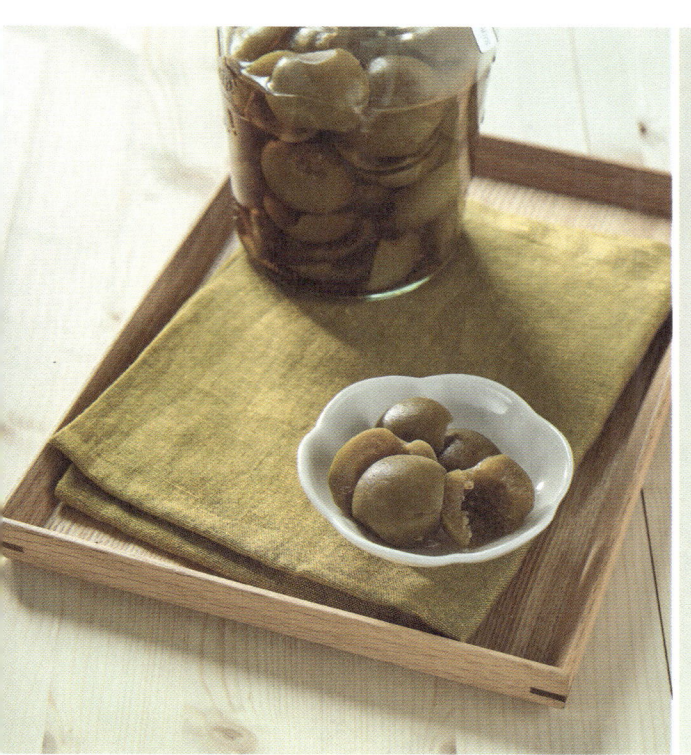
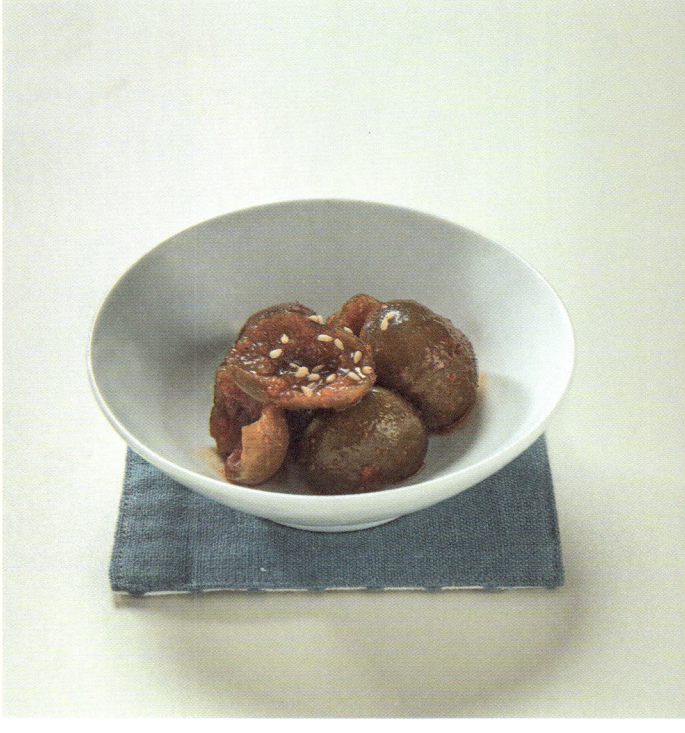

1인분 기준 101kcal 무침만

탄수화물 25g

단백질 0g

지방 0g

● 재료 30인분

청매실 1kg
설탕 600g
꿀 100mL

조리 tips

+ 매실장아찌로 먹고 싶다면, 저염 고추장 양념(p. 47 참고)을 이용해 보세요(매실장아찌 100g당 양념장은 20g 정도 넣으면 좋아요).

● 이렇게 만들어 봐요

1. 청매실은 여러 번 비벼 가며 물에 깨끗이 씻고 꼭지를 따 준 뒤 물기를 완전히 제거합니다.
2. 소독한 유리병에 매실을 넣고 꿀과 설탕을 차례로 넣어 줍니다. 맨 위에 설탕이 올라오도록 해 줍니다.
3. 병뚜껑을 닫고 서늘한 곳에서 3개월 숙성 후 매실만 걸러 내면 매실청이 됩니다.
4. 건져 낸 매실(장아찌)은 양념장을 활용해 고추장무침 반찬으로 만들어 보세요. 매실 씨를 뺀 다음 먹기 좋은 크기로 잘라 주고, 저염 고추장 양념과 함께 버무려 주면 매실장아찌무침이 완성됩니다.

조리 tips

+ 흠집이 없는 매실이 매실청을 담그기 좋아요. 만약 매실에 흠집이 있다면 칼로 도려내 주세요.
+ 매실을 다져서 쌈장에 섞어 먹어도 맛있어요.

25 동치미

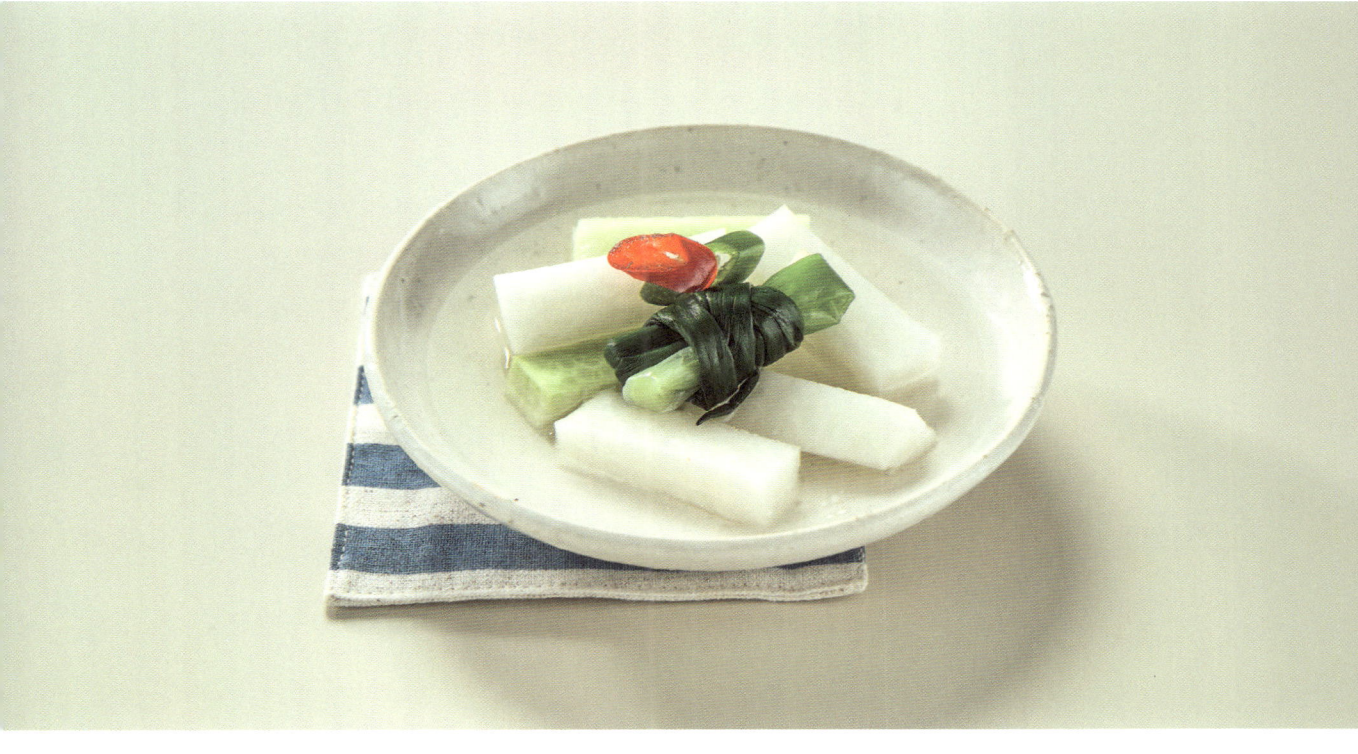

1인분 기준 35kcal
탄수화물 8g
단백질 1g
지방 0g

● 재료 5인분

무 500g(1/2개)
쪽파 30g(6줄기)
홍고추 20g(선택)
천일염(굵은소금) 10g(1큰술)
생강 5g(1/2쪽)
마늘 10g(2쪽)
물 1L(5컵 반)

소금 20g(2큰술)
설탕 10g(1큰술)

● **이렇게 만들어 봐요**

1. 무를 깨끗이 씻어 길이 5~7cm, 두께 1cm로 썰고 천일염을 뿌려 하루 동안 절입니다.
2. 쪽파는 적당한 크기로 썰고 마늘과 생강은 편으로 썰어 줍니다. 홍고추(선택)는 어슷썰거나 통으로 사용합니다.
3. 냄비에 물, 소금, 설탕을 넣고 한소끔 끓인 후 완전히 식혀 줍니다.
4. 소독한 용기에 절인 무, 홍고추(선택), 쪽파, 생강, 마늘을 넣고 식힌 절임 국물을 부어 실온에서 이틀간 발효시킨 다음 냉장 보관합니다. 냉장고에서 3일 정도 숙성 후 드시면 됩니다.

조리 *tips*

+ 동치미 국물은 잘 익혀서 국수나 묵밥 등에 육수로 활용해도 좋아요.
+ 김치 대신 개운한 맛으로 즐기기 좋고, 목에 통증이 있을 때 국물만 차갑게 해서 마셔 주면 좋아요.

26 배추겉절이

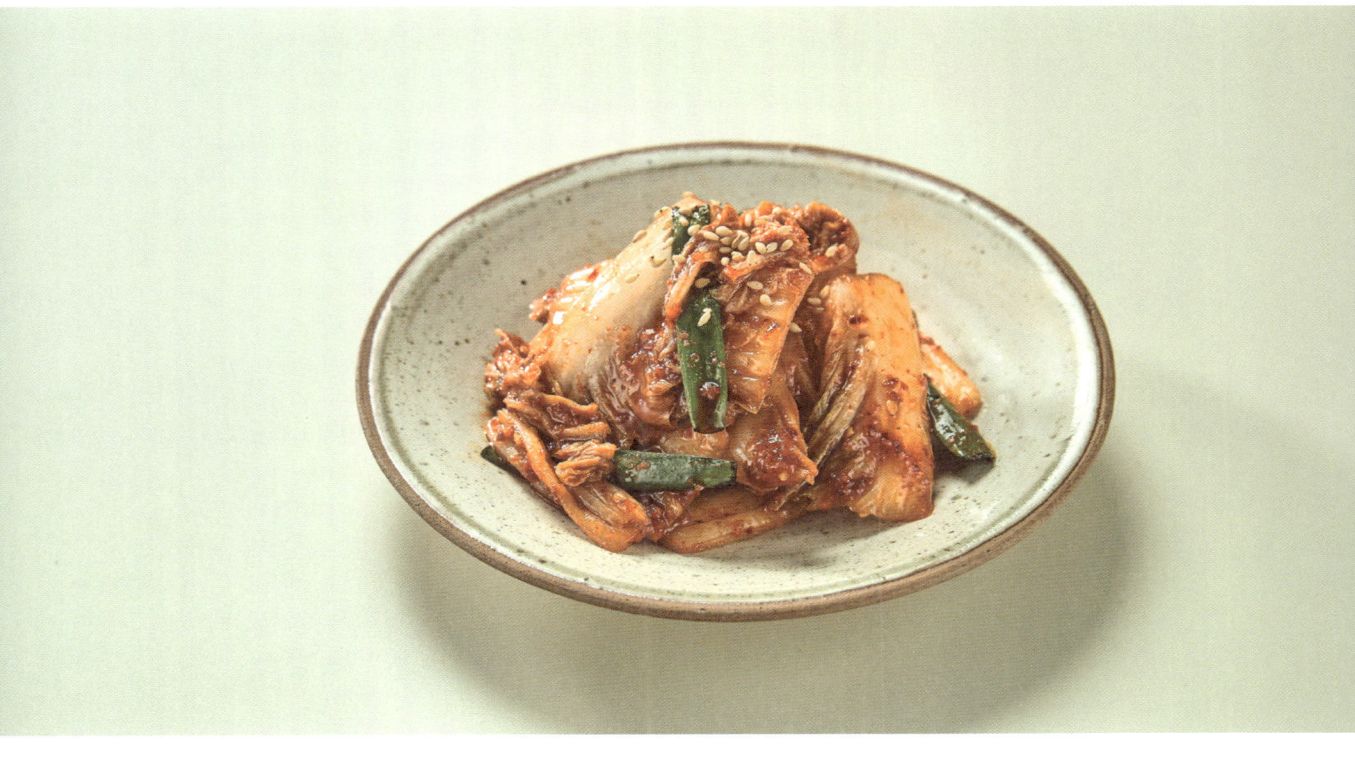

1인분 기준 59kcal
탄수화물 11g
단백질 3g
지방 1g

● **재료 4인분**

배추(알배추) 400g
천일염 20g(2큰술)
쪽파 30g(6줄기)
고춧가루 30g(3큰술)
올리고당 또는 꿀 5mL(1작은술)
멸치액젓 5mL(1작은술)
다진 마늘 10g(1큰술)
깨 5g(1/2큰술)
매실청 10mL(2작은술)

● **이렇게 만들어 봐요**

1. 배추는 한 입 크기로 잘라 천일염을 뿌려 한 시간 정도 절인 뒤 물에 헹궈 체에 밭쳐 둡니다. 쪽파는 4~5cm 길이로 썰어 줍니다.

2. 볼에 고춧가루, 올리고당, 멸치액젓, 다진 마늘, 매실청을 넣고 양념장을 만듭니다.

3. 양념장과 배추 그리고 쪽파를 넣고 골고루 버무린 후 깨를 뿌려 완성합니다.

조리 tips

+ 완성 후 바로 드실 수 있어요.
+ 냉장 보관 시 하루이틀 내로 먹는 것이 좋으니 번거로워도 그때그때 먹을 만큼만 만드세요.

27 오이겉절이

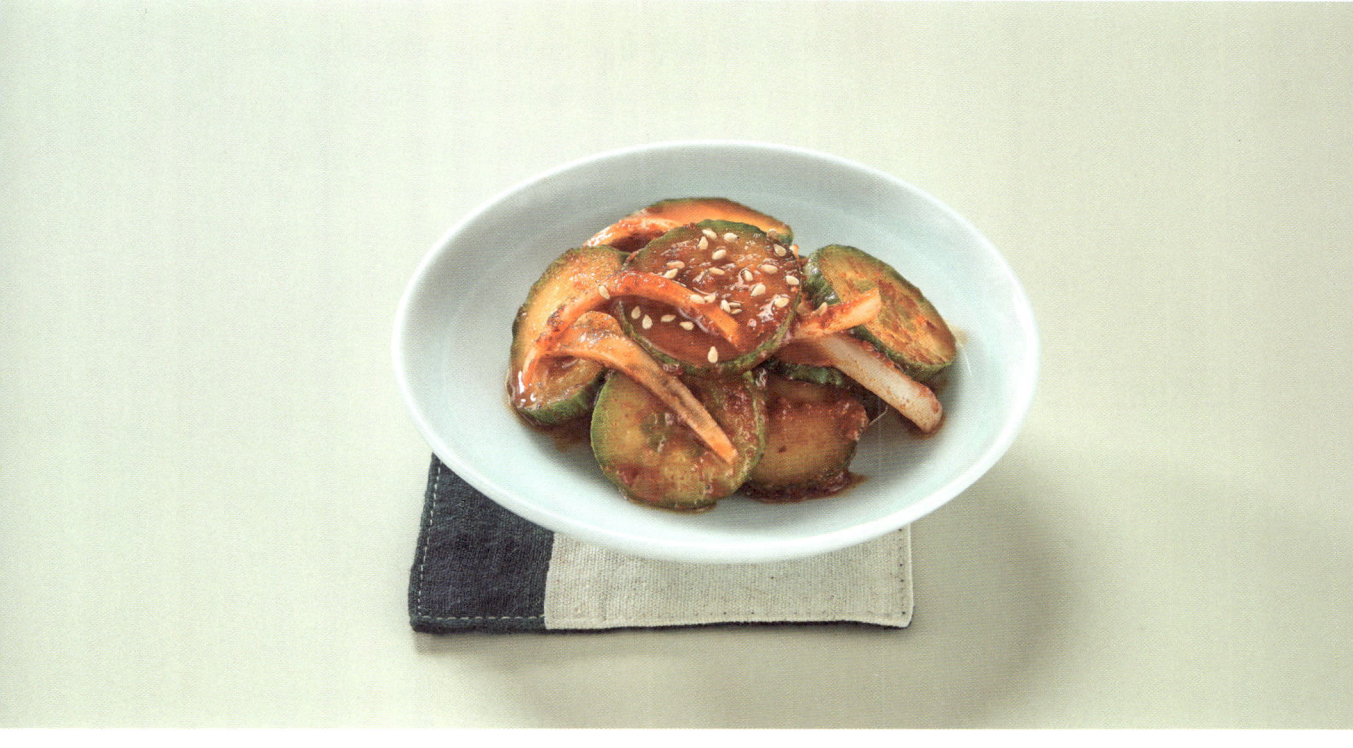

1인분 기준 49kcal
탄수화물 9g
단백질 2g
지방 1g

● 재료 4인분

오이 300g(2개)
천일염 10g(1큰술)
양파 50g(1/4개)
고춧가루 20g(2큰술)
올리고당 또는 꿀 5mL(1작은술)
멸치액젓 5mL(1작은술)
다진 마늘 10g(1큰술)
깨 5g(1/2큰술)
매실청 10mL(2작은술)
소금 약간

● 이렇게 만들어 봐요

1. 오이와 양파를 먹기 좋은 크기로 썰어 줍니다.
2. 볼에 오이를 넣고 천일염을 뿌려 20분간 절인 뒤 물에 헹궈 주고, 물기도 제거해 줍니다.
3. 볼에 고춧가루, 올리고당, 멸치액젓, 다진 마늘, 매실청을 넣고 양념장을 만듭니다.
4. 오이와 양파를 넣고 골고루 버무린 후 추가로 깨를 뿌려 완성합니다.

조리 *tips*

+ 완성 후 바로 드실 수 있어요.
+ 냉장 보관 시 하루이틀 내로 먹는 것이 좋아요.
+ 겉절이 양념에 다른 채소들을 무쳐 먹어도 좋아요.

28 시골된장찌개

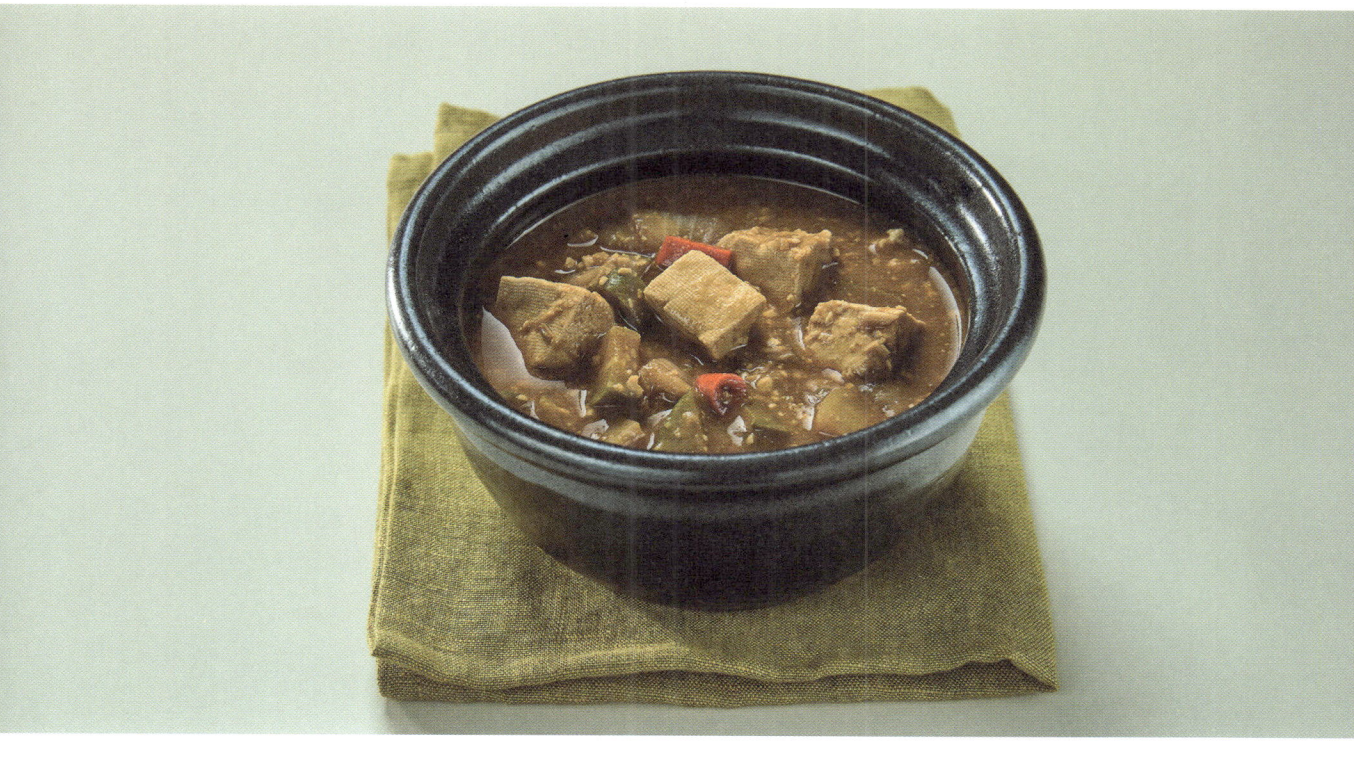

1인분 기준 202kcal
탄수화물 19g
단백질 16g
지방 7g

● 재료 1인분

재래된장 20g(1큰술)
두부 120g(1/2모)
애호박 30g(1/3개)
양파 30g(1/6개)
감자 40g(1/4개)
대파 또는 쪽파 10g
멸치육수 500mL(p. 43 참고)

다진 마늘 5g(1작은술)
고춧가루 2g(1/2작은술, 선택)
청양고추 5g(선택)

● 이렇게 만들어 봐요

1. 애호박, 감자, 양파는 한 입 크기로 준비합니다. 두부는 2cm 크기로 깍둑썰고, 청양고추와 대파, 쪽파는 송송 썰어 줍니다.

2. 육수에 된장을 풀고, 먼저 감자와 양파를 넣고 끓입니다. 감자가 반쯤 익으면 애호박, 두부, 다진 마늘을 넣고 약 3분간 더 끓입니다.

3. 마지막에 대파나 쪽파를 넣고 마무리합니다. 기호에 따라 청양고추, 고춧가루를 넣어 주면 완성입니다.

조리 *tips*

+ 쌀뜨물에 된장을 풀면 더 고소한 맛이 나요.
+ 소고기를 넣어도 좋아요. 소고기(선택)는 찬물에 담가 핏물을 제거한 후 먹기 좋은 크기로 썰어 주세요. 냄비에 다진 마늘과 함께 볶다가 육수를 부은 다음 된장을 풀고, 채소들을 넣고 끓이면 완성!

29 순두부달걀탕

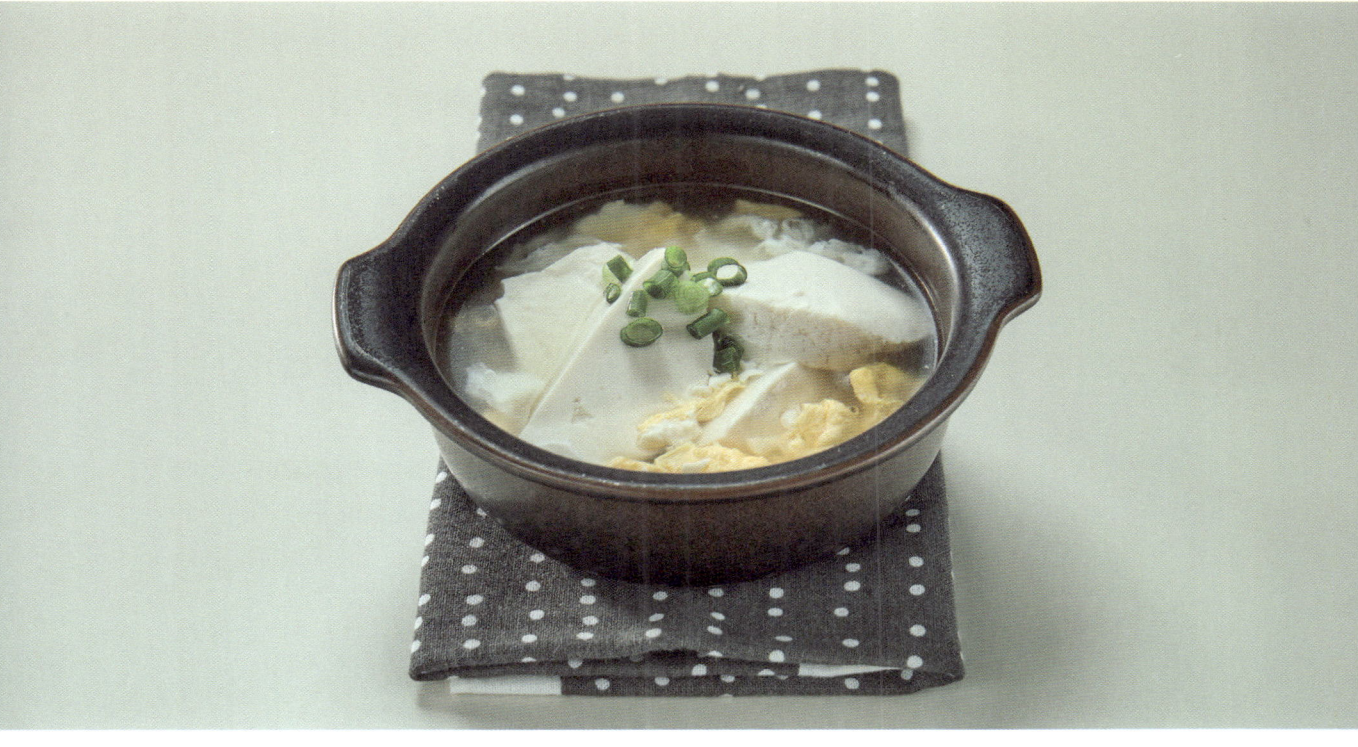

● 재료 4인분

순두부 200g
달걀 50g(1개)
대파 또는 쪽파 10g
채소다시마육수 500mL
(p. 43 참고)
소금 2g(1/2작은술)
다진 마늘 3g(1/2작은술)
후추 약간

1인분 기준
270kcal

탄수화물
9g

단백질
26g

지방
14g

● **이렇게 만들어 봐요**

1 순두부는 3등분을 해 주고, 대파나 쪽파는 송송 썹니다. 달걀은 잘 풀어 둡니다.

2 냄비에 육수를 끓이고, 육수가 끓으면 다진 마늘과 순두부를 넣고 2~3분간 더 끓입니다.

3 소금과 후추로 간을 맞추고, 달걀물을 천천히 부어 줍니다. 마지막으로 대파나 쪽파를 올려 1분간 끓여 주면 완성입니다.

조리 *tips*

+ 김 가루(무조미 김)를 더해도 맛있어요. 조미된 김 가루를 넣을 경우, 소금 사용량을 조금 줄여 주세요.

+ 새우젓(1작은술)이나 멸치액젓(1작은술)을 넣으면 감칠맛이 살아나요. 이때도 마찬가지로 소금 사용량을 줄여 주세요.

30 김치찌개

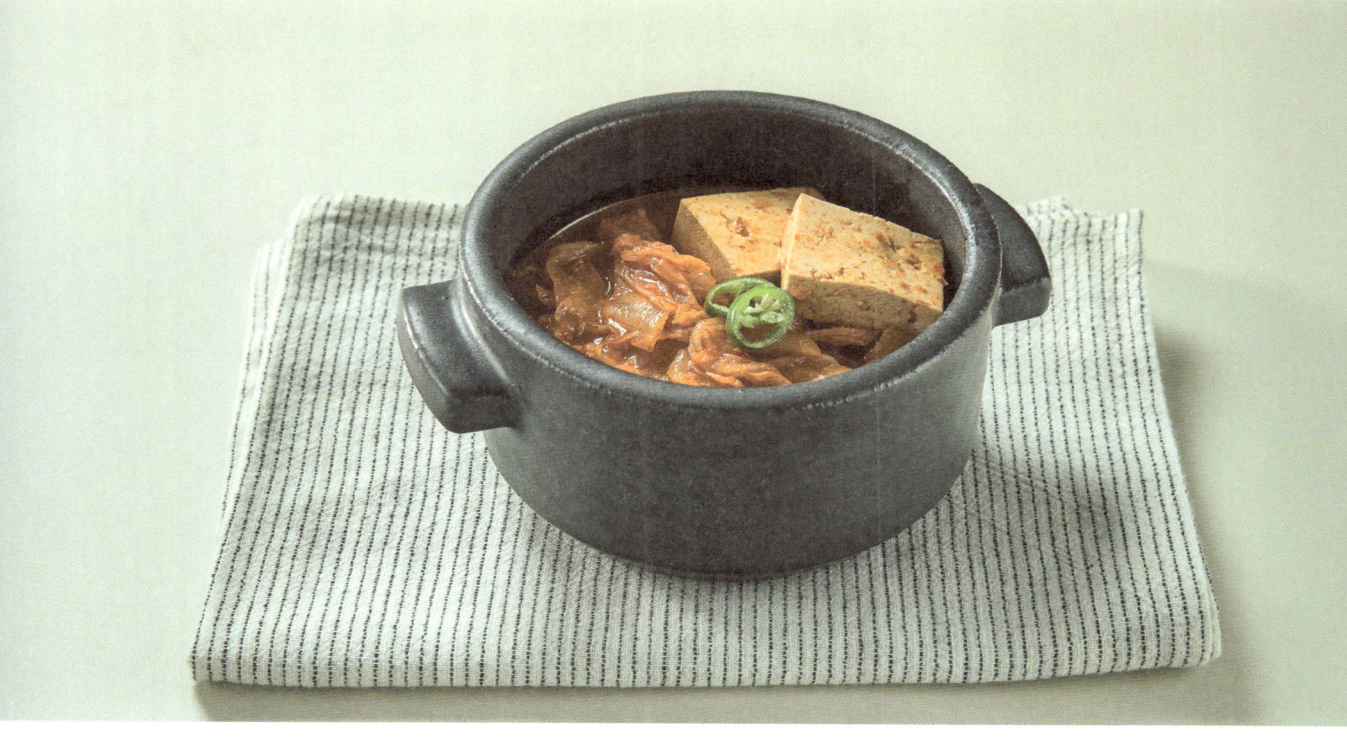

● 재료 1인분

묵은지 150g

두부 100g(1/2모)

양파 30g(1/6개)

청양고추 5g(선택)

대파 또는 쪽파 10g

멸치육수 500mL(p. 43 참고)

다진 마늘 5g(1작은술)

고춧가루 2g(1/2작은술)

국간장 5mL(1작은술)

1인분 기준 183kcal

탄수화물 19g

단백질 14g

지방 5g

● **이렇게 만들어 봐요**

1. 묵은지와 양파는 한 입 크기로 자르고, 청양고추(선택)와 대파, 쪽파는 송송 썰어 둡니다. 두부는 2cm 크기로 깍둑썰어 준비합니다.

2. 냄비에 묵은지를 넣고 중불에서 5분 정도 볶다가, 멸치 육수를 붓고 다진 마늘을 넣어 10분간 끓여 줍니다.

3. 두부, 양파, 고춧가루, 국간장을 넣고 3분간 더 끓인 뒤 청양고추와 대파(또는 쪽파)를 넣어 마무리합니다.

조리 tips

+ 된장(1작은술)을 넣으면 감칠맛이 살아나요. 국간장 대신 넣어 보세요.

+ 돼지고기를 추가해도 좋아요. 돼지고기(선택)는 찬물에 담가 핏물을 제거한 후 먹기 좋은 크기로 썰어 주세요. 냄비에 묵은지와 함께 볶다가 육수를 붓고, 채소들과 양념을 넣고 끓이면 완성!

31 콩나물냉국

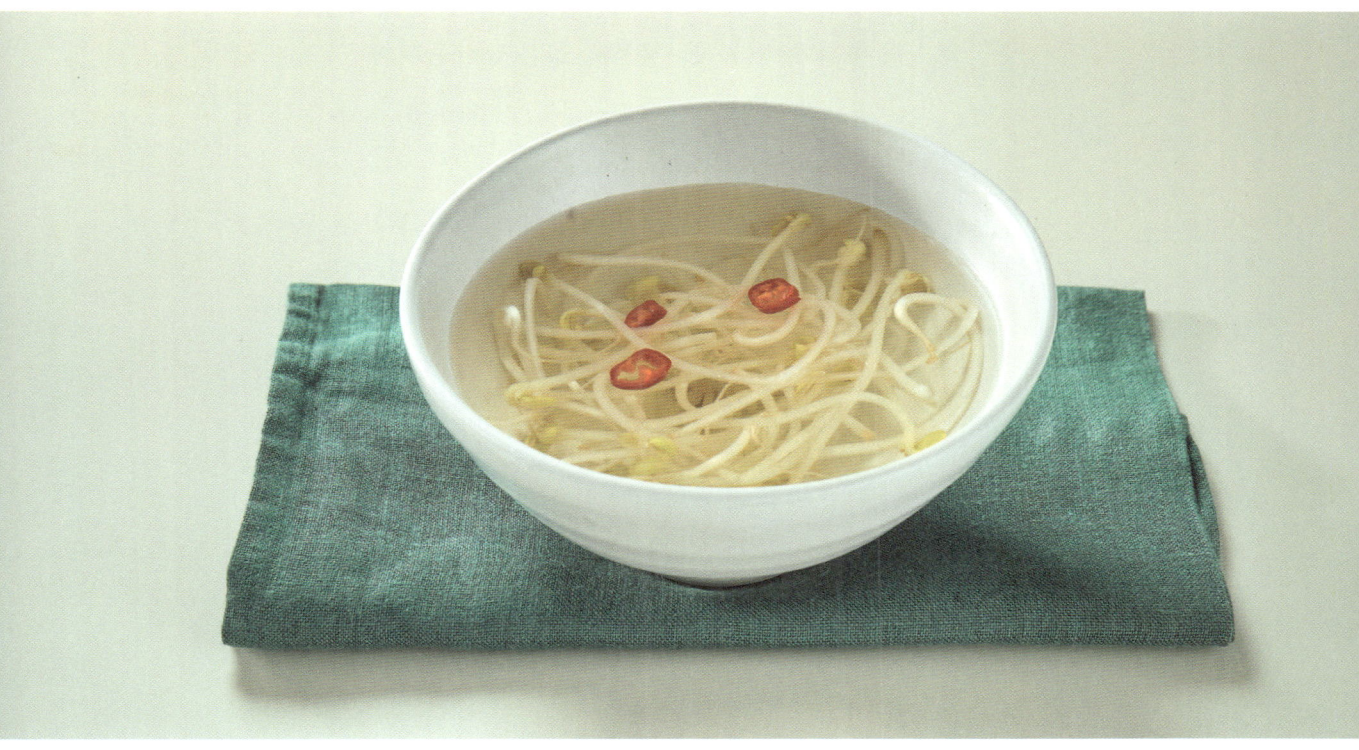

1인분 기준 74kcal

탄수화물 10g

단백질 6g

지방 2g

● 재료 1인분

콩나물 100g(1줌)
대파 10g(1/6대)
홍고추 5g(선택)
오이 30g(1/5개, 선택)
물 250mL(1컵 반)
소금 2g(1/2작은술)
식초 10mL(2작은술, 선택)

설탕 3g(1작은술)
다진 마늘 3g(1/2작은술)
깨 2g(1/2작은술)

● 이렇게 만들어 봐요

1. 콩나물을 깨끗이 씻고, 대파와 홍고추(선택)는 송송 썰어 둡니다. 오이(선택)는 채 썰어 준비해 둡니다.
2. 냄비에 물을 넣고 콩나물을 살짝 데친 후 콩나물만 따로 건져 줍니다. 콩나물 데친 물은 식혀 줍니다.
3. 콩나물 데친 물에 소금, 설탕, 다진 마늘, 식초(선택)를 넣어 간을 합니다.
4. 간이 다 된 콩나물 국물에 콩나물, 대파, 홍고추, 오이(선택)를 넣고 냉장고에서 1시간 정도 차갑게 해 줍니다. 먹기 전에 깨를 뿌려 마무리합니다.

● 전자레인지 초간단 조리

1. 전용 용기에 콩나물과 물(120mL)을 붓고 전자레인지에 3~4분간 돌려 줍니다.
2. 콩나물과 국물을 따로 식히고, 국물에 물(100mL)과 소금, 설탕, 다진 마늘, 식초(선택)를 넣고 간을 해 주세요.
3. 간이 다 된 콩나물 국물에 콩나물, 대파, 홍고추, 오이 등의 채소들을 넣고 냉장 보관해 차갑게 해 줍니다. 먹기 전에 깨를 뿌려 마무리합니다.

   전자레인지에 돌릴 땐 스팀 구멍이 있는 전용 뚜껑을 사용하거나 랩으로 덮고 구멍을 뚫어 증기가 빠져나갈 수 있도록 해 주세요!

조리 tips

+ 콩나물국으로 조리할 경우, 냄비에 물(250mL)과 콩나물, 멸치액젓(15mL), 소금(2g), 다진 마늘(3g)을 넣고 끓이면 돼요. 처음부터 뚜껑을 열고 끓이세요.

4

참 쉽고, 참 맛있고, 참 건강한 디저트

01
팬케이크 &
사과절임

기름을 사용하지 않은 팬케이크. 입안과 목에 통증이 있을 때 부드럽게 먹기 좋아요. 지방 함유량이 적은 간식을 찾는다면 팬케이크와 사과절임으로 에너지를 보충해 보세요.

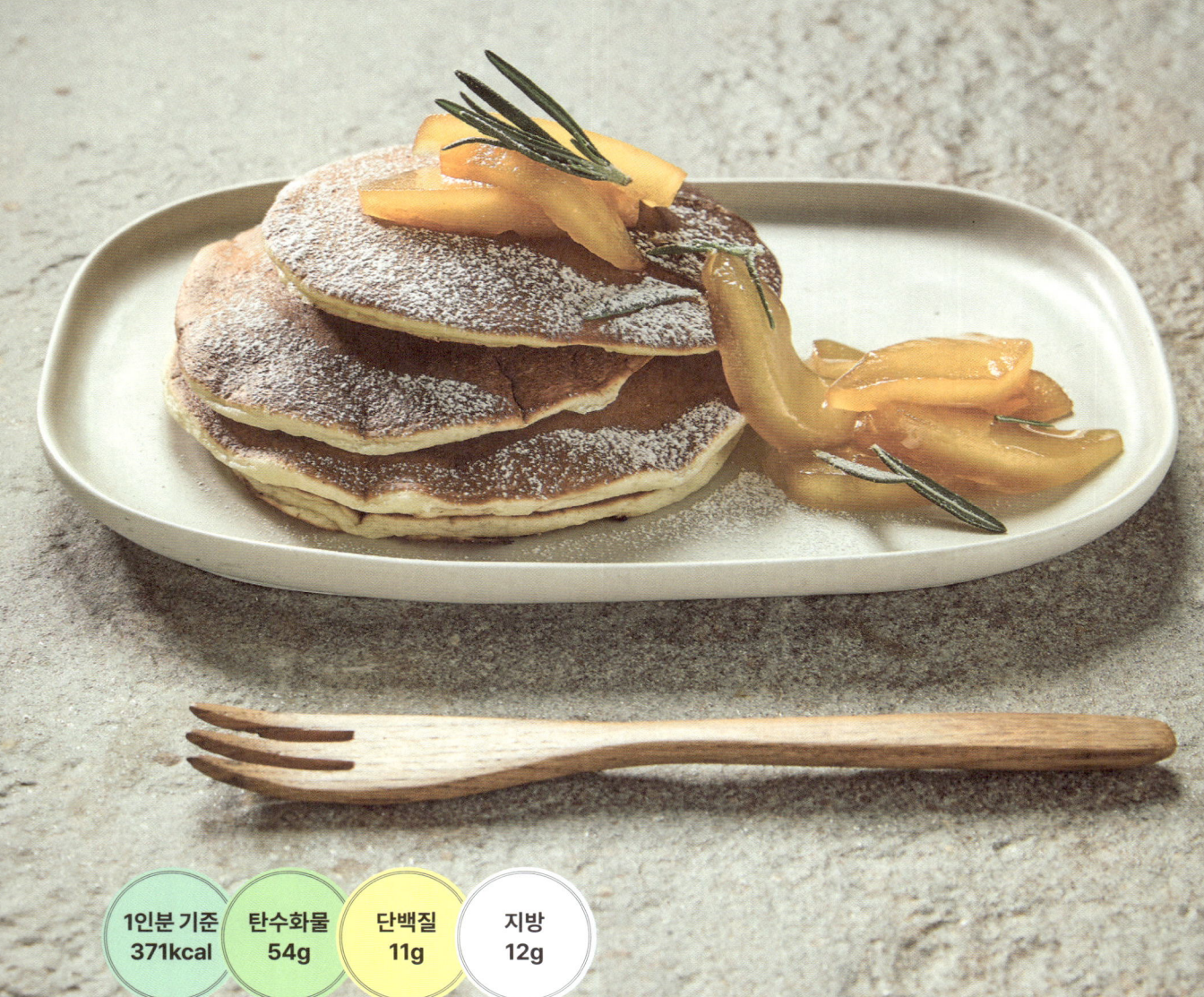

1인분 기준 371kcal · 탄수화물 54g · 단백질 11g · 지방 12g

● **재료 2인분**

중력분 80g
아몬드 가루 20g
달걀 50~60g(1개)
사과 150~200g(1개)
레몬즙 10mL(2작은술)
꿀 15mL(1큰술)
물 85mL(3/4컵)
저지방 우유 90mL(1컵)
버터 10g(선택)
슈가파우더 1g
(1/3작은술, 선택)
시나몬 가루 1g
(1/3작은술, 선택)

● **이렇게 만들어 봐요**

1. 사과는 깨끗이 씻어 껍질을 벗기고 얇게 썹니다.
2. 냄비에 사과, 레몬즙, 꿀, 시나몬 가루, 물을 넣고 약불에서 5~7분간 졸입니다. 사과가 살짝 부드러워지면 불을 끄고 식혀 둡니다.
3. 볼에 중력분, 아몬드 가루, 달걀, 우유를 넣고 잘 섞어 반죽을 만듭니다. 가루 재료와 액체 재료를 섞되, 너무 많이 저으면 구웠을 때 빵이 질겨지므로 적당히 재료가 잘 섞일 정도로만 저어 줍니다.
4. 중약 불로 달군 팬에 팬케이크 반죽을 한 국자씩 올립니다. 한쪽 면에 기포가 올라오면 뒤집어 굽고, 양쪽 면이 노릇하게 구워지면 접시에 옮깁니다.
5. 구운 팬케이크 위에 절인 사과를 올립니다. 버터와 슈가파우더(선택)를 올려 완성합니다.

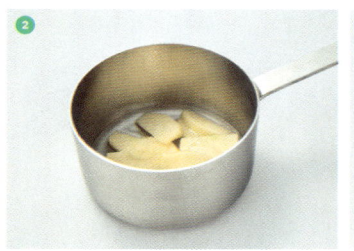
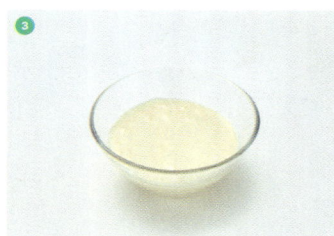
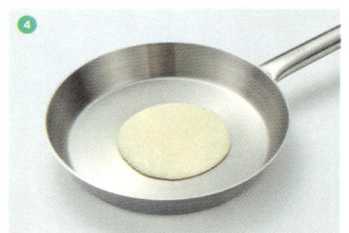

조리 *tips*

+ 사과절임 대신 꿀이나 메이플시럽 등 원하는 재료를 곁들이거나 생과일과 함께 즐겨도 좋아요.
+ 반죽을 만들 때 중력분 대신 통밀, 귀리, 쌀가루 등을 이용하면 더 건강하게 즐길 수 있어요.
+ 시중에 판매하는 팬케이크 가루을 이용하면 더 쉽게 조리할 수 있어요(단, 시중에 판매하는 제품은 설탕 함량이 높으니 주의해 주세요).

02
대파스콘

대파 향이 어우러져 입맛을 돋우는 스콘.
입맛이 없거나 체중이 빠질 때,
피곤하고 힘이 없을 때 먹기 좋아요.

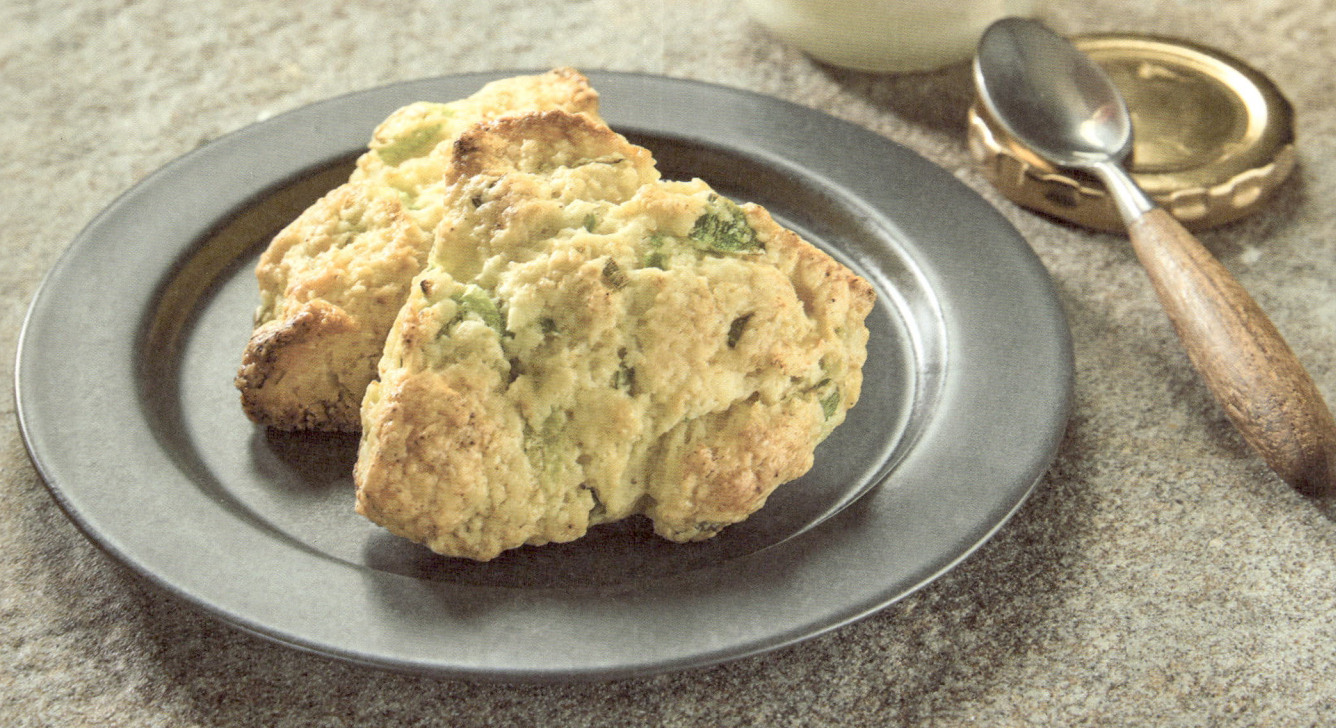

- 1조각 기준 253kcal
- 탄수화물 29g
- 단백질 4g
- 지방 13g

● **재료 4인분**

대파 25g(1/3대)
달걀노른자 30g(1개분)
박력분 125g
베이킹파우더 3g(1작은술)
무염버터 45g
(올리브오일로 변경 가능)
꿀 15mL(1큰술)
우유 또는 두유 50mL(1/4컵)
소금 1g(1/3작은술)

● **이렇게 만들어 봐요**

1. 대파를 잘게 다져 키친타월로 물기를 제거하고 팬에 수분이 날아가도록 볶아 식힙니다.
2. 볼에 박력분, 베이킹파우더, 소금을 체 쳐서 넣고, 대파와 차가운 버터를 넣어 부슬부슬하게 섞어 줍니다.
3. 가루 반죽에 꿀, 우유를 넣고 동그랗게(두께 2cm) 뭉쳐 1시간 동안 냉장 보관합니다.
4. 동그란 반죽을 4등분해 달걀노른자 물을 발라 줍니다. 오븐에서 180℃로 15분간 굽고, 뒤집어서 8분간 더 구워 주면 완성입니다.

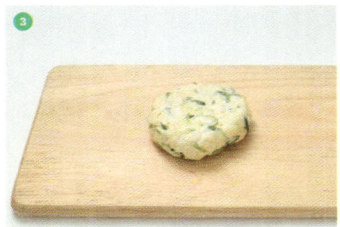
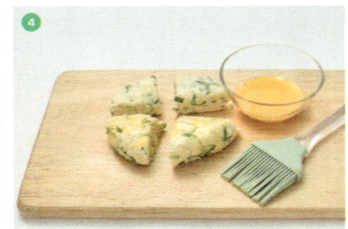

조리 *tips*

+ 체다치즈를 추가하면 더 고소하게 즐길 수 있어요.
+ 냉동 보관 후 전자레인지에 1분 이상 돌려 먹으면 더 맛있어요.
+ 에어프라이어로도 조리할 수 있어요. 반죽의 두께를 1.5~2cm 정도로 만든 후 에어프라이어에서 160℃로 20분간 굽는데, 먼저 한쪽 면을 10분 굽고 뒤집어서 반대쪽 면을 10분 더 구워 주세요.

03 팥두유

수제로 만들어 먹는 팥두유. 만들기는 조금 번거로워도
각종 증상으로 힘들 때 건강한 간식으로, 혹은 식사 대용으로 이만한 게 없어요.
팥과 대두에는 식이섬유소, 각종 무기질, 비타민B군이 풍부하고
특히나 대두에는 비타민E, 비타민K도 풍부하게 함유돼 있어요.

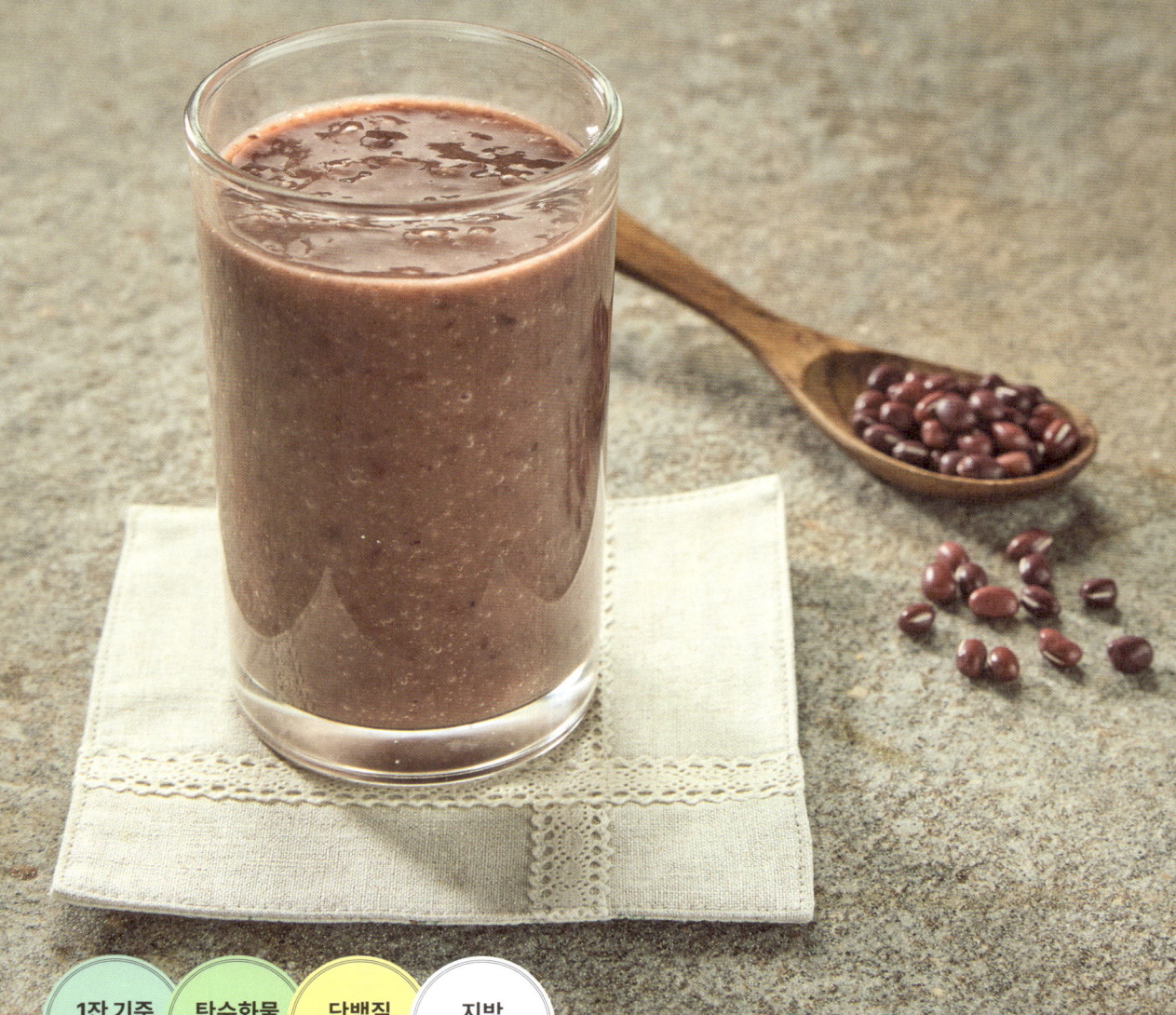

1잔 기준 149kcal · 탄수화물 18g · 단백질 11g · 지방 4g

● **재료 2인분**

팥 80g(1/3컵)
대두 80g(1/3컵)
대두 삶은 물 100mL(1/2컵)
꿀 5mL(1작은술, 선택)
소금 1꼬집(선택)

● **이렇게 만들어 봐요**

1. 팥과 콩은 깨끗이 씻어 하루(최소 8시간 이상) 동안 냉장고에서 충분히 불려 줍니다.

2. 냄비에 팥이 잠길 정도로 물을 넉넉히 붓고 센불로 10분간 삶아 줍니다. 떫은맛과 쓴맛을 제거하기 위해 첫 물은 버립니다.

3. 전기밥솥에 팥과 물을 1:3 비율로 넣고(팥 80g당 물 240mL) 만능 찜 모드로 40분간 삶은 뒤 바로 열지 않고 10분 정도 뜸을 들인 후 꺼냅니다. 냄비에 삶을 경우, 팥과 물을 1:5 비율로 넣고 중불에서 잘 으깨질 때까지 30분간 삶은 후, 거품을 제거해 줍니다.

4. 백태콩은 콩과 물을 1:3 비율로 넣고 중불에서(냄비 뚜껑을 닫지 않은 채) 10~15분간 삶은 후 거품을 제거해 줍니다. 이 과정에서 물이 너무 졸아든다면 물을 보충해 주세요. 너무 오래 삶으면 메주콩이 되니, 적당히 부슬부슬하게 씹히면서 고소한 맛이 나는 정도에서 불을 꺼 주세요.

5. 삶은 콩을 건져 찬물에 넣고 살살 비벼 껍질을 분리해 줍니다. 콩물은 버리지 않고 보관합니다.

6. 삶은 팥과 삶은 대두, 콩 삶은 물을 믹서에 넣습니다. 기호에 따라 소금 1꼬집을 추가해 줍니다.

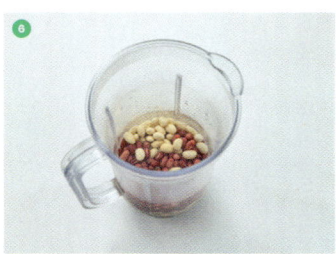

7 기호에 맞게 차게 하거나 따뜻하게 해 즐기고, 꿀을 넣어 당도를 알맞게 조절합니다.

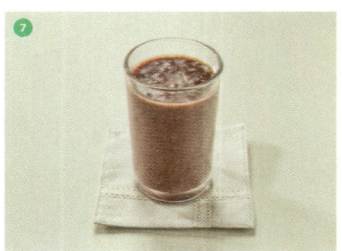

조리 tips

+ 삶은 팥은 금방 상하니, 식으면 바로 소분해 냉장 또는 냉동 보관합니다.
+ 소화기관이 약한 경우, 믹서에 간 팥두유를 마지막으로 한 번 더 체에 걸러 주면 부드럽게 즐길 수 있어요(소화기능에 이상이 없다면 체에 거르지 않고 그냥 마시는 걸 추천해요).
+ 검은깨, 견과류를 같이 갈아도 고소하고 맛있어요. 살이 찌거나 변비, 설사, 소화불량인 경우에는 주의해 주세요.
+ 백태 대신 병아리콩, 검은콩을 활용해도 좋아요.
+ 팥이든 콩이든 많은 양을 삶는 경우 물이 많이 들어가니 끓을 때마다, 물이 줄어들 때마다 물을 적당량 추가해 주세요.

04
오곡연두부셰이크

오곡과 연두부가 들어가 고소하고 부드러운 셰이크. 쉽게 만들 수 있고, 탄수화물, 단백질, 지방이 골고루 들어 있어요. 입맛이 없을 때, 입안에 통증이 있어 식사가 어려울 때, 입안이 건조할 때 만들어 보세요.

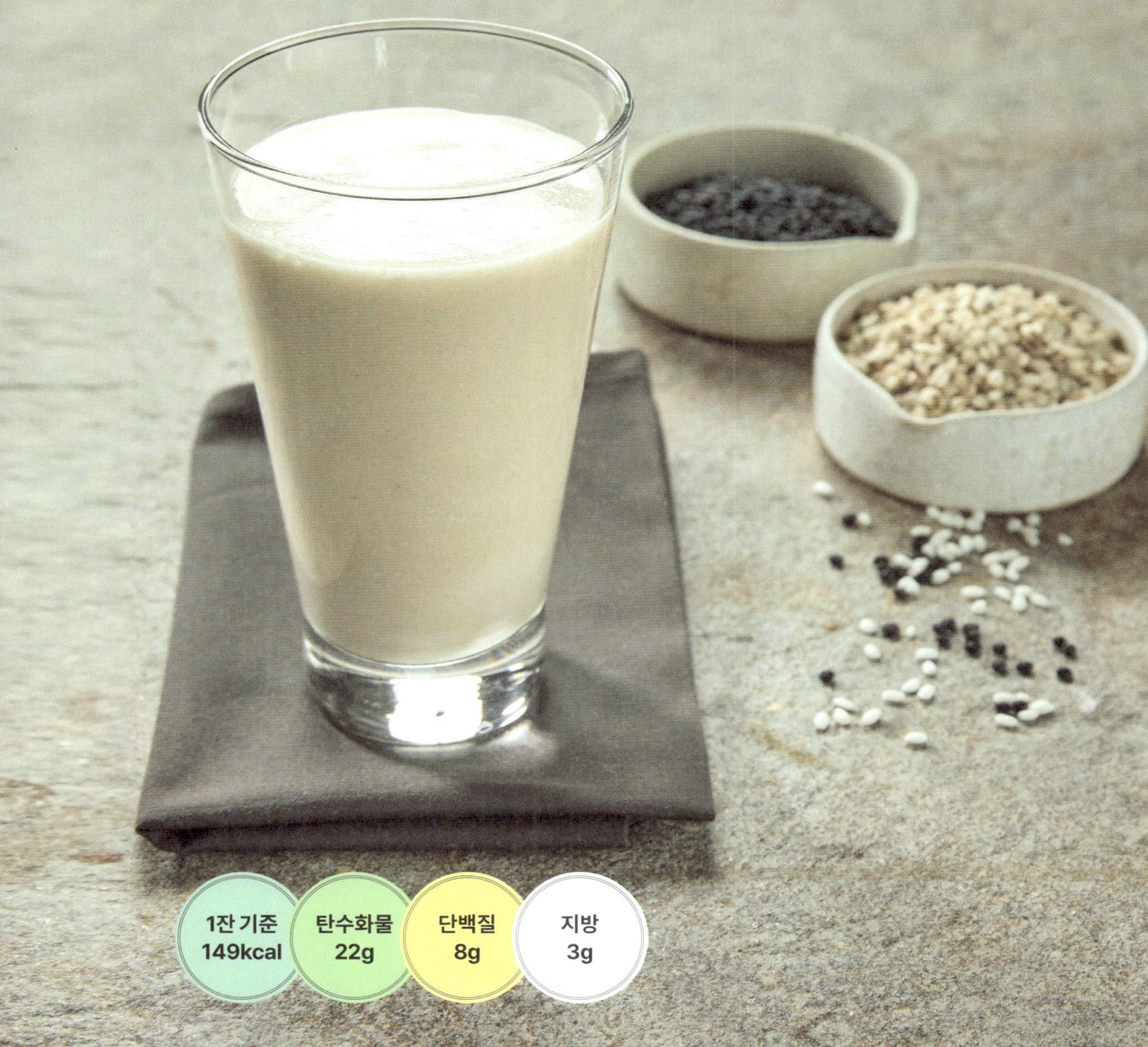

- 1잔 기준 149kcal
- 탄수화물 22g
- 단백질 8g
- 지방 3g

● 재료 2인분

연두부 100g
오곡 가루 30g(3큰술)
꿀 10mL(2작은술)
저지방 우유 또는
두유 200mL(1컵)

● 이렇게 만들어 봐요

1. 연두부는 물기를 제거합니다.
2. 믹서에 연두부, 오곡 가루, 우유, 꿀을 넣고 부드럽게 갈아 줍니다.

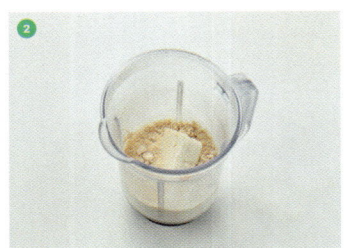

조리 *tips*

+ 연두부와 함께 과일을 갈거나, 단백질 가루를 첨가해도 좋아요.
  ※ 소화기능이 떨어져 있다면 오곡 가루나 단백질 가루를 섭취할 때 주의해 주세요.

05
레몬젤리

침 분비가 적을 때, 속이 메스꺼울 때, 입안이 건조할 때, 입맛이 없을 때,
입맛이 변했을 때나 음식 냄새에 예민해졌을 때
도움이 되는 상큼한 간식.

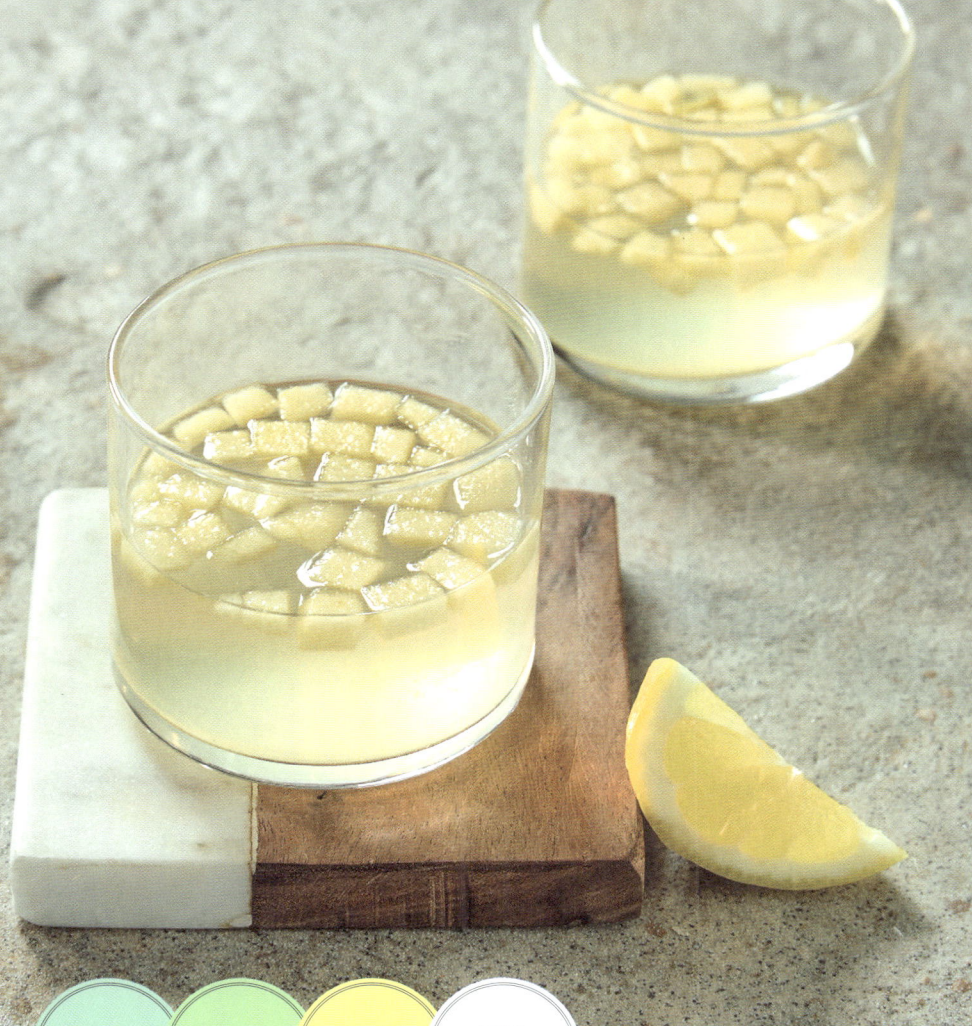

1개 기준 72kcal | 탄수화물 19g | 단백질 0g | 지방 0g

● 재료 2인분

레몬즙 70mL(2개분)
사과 15g(1/8개, 선택)
젤라틴 가루 4g(1작은술)
물 60mL(4큰술)
꿀 30mL(2큰술)

● 이렇게 만들어 봐요

1. 사과(선택)는 껍질을 깎고 씨를 제거한 후, 작게 깍둑(0.5×0.5cm) 썰어 줍니다. 레몬은 반으로 잘라 꾹 짜서 레몬즙을 준비합니다.
2. 냄비에 물과 젤라틴 가루를 넣고 약불에서 저어 가며 3분간 끓입니다. 사과(선택), 꿀을 넣고 2분 더 끓여 줍니다.
3. 불을 끄고 레몬즙을 넣은 뒤 잘 섞어 줍니다. 내용물을 틀이나 용기에 붓고 실온에서 30분간 식힌 후, 냉장고에서 하루 동안 굳힙니다.
4. 먹기 좋은 크기로 잘라 냉동 보관 후 하나씩 꺼내 먹습니다.

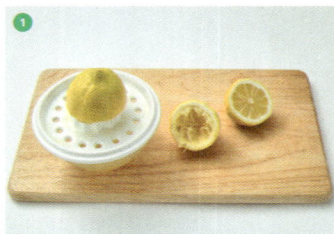 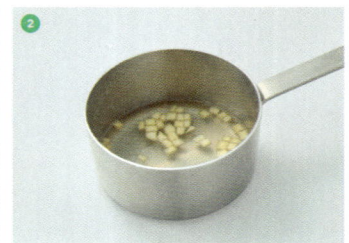

조리 *tips*

+ 레몬 대신 오렌지, 키위, 딸기, 블루베리 등을 사용해도 좋아요.
+ 즙을 짜고 남은 레몬 껍질은 갈거나 다져서 젤리 위에 올려 주면 상큼한 맛이 더 올라가요.
  * 레몬은 산성도가 높은 과일이라 치아의 표면을 부식시킬 수 있어요. 섭취 후에는 물로 입안을 잘 헹궈 주세요.

06 견과류약밥

고소한 견과류를 넣은 달지 않은 약밥.
입맛이 없을 때나 입맛이 변했을 때 도움이 돼요.

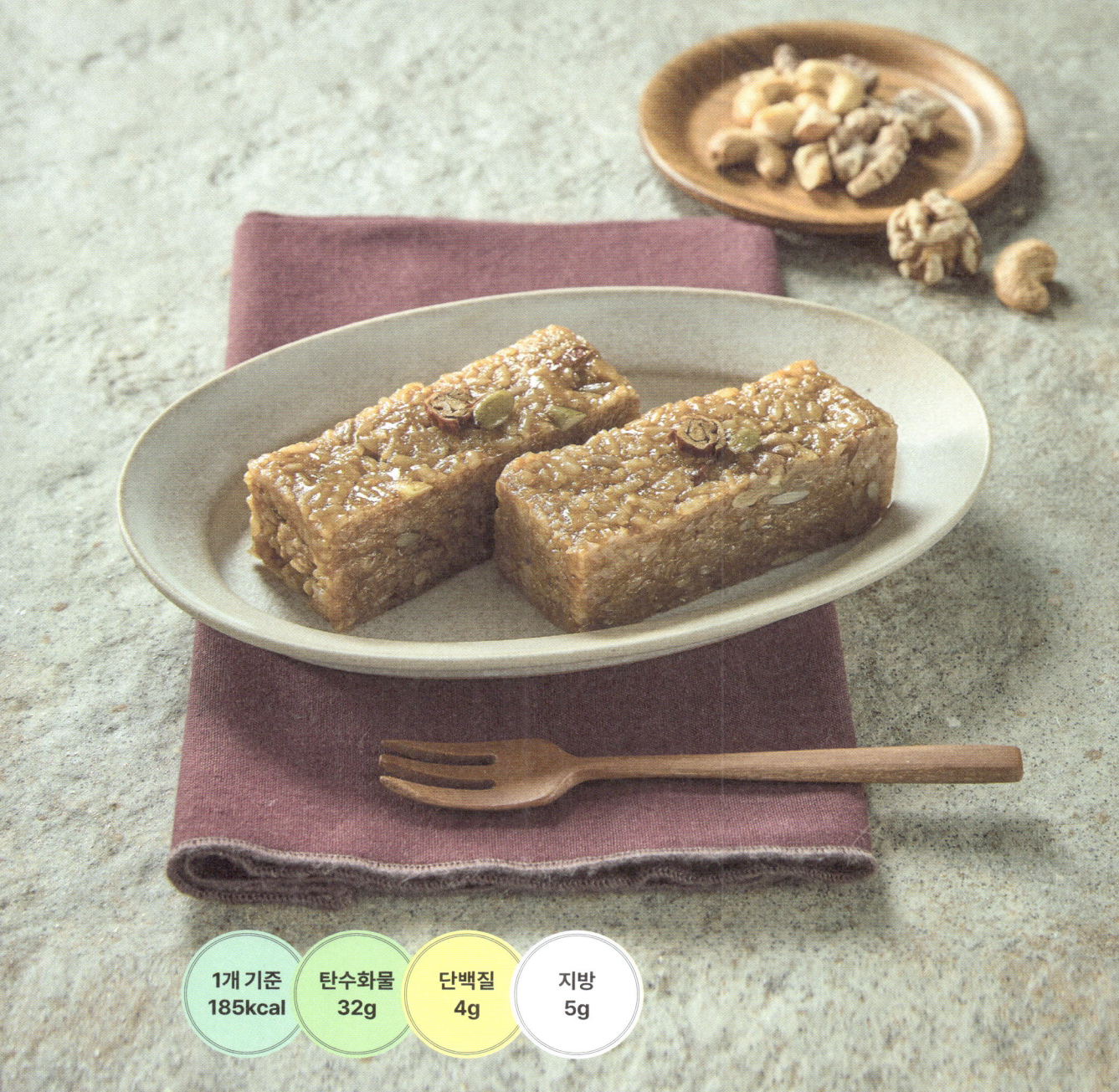

1개 기준 185kcal | 탄수화물 32g | 단백질 4g | 지방 5g

● 재료 8인분

찹쌀 200g(1공기)
잣 10g
호두 25g
아몬드 15g
해바라기씨 또는 호박씨 10g
대추 60g(약 10개)
밤 50g(3~4개, 선택)
계핏가루 1g(1/3작은술)
물 500mL(약 3컵)
꿀 30mL(2큰술)
간장 15mL(1큰술)
참기름 약간

※ 각각의 견과류 대신 하루 한 봉 견과류(3봉)를 이용해도 좋아요.

● 이렇게 만들어 봐요

1. 찹쌀은 깨끗이 씻어 4시간 이상 불린 후 체에 밭쳐 둡니다.
2. 대추는 씻어 고명용은 씨를 제거해 얇게 채 썰고, 밥물용은 물과 대추를 함께 중불로 끓여 대추가 부드럽게 으깨지면 체에 걸러 대춧물을 만들어 둡니다(대춧물 약 250mL 정도 산출).
3. 견과류는 먹기 좋게 자르거나 다져도 좋습니다. 마른 팬에서 약불로 살짝 볶아 주면 더 고소해집니다. 밤은 껍질을 제거하고 4등분해 줍니다(선택).
4. 밥솥에 꿀, 대춧물(250mL), 간장, 계핏가루, 불린 찹쌀, 채 썬 대추, 밤(선택), 견과류를 넣고 잘 섞어 줍니다.
5. 잡곡밥 또는 현미밥 모드로 취사해 줍니다. 끝나면 참기름을 넣어 골고루 섞고, 약 10분간 뜸을 들입니다.
6. 네모난 팬이나 저장 용기 등에 펼쳐 적당한 크기로 자르면 완성입니다.

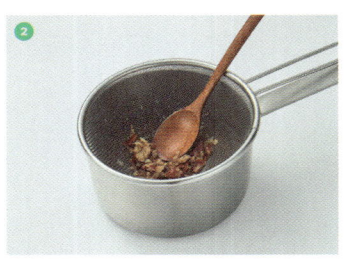
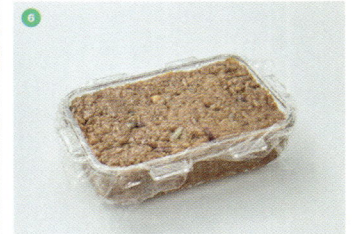

조리 tips

+ 밀폐 용기에 담아 냉장 보관하고 가급적 3~4일 이내에 드세요. 먹기 전 전자레인지에 30초 정도 데우면 더 맛있어요.

+ 냉동 보관도 가능해요. 한 번 먹을 분량씩 나눠 냉동 보관 후 먹기 전 전자레인지에 1~2분 정도 돌려 먹으면 맛있어요.

+ 꿀 대신 흑설탕을 사용하면 윤기 있는 색상의 약밥을 즐길 수 있어요. 흑설탕 없이 색을 내고 싶다면 알커피(1꼬집)를 첨가해 주세요.

+ 생밤은 뜨거운 물에 10분 정도 담가 놓으면 껍질이 잘 벗겨져요. 겉껍질 벗길 때, 속껍질 벗길 때 한 번씩 총 두 번 작업해 주면 좋아요.

+ 하루 한 봉 견과를 이용해서 만들 때 건과일을 넣어도 좋아요. 단 초코볼이 들어 있는 것은 빼 주세요!

5

유형별 나를 위한 한 상 차림

고단백 & 보양식

#입맛_없음 #피곤하고_힘없음 #체중감소

고단백식의 특징은 한 끼당 단백질 권장섭취량이 평균 50g 이상, 권장 섭취 에너지 역시 평균 700kcal 이상 된다는 것입니다. 또한 하루 총 섭취 에너지가 2,300kcal 정도를 채울 수 있도록 합니다.

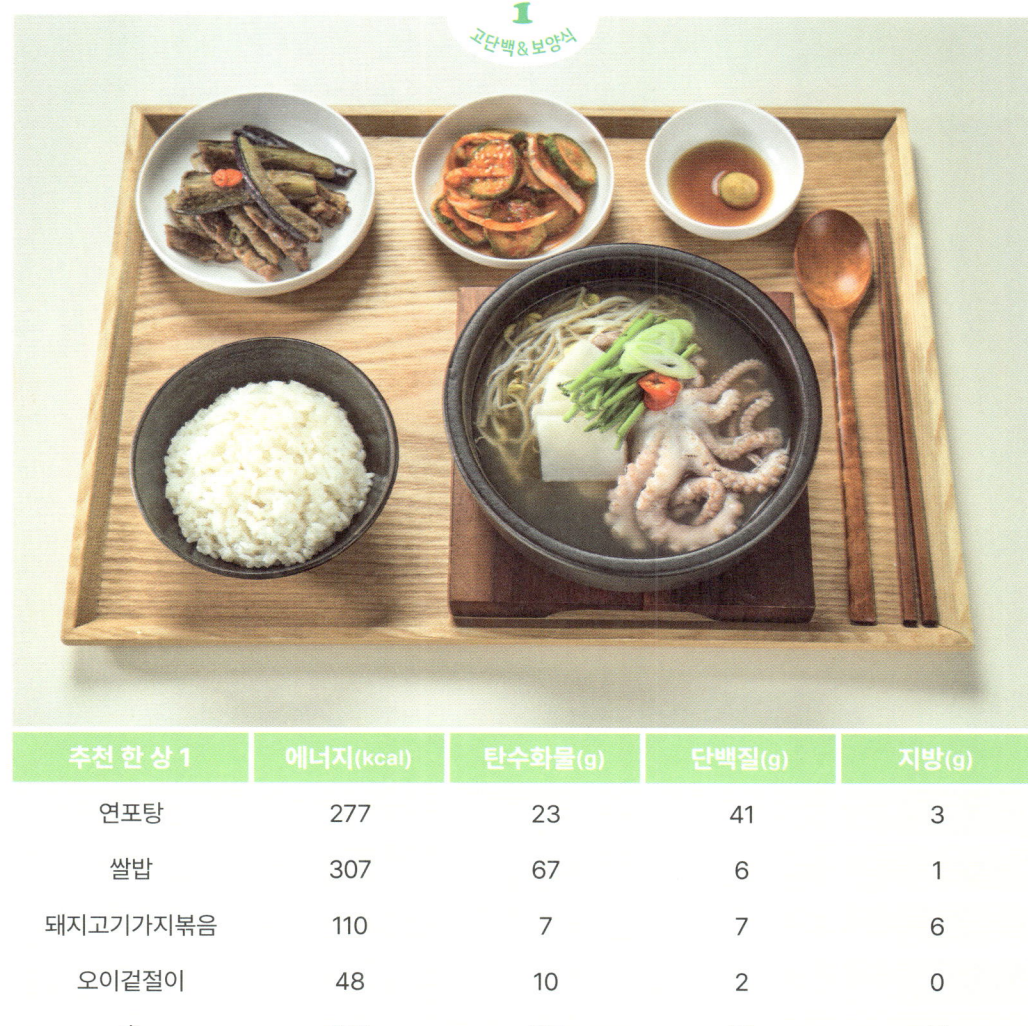

추천 한 상
1
고단백 & 보양식

추천 한 상 1	에너지(kcal)	탄수화물(g)	단백질(g)	지방(g)
연포탕	277	23	41	3
쌀밥	307	67	6	1
돼지고기가지볶음	110	7	7	6
오이겉절이	48	10	2	0
총	742	107	56	10

※ 추천 한 상의 분량과 성분 표는 책에 소개한 1인분을 기준으로 하며, 1인분이 아닐 경우에만 별도로 분량을 표기합니다.

항암 증상별 식사법

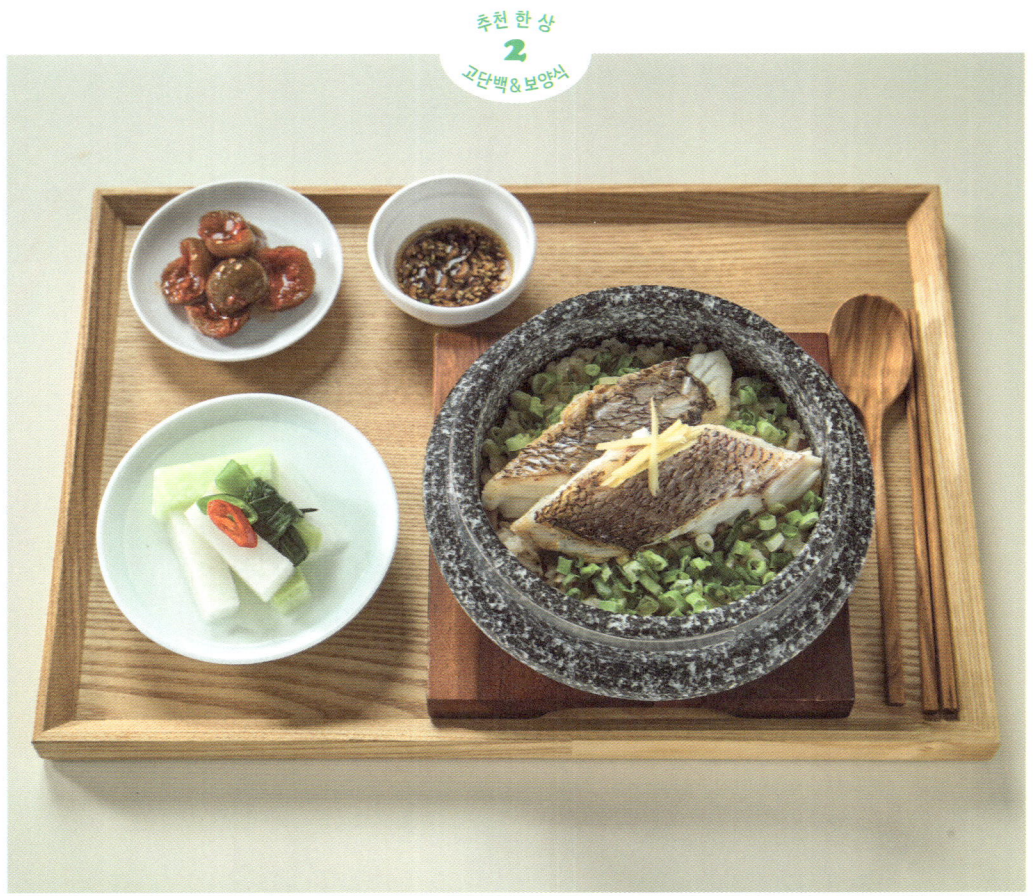

추천 한 상
2
고단백 & 보양식

추천 한 상 2	에너지(kcal)	탄수화물(g)	단백질(g)	지방(g)
도미솥밥	706	75	46	25
매실장아찌	99	25	0	0
동치미	35	8	1	0
총	840	108	47	25

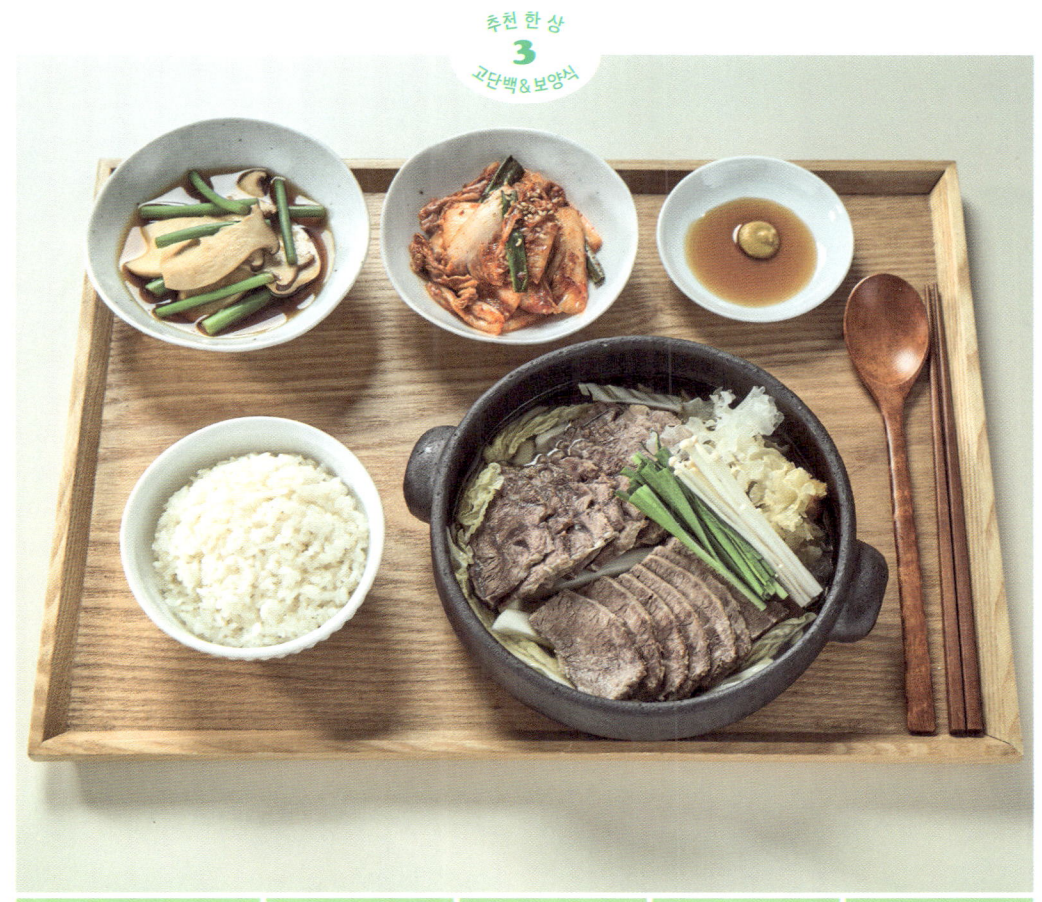

추천 한 상 **3** 고단백&보양식

추천 한 상 3	에너지(kcal)	탄수화물(g)	단백질(g)	지방(g)
아롱사태수육(2/3그릇)	514	7	42	34
쌀밥	307	67	6	1
버섯마늘종장아찌	86	19	5	0
배추겉절이	59	11	3	1
총	966	104	56	36

저열량식
#체중증가

저열량식의 특징은 끼니당 섭취 에너지의 양이 평균 600kcal, 하루 총 섭취 에너지의 양이 1,700kcal가 넘지 않는 것입니다.

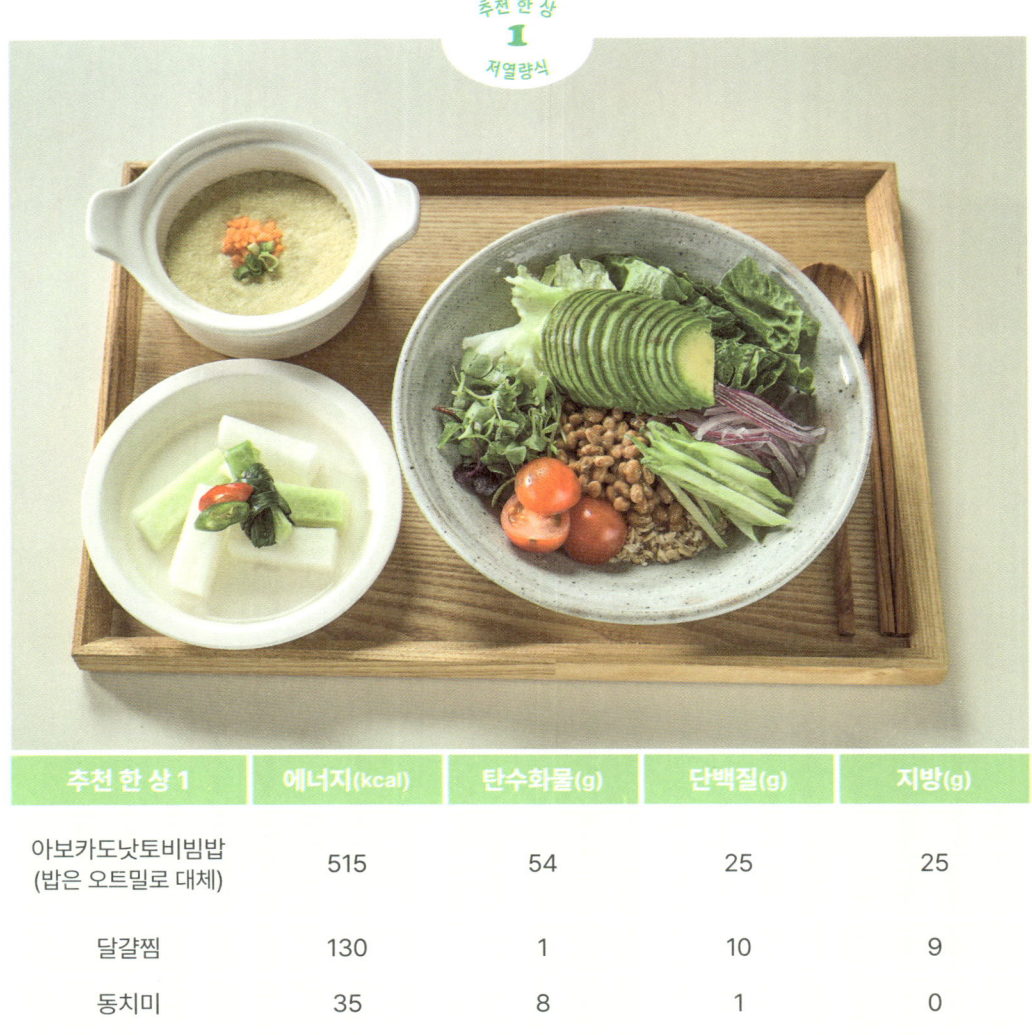

추천 한 상 1
저열량식

추천 한 상 1	에너지(kcal)	탄수화물(g)	단백질(g)	지방(g)
아보카도낫토비빔밥 (밥은 오트밀로 대체)	515	54	25	25
달걀찜	130	1	10	9
동치미	35	8	1	0
총	680	63	36	34

추천 한 상
2
저열량식

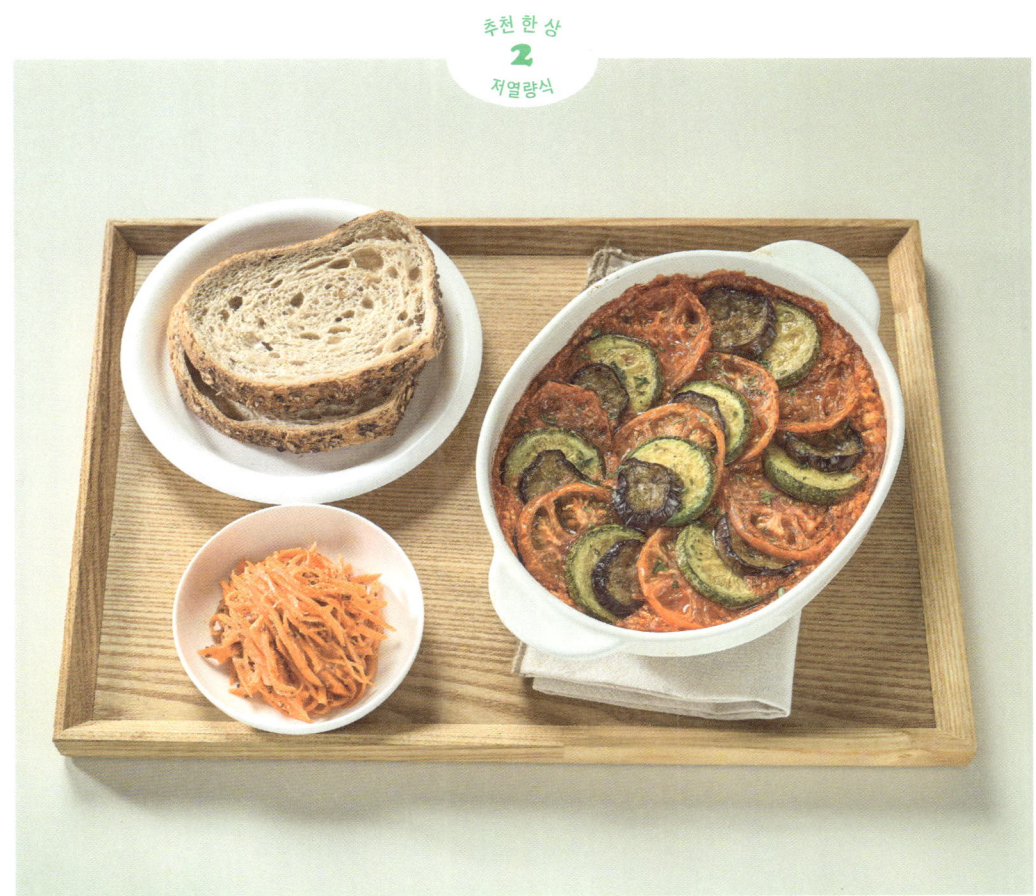

추천 한 상 2	에너지(kcal)	탄수화물(g)	단백질(g)	지방(g)
두부라따뚜이	441	50	19	20
호밀빵	100	18	3	12
당근샐러드	192	21	8	11
총	733	89	30	43

항암 증상별 식사법

추천 한 상 3 저열량식

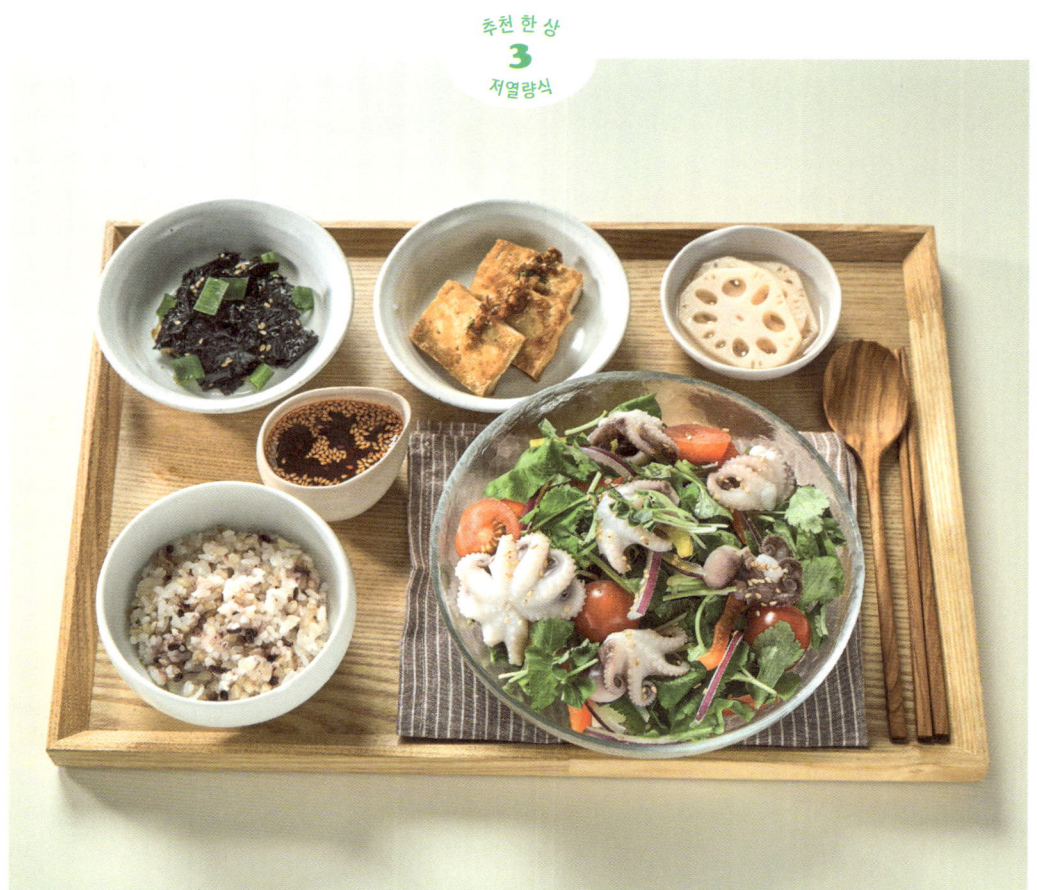

추천 한 상 3	에너지(kcal)	탄수화물(g)	단백질(g)	지방(g)
참나물주꾸미샐러드 (1/2인분)	338	34	38	5
잡곡밥(현미, 1/2그릇)	143	30	3	1
두부찜 또는 두부구이	224	14	17	11
김무침	40	6	3	2
연근피클	73	17	1	0
총	818	101	62	19

고섬유소식
#변비

식이섬유는 암 환자의 소화 활동을 돕고 변비를 예방하는 데 도움을 줄 수 있으므로 하루 25~50g 정도 섭취할 필요가 있습니다. 다만 식이섬유는 소화되는 과정에서 물을 흡수하므로 섭취 시 물을 충분히 드셔야 합니다.

추천 한 상
1
고섬유소식

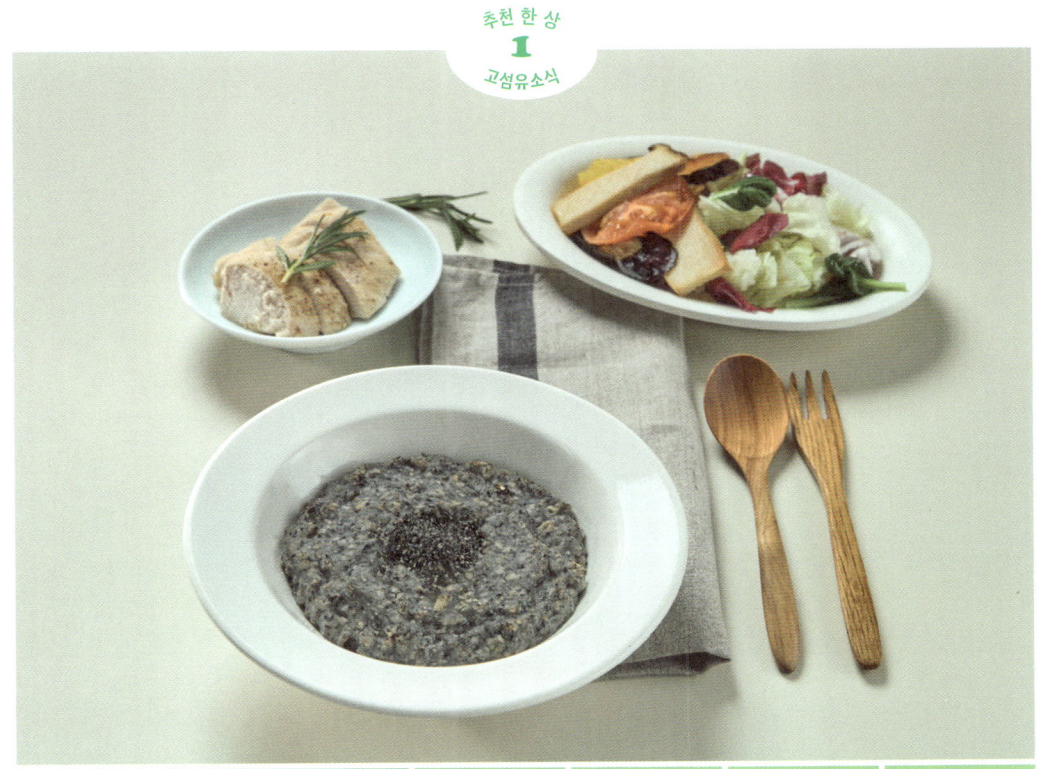

추천 한 상 1	에너지 (kcal)	탄수화물 (g)	단백질 (g)	지방 (g)	식이섬유소 (g)
흑임자오트밀죽	407	47	14	19	9
구운 채소샐러드 & 닭가슴살구이(100g)	218	7	37	4	7
총	625	54	51	23	16

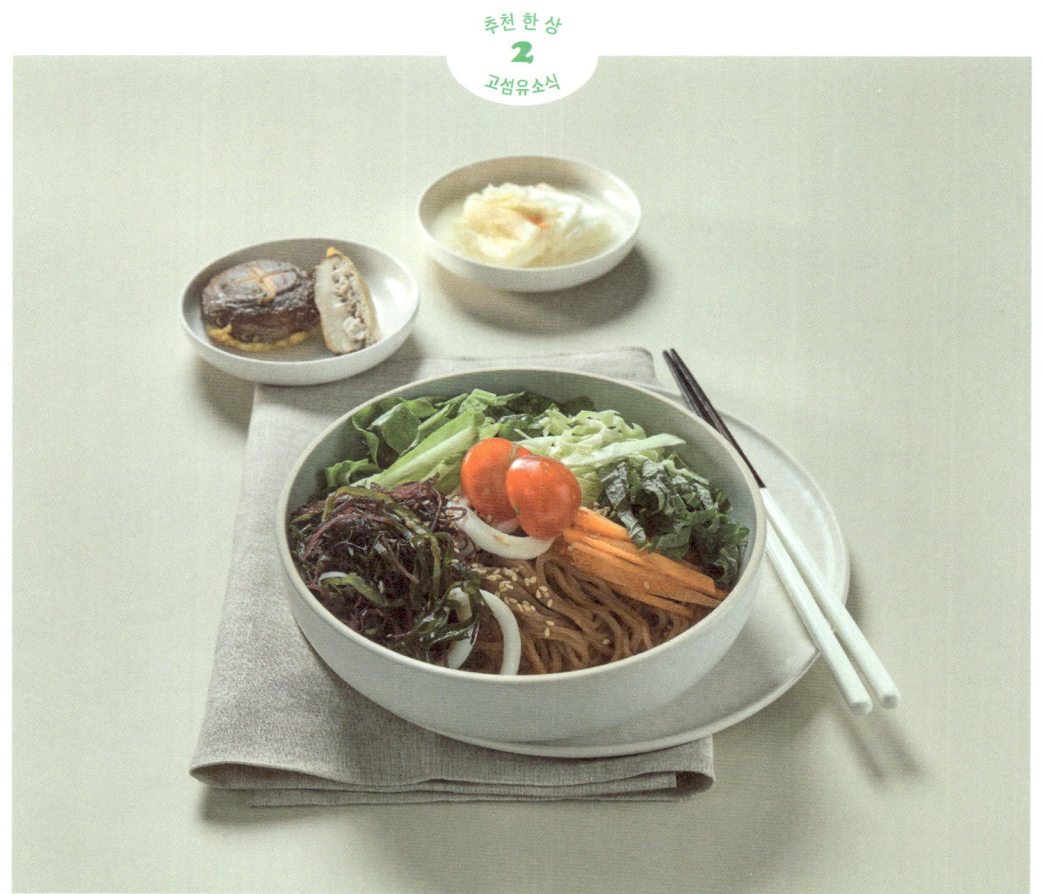

추천 한 상 **2**
고섬유소식

추천 한 상 2	에너지 (kcal)	탄수화물 (g)	단백질 (g)	지방 (g)	식이섬유소 (g)
해조류를 올린 비빔국수	392	68	29	3	5
표고버섯전	265	15	18	15	3
백김치	13	2	1	0	2
총	670	85	48	18	10

추천 한 상
3
고섬유소식

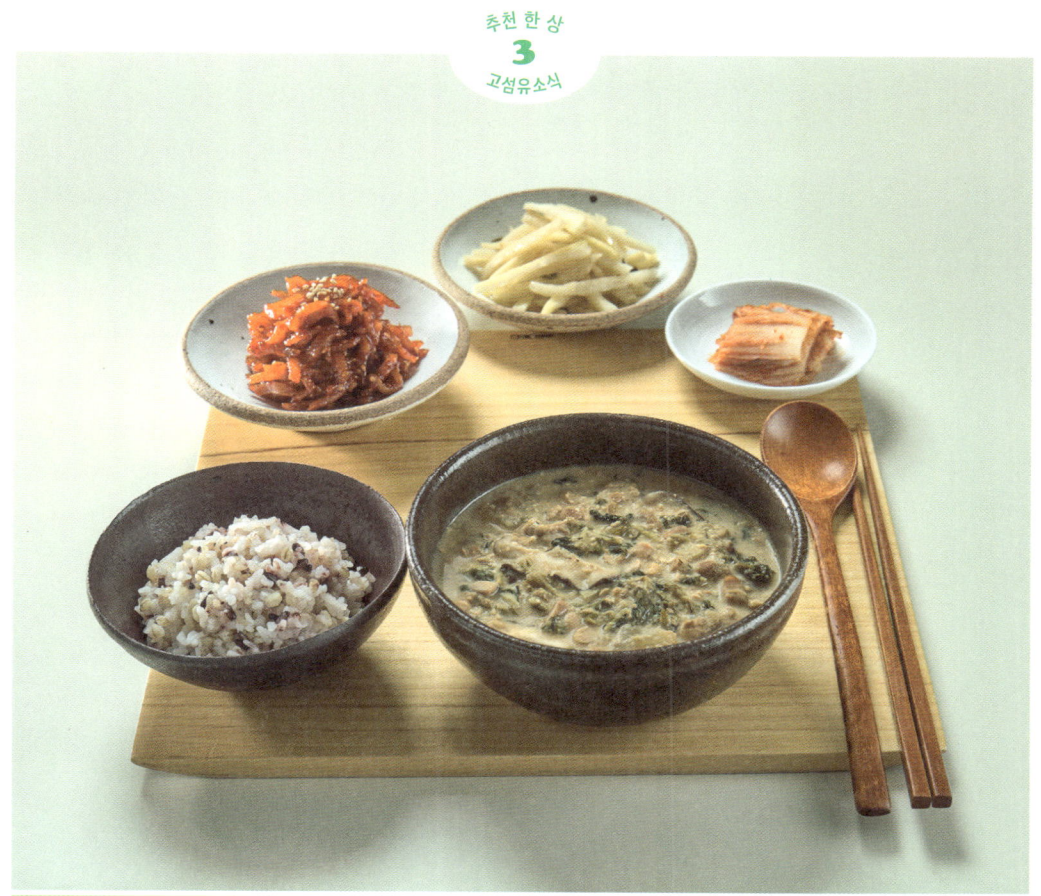

추천 한 상 3	에너지 (kcal)	탄수화물 (g)	단백질 (g)	지방 (g)	식이섬유소 (g)
시래기청국장찌개	308	20	24	16	12
잡곡밥(현미)	349	74	7	2	5
도라지나물	76	8	1	5	2
진미채고추장볶음 (1/2인분)	124	9	10	5	0
배추김치	30	5	2	0	2
총	887	116	44	28	21

저섬유소식
#설사 #소화불량

저섬유소식은 섬유소가 많은 식품을 제한함으로써 대변의 양과 빈도를 줄이기 위한 식사로, 한 끼당 섭취 식이섬유의 양이 평균 5~7g 이상 넘어가지 않는 것이 좋습니다. 이를 위해서 채소나 과일을 섭취할 땐 껍질과 심지 같은 질긴 부분은 제거해 사용하거나 부드러운 채소를 사용하세요.

추천 한 상
1
저섬유소식

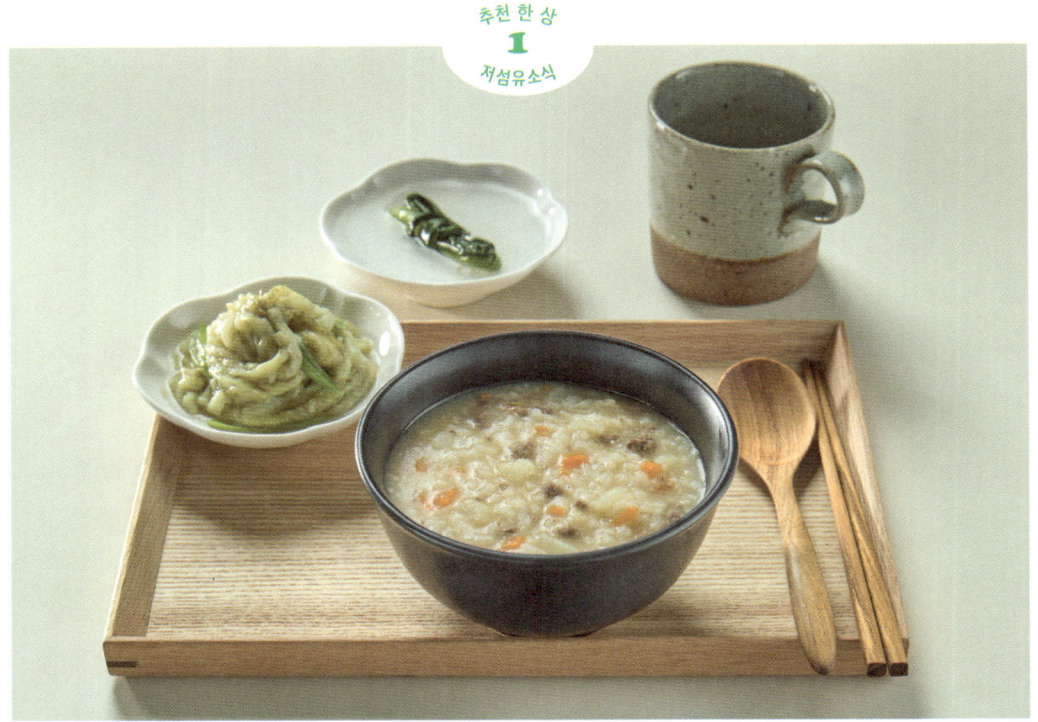

추천 한 상 1	에너지 (kcal)	탄수화물 (g)	단백질 (g)	지방 (g)	식이섬유소 (g)
소고기감자죽	607	57	19	32	3
나물 반찬 1가지	76	8	1	5	2
동치미(국물만)	8	2	0	0	0
총	691	67	20	37	5

추천 한 상
2
저섬유소식

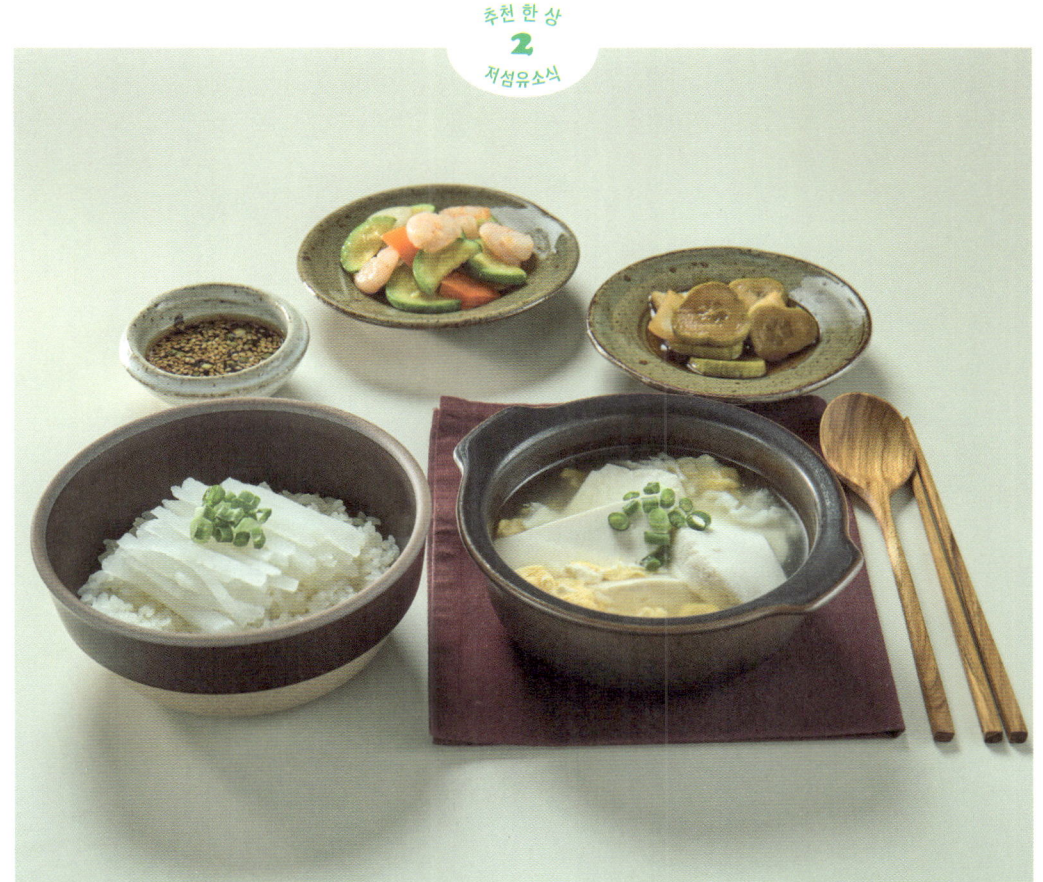

추천 한 상 2	에너지 (kcal)	탄수화물 (g)	단백질 (g)	지방 (g)	식이섬유소 (g)
무밥	373	79	9	1	1
순두부달걀탕	270	9	26	14	1
새우살애호박볶음	89	6	8	4	2
오이장아찌	48	10	2	0	1
총	780	104	45	19	5

추천 한 상 **3**
저섬유소식

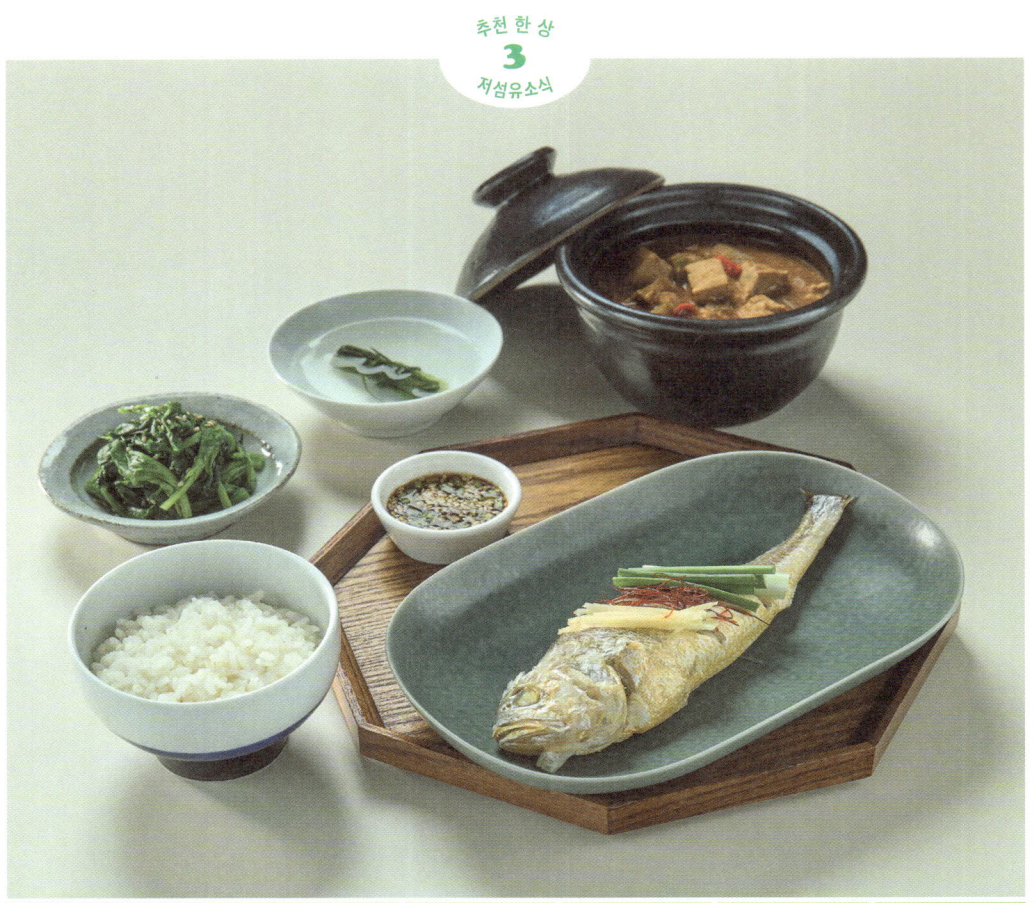

추천 한 상 3	에너지 (kcal)	탄수화물 (g)	단백질 (g)	지방 (g)	식이섬유소 (g)
조기찜	222	7	30	6	1
시골된장찌개(1/2인분)	101	9	8	4	4
쌀밥	307	67	6	1	0
시금치나물	42	4	3	2	2
동치미(국물만)	8	2	0	0	0
총	680	89	47	13	7

부드러운 음식
#메스꺼움 #구토 #입안_통증

속이 울렁거리고 입안과 목에 통증이 느껴질 때 활용하기 좋은 식단 조합입니다. 재료를 부드럽게 조리하고 간이 자극적이지 않은 게 특징입니다.

추천 한 상
1
부드러운 음식

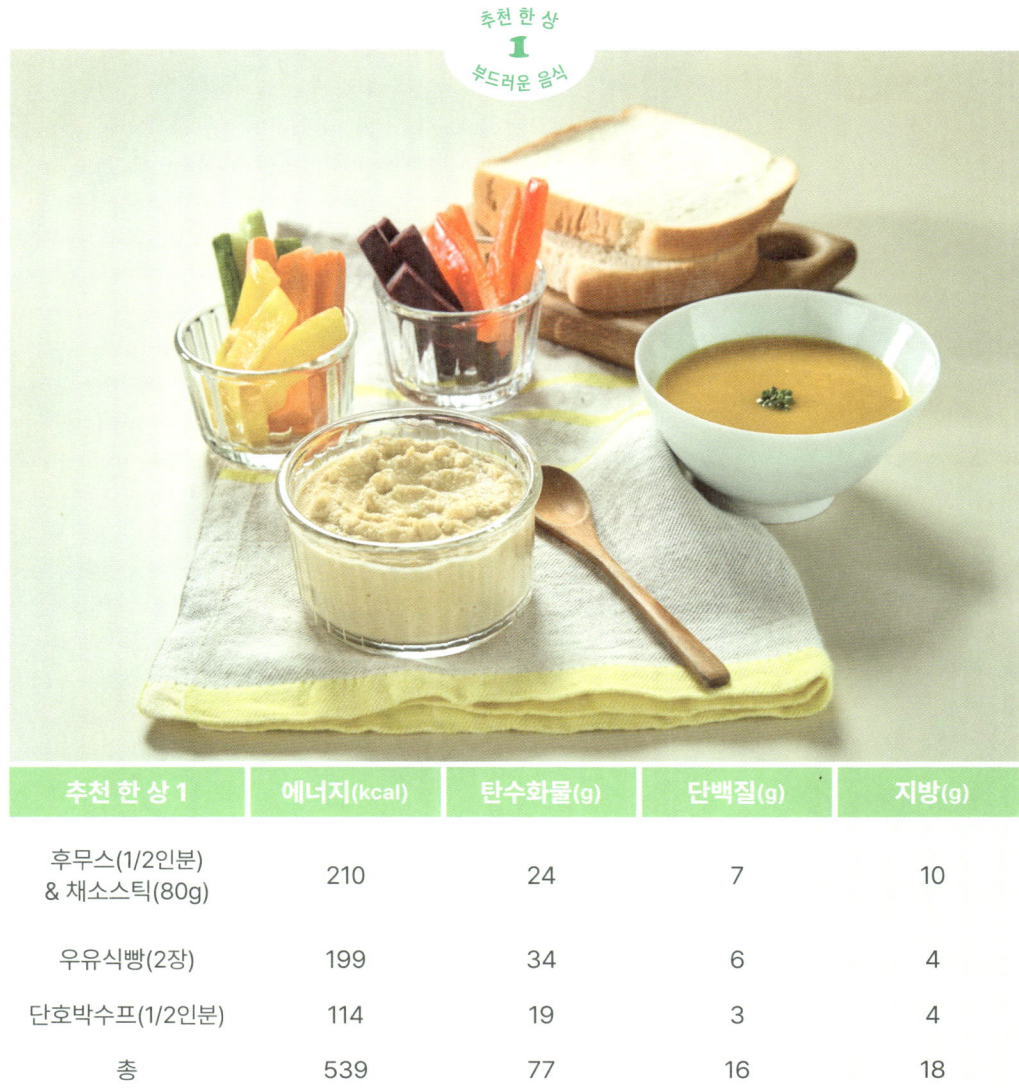

추천 한 상 1	에너지(kcal)	탄수화물(g)	단백질(g)	지방(g)
후무스(1/2인분) & 채소스틱(80g)	210	24	7	10
우유식빵(2장)	199	34	6	4
단호박수프(1/2인분)	114	19	3	4
총	539	77	16	18

추천 한 상 **2**
부드러운 음식

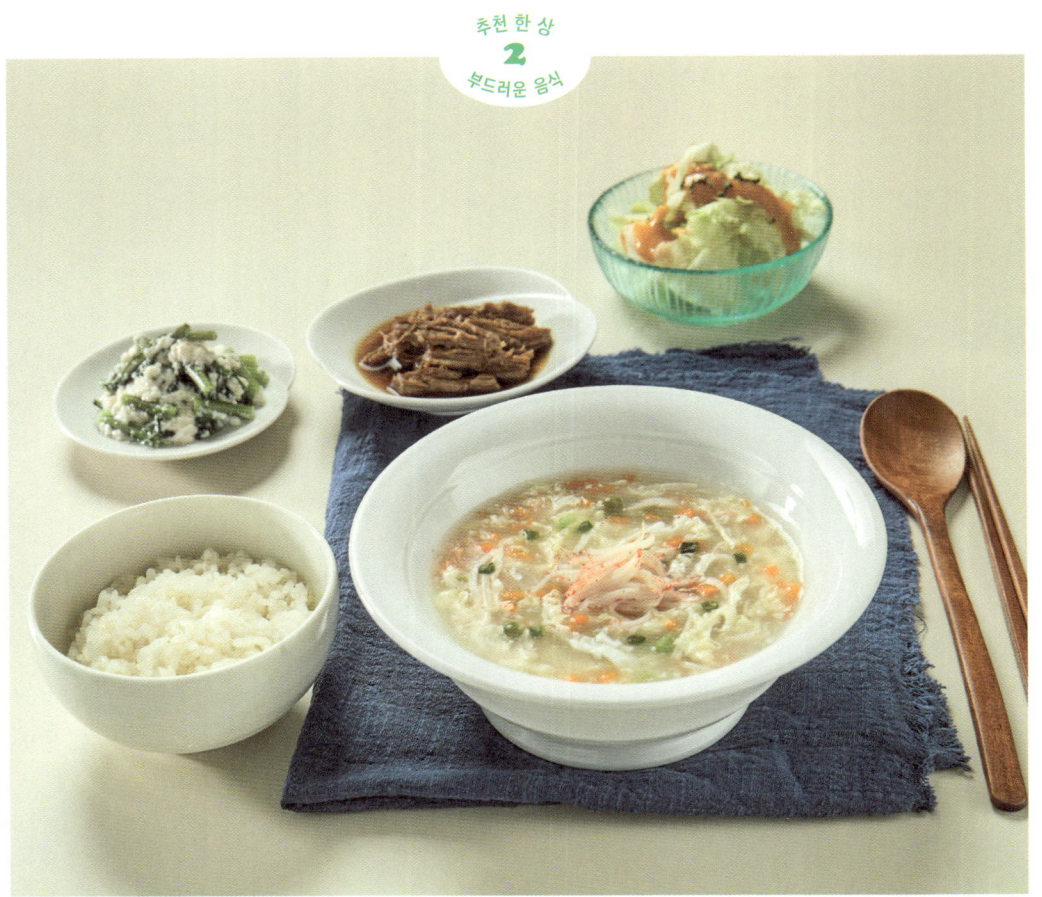

추천 한 상 2	에너지(kcal)	탄수화물(g)	단백질(g)	지방(g)
게살수프(1/2인분)	194	15	20	5
쌀밥	307	67	6	1
두부쑥갓무침	95	4	7	6
소고기장조림 (메추리알×, 70g)	272	6	17	19
양상추샐러드	66	9	2	3
총	934	101	52	34

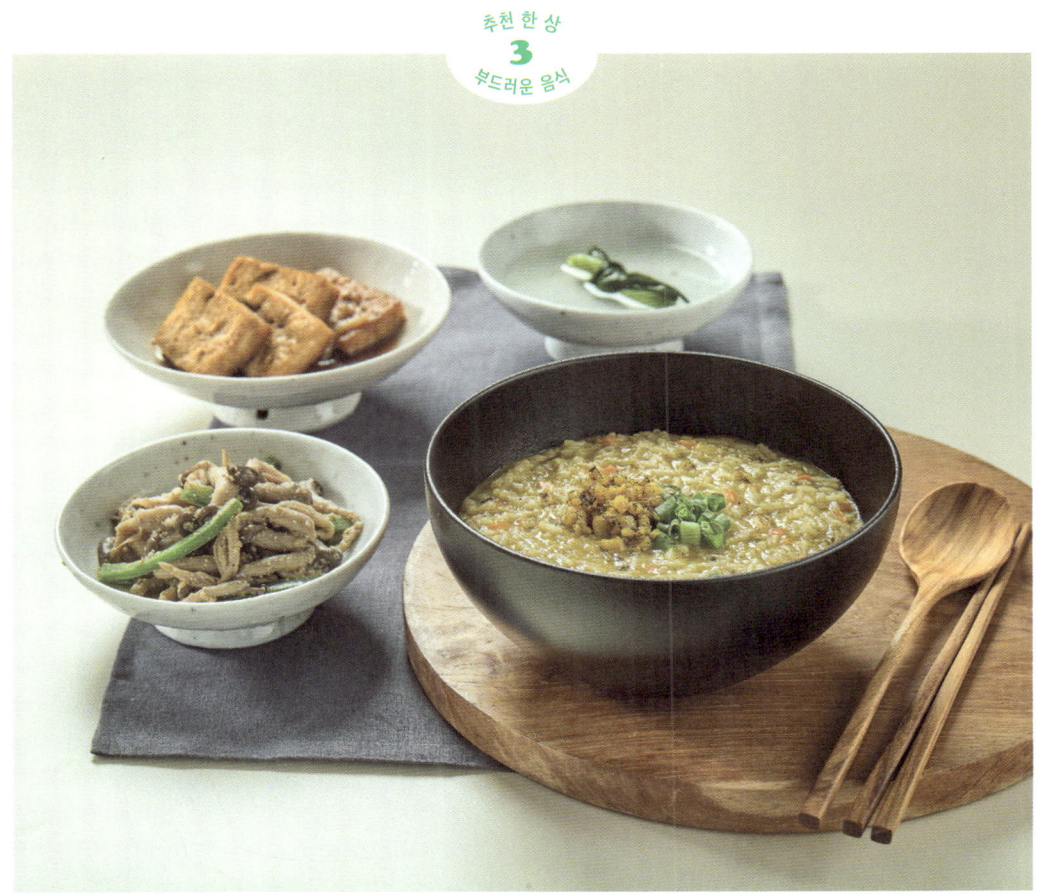

추천 한 상 3	에너지(kcal)	탄수화물(g)	단백질(g)	지방(g)
전복죽	407	57	26	7
두부조림	224	14	17	11
느타리들깨무침	69	7	4	4
동치미(국물만)	8	2	0	0
총	708	80	47	22

새콤달콤한 음식
#입안_건조 #입맛_변함 #냄새_예민

입안이 건조하고 냄새에 예민해져 음식을 섭취하기 힘들어졌다면 '새콤달콤식'을 추천합니다. 육고기 대신 가급적 달걀과 두부로 단백질을 섭취하고 상큼한 과일이나 채소로 입맛을 돋우는 게 이 식단의 특징입니다.

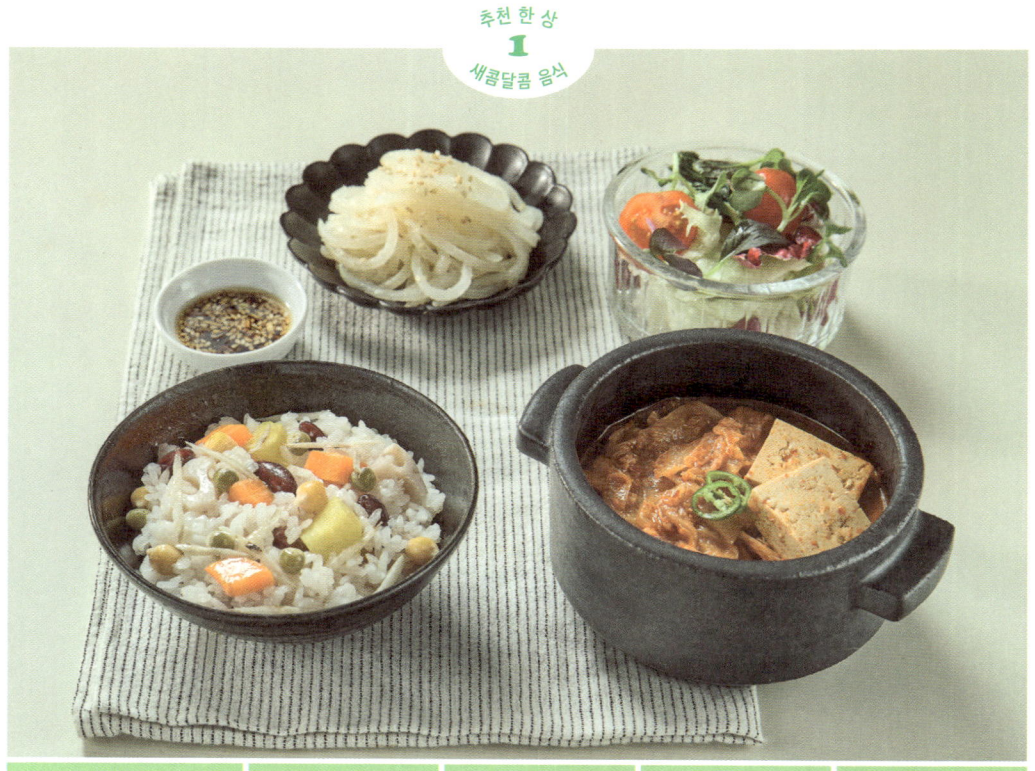

추천 한 상 1
새콤달콤 음식

추천 한 상 1	에너지(kcal)	탄수화물(g)	단백질(g)	지방(g)
뿌리채소콩밥	526	105	14	5
김치찌개	183	19	14	5
무나물	83	10	2	4
채소샐러드	66	2	3	9
총	858	136	33	23

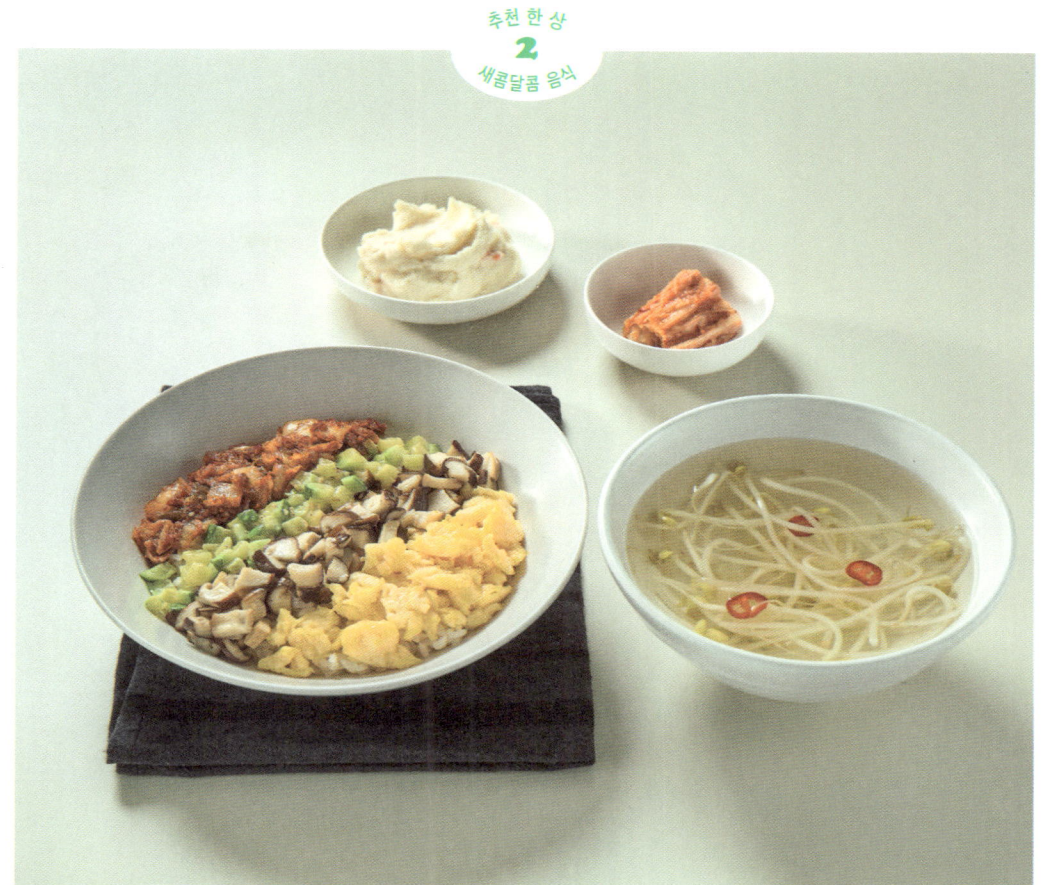

추천 한 상 2
새콤달콤 음식

추천 한 상 2	에너지(kcal)	탄수화물(g)	단백질(g)	지방(g)
사색비빔밥	671	91	20	28
콩나물냉국	74	10	6	2
감자샐러드(1/2인분)	139	9	3	10
배추김치	30	5	2	0
총	914	115	31	40

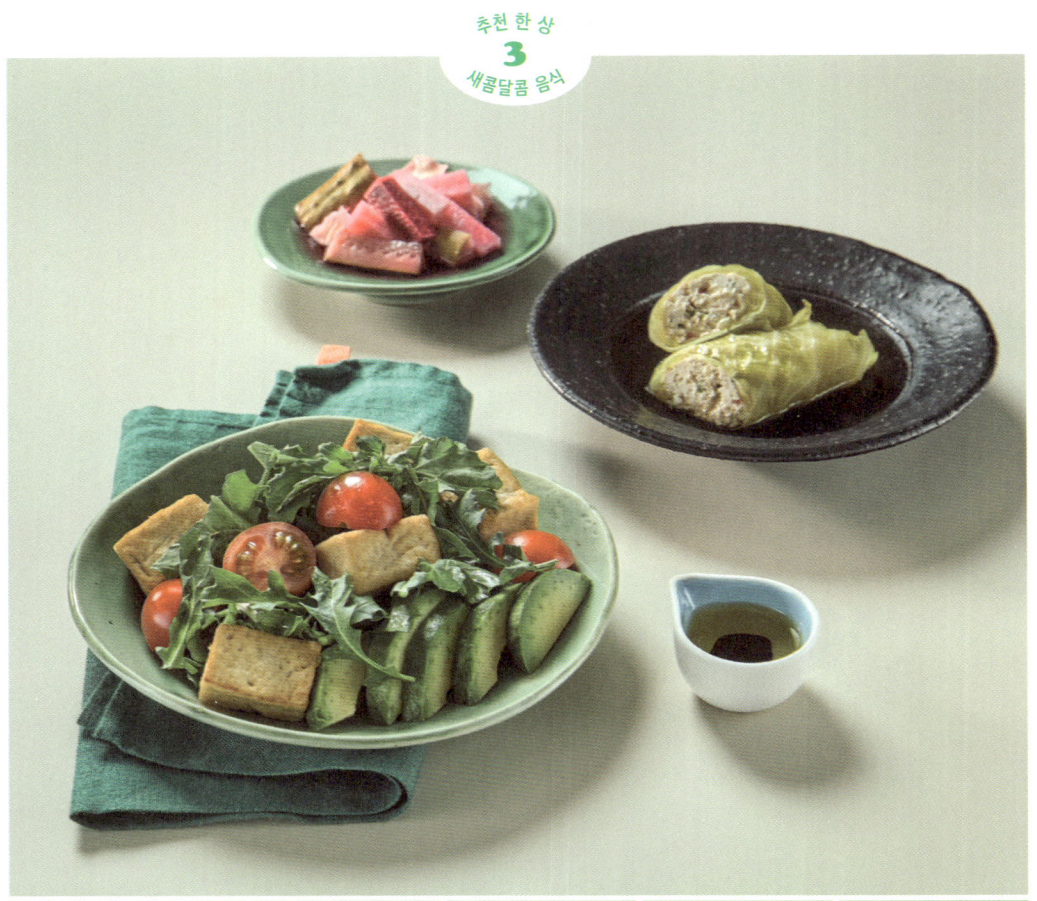

추천 한 상 **3**
새콤달콤 음식

추천 한 상 3	에너지(kcal)	탄수화물(g)	단백질(g)	지방(g)
닭가슴살양배추찜	254	16	35	5
구운 두부와 아보카도 샐러드(1/2인분)	235	17	8	16
채소피클	33	8	1	0
총	522	41	44	21

6

제대로 알고 지키자!
자주 하는 질문과 답

질문 회, 젓갈, 육회 등 날음식을 먹어도 되나요?

답. 환자마다, 또 환자의 면역기능 저하 정도에 따라 다릅니다. 모든 음식을 익혀 먹을 필요는 없으나 감염 위험이 증가하는 시기에는 일시적으로 날음식 섭취를 주의할 필요가 있습니다. 의료진으로부터 날음식 섭취 주의 안내를 받은 경우라면 권고 사항을 따라 주세요.

백혈구수치가 떨어졌다는 이유만으로 '면역력이 떨어졌으니 모든 음식을 익혀 먹어야 한다'라고 생각하는 것은 암 환자들이 흔히 하는 오해 중 하나입니다. 절대호중구수치(ANC)가 500 이하로 떨어져 열이 나거나 설사가 심할 때를 제외하고는 날음식이라고 해서 무조건 제한할 필요는 없습니다. 신선하고 깨끗하게 손질한 음식을 적당량 섭취하는 것은 문제가 되지 않습니다. 항암 및 방사선치료가 다 끝난 후 면역 수치에 특별한 문제가 없다면 날음식을 먹어도 됩니다. 다만, 한여름처럼 식중독 발생 위험이 높은 시기나, 몸 상태가 안 좋을 때는 날음식보다는 익힌 음식이 좋습니다.

질문 영양보충을 위해 곰국을 먹어도 되나요?

답. 네, 먹어도 됩니다. 단, 기름기는 걷어 내고 드세요. 국물만으로는 영양가가 충분하지 않으니 단백질 보충을 위해 고기 건더기도 함께 드셔야 합니다.

질문 암 재발을 막기 위해서는 육류를 멀리하고 채식만 해야 할까요?

답. 아니오, 아직까지 적절한 양의 육류를 먹는다고 해서 암의 발생을 높인다는 연구 결과는 없습니다. 게다가 암을 회복할 때만큼은 채식만 하거나 육류만 먹는 등 영양소가 한쪽으로 치우친 식사를 해서는 안 됩니다. 채소에는 섬유질, 비타민, 생리활성성분이 풍부하지만, 채식만 해서는 단백질, 철분, 아연, 비타민B12와 같은 영양소들을 채우기가 어렵습니다. 이런 영양소들은 육류에 들어 있으므로, 적당량의 육류와 채소, 과일을 골고루 함께 먹을 것을 권장합니다.

질문 설탕과 밀가루는 암에 나쁘다고 하던데 먹어도 되나요?

답. 네, 먹어도 됩니다. 하지만 과도한 체중증가가 암 발생에 영향을 줄 수 있는 것도 사실입니다. 그러니 설탕은 조리할 때 적당히 양념으로 사용하고, 밀가루 음식을 먹을 때는 채소나 어육류 반찬을 곁들이는 것이 좋습니다.

설탕 섭취를 줄이기 위해 인공감미료(대체당)를 사용해도 되는지 여부는 아직 의학적 근거들이 충분하지 않아 말씀드리기가 어렵습니다. 가급적 케이크, 사탕, 쿠키 등 설탕이 많이 들어간 음식과 가당 음료의 섭취는 피하고 인공감미료를 사용할 때는 일일 허용 섭취량(일일 섭취 에너지의 10% 이하)을 넘기지 않도록 주의해 주세요. 60kg의 성인을 기준으로 하루 2,000kcal를 먹는다고 했을 때, 하루 내 섭취할 수 있는 첨가당 관련 에너지는 200kcal가 됩니다. 이것을 설탕으로 환산하면 50g 이하로 먹어야 한다는 계산이 나옵니다. 즉, 각설탕 하나가 4g이라고 했을 때 12개 이하로 먹는 것이 좋다고 할 수 있습니다.

질문 홍삼 엑기스, 상황버섯 달인 물, 녹즙과 같은 민간요법이나 건강보조식품을 먹어도 되나요?

답. 대부분의 민간요법은 과학적으로 효과가 입증된 바가 없을뿐더러 민간요법, 건강보조제의 섭취는 간에 부담을 줄 수 있고 영양불균형을 초래하기도 합니다. 치료 중에는 반드시 제한해야 하며 치료가 종료된 후에도 명확한 효과가 입증된 바 없으므로 권장하지 않습니다.

질문 비타민제나 영양제를 먹어도 되나요?

답. 검증된 비타민제나 영양제를 먹는 것은 괜찮습니다. 하지만 음식을 통해 영양소를 골고루 잘 먹고 있다면 굳이 따로 챙겨 먹을 필요가 없고, 또 무엇보다 건강보조식품에 의존해서는 안 됩니다. 어떤 식품이 암 환자에게 도움이 된다는 이야기를 들었을 때, 그게 내 몸에 어떻게, 어떤 식으로 도움이 될지 과학적 근거를 꼼꼼히 따지는 습관을 들여 보세요. 비타민제, 항산화제 등 건강기능식품으로 암을 예방하거나 암의 재발을 막을 수는 없습니다. 오히려 과다 복용할 경우 몸에 안 좋은 영향을 미칠 수 있지요. 꼭 필요한 경우가 아니라면 싱싱한 생선과 신선한 채소, 과일 등을 골고루, 충분히 섭취하는 게 암 예방에 도움이 됩니다.

질문 **커피를 마셔도 되나요?**

답. 암 환자도 하루 한두 잔 정도의 커피는 마실 수 있습니다. 커피를 마시면 간암, 자궁내막암, 구강암, 인후암, 기저세포피부암, (여성의 경우) 흑색종의 발생 위험이 낮아진다고 합니다. 하지만 너무 과하게 마실 경우, 카페인 때문에 불면, 두통, 불안, 가슴 두근거림 등의 증상이 생길 수 있으니 주의할 필요가 있습니다.

또한 설탕, 프림 등이 들어간 커피는 에너지 함량이 높기 때문에 너무 자주 마셔서는 안 되고, 뜨거운 음료는 식도암의 발생 위험을 높일 수 있으므로 최대한 식혀서 마시도록 합니다.

질문 **우유는 마셔도 되나요?**

답. 칼슘 함유량이 높은 유제품 위주의 식단은 대장암 위험은 낮춰 주지만, 전립선암의 위험은 올라가는 등 암에 따라 차이가 있습니다. 따라서 우유나 유제품을 많이 먹기보다는 저지방 제품으로 하루 한 잔 정도 마시는 것이 좋습니다.

질문 **유방암 환자는 콩을 먹으면 안 되나요?**

답. 먹어도 됩니다. 콩과 두유, 두부 등 콩을 원료로 하는 식품은 훌륭한 단백질 공급원입니다. 콩에 들어 있는 이소플라본은 유방암, 전립선암의 발생 위험을 낮출 수 있습니다.

하지만 이소플라본 성분을 활용한 건강보조제가 암 발생 위험을 낮춘다는 의학적 근거는 없습니다. 실제로 최근 연구에 따르면 이소플라본계 보조제를 복용한 사람들

사이에서 에스트로겐 수용체 음성 유방암의 발생 위험이 증가하는 것으로 나타났습니다. 그러니 가급적 콩은 보충제가 아닌 음식으로 드시는 것을 권장합니다.

질문 유기농식품을 먹는 것이 더 좋나요?

답. 유기농식품이란 농약이나 화학비료를 사용하지 않고 재배한 식물이나 동물에서 얻은 식품입니다. 언뜻 들어선 유기농식품이 건강에 도움이 된다고 생각할 수 있지만, 일반 식품에 비해 영양소 함량이 높다는 의학적 증거는 없습니다. 마찬가지로 유기농식품이 암 발생 위험을 낮출 수 있을지, 그 상관관계 역시 명확하게 밝혀진 바 없고요.

다만 가격 면에서 유기농 제품이 일반 농산물보다 비싼 건 사실입니다. 비용이 부담돼서 채소와 과일을 덜 먹기보다는 일반 농산물을 깨끗하게 씻어 채소와 과일을 충분히 드시는 게 좋습니다. 해충에 의한 오염에 주의하고, 기생충에 감염될 우려가 있으니 반드시 깨끗이 씻어 드시기 바랍니다.

채소 및 과일 세척 tips

신선한 채소와 과일을 섭취할 때 채소나 과일에 농약이 남아 있을까 봐 걱정되시나요? 이런 걱정 때문에 세척용 베이킹소다나 식초, 과일 전용 세제 등으로 채소나 과일을 씻어 주기도 합니다. 그러나 대개는 수돗물을 받아 채소나 과일을 1분간 담가준 뒤, 흐르는 물에 30초 정도 헹구는 것만으로 대부분의 잔류 농약을 제거할 수 있습니다.

사과나 배 등 꼭지가 달린 과일은 꼭지 주변의 움푹 들어간 부분에 농약이나 이물질 등이 남아 있을 수 있으므로 물로 깨끗하게 씻은 후 해당 부분을 잘라 내고 먹는 것이 안전합니다. 배추, 양배추 등 쌈채소는 물로만 씻으면 구석구석 씻기지 않을 수 있습니다. 이럴 땐 겉잎을 두세 장 떼어 내고 씻어 주세요. 오이는 흐르는 물에 스펀지로 문질러 씻은 다음 헹궈 주세요.

질문 베리류가 좋다던데 사실인가요?

답. 베리류는 딸기, 블루베리, 크랜베리 등의 작고 동그란 열매 과일로 항산화나 항염 효과가 있는 비타민C, 비타민E, 폴리페놀, 안토시아닌 등의 성분을 포함하고 있습니다. 하지만 이 같은 항산화 성분들은 여러 가지 식품에 고루 분포하므로 특정한 식품이 암 예방이나 치료에 명확한 효과가 있다고 할 수는 없습니다. 또한 한 가지 음식만 먹기보다 다양한 음식을 통해 여러 영양소를 섭취하는 것이 좋으며, 음식에 포함된 에너지를 고려하면 베리류의 하루 권장 섭취량은 100~200g 정도가 적당합니다.

질문 해독 주스, 클렌징 주스, 디톡스 주스를 먹으면 독소를 제거하고 암을 예방하는 데 도움이 되나요?

답. 이런 종류의 주스 섭취가 암을 예방한다는 과학적 증거는 없습니다. 또 과일과 채소를 주스로 만들게 되면, 그 과정에서 섬유소 등 일부 영양소가 빠져나가거나 파괴됩니다. 따라서 과일과 채소는 주스보다는 가급적 (껍질과 딱딱한 씨를 제외하고) 있는 그대로 섭취하는 걸 권장합니다.

전문가 칼럼

암과 마이크로바이옴

글 : 서울대학교 식품영양학과 유현주 교수

질문 흔히들 말하는 슈퍼푸드가 암에 좋은 게 맞나요? 암에 좋은 음식이 따로 있나요?

답. 건강을 유지하고 질병을 예방하는 데 음식이 중요한 역할을 한다는 것은 잘 알려져 있습니다. 특정 음식이 '슈퍼푸드'로 불리며 암 예방에 효과적이라는 주장을 자주 접하게 되는 것도 이 때문이겠지요. 베리, 녹차, 강황, 인삼 등의 식품은 플라보노이드와 사포닌 같은 항산화 성분을 함유하고 있어 암 예방에 기여하는 바가 어느 정도 있겠지만, 단일 슈퍼푸드로 암을 예방하거나 치료할 수는 없습니다. 특히, 이들 식품의 유효 성분을 식이보충제(건강보조제)의 형태로 섭취하게 될 경우, 한꺼번에 너무 많은 양이 체내에 들어와 암 치료에 사용되는 약물과 반응해 치료 효과를 낮추거나 독성을 나타낼 수도 있어 주의가 필요합니다.

세계암연구기금(WCRF), 미국암연구소(AICR), 미국암학회(ACS), 세계보건기구(WHO)와 같은 기관들에서는 암 환자를 위한 식이 지침을 제시하고 있는데, 공통적으로 균형 잡힌 식단과 건강한 생활 습관(적절한 운동을 통한 체중 관리, 금연과 금주)이 암 예방과 치료에 더 중요한 역할을 한다는 점을 강조합니다. 지중해식 식단처럼 식물성 식품을 중심으로 다양하고 충분한 양의 채소, 과일, 통곡물, 견과류 등을 드세요. 가공육을 포함한 (초)가공식품, 과량의 설탕과 소금 섭취, 알코올 등을 멀리해 주세요. 식습관을 건강한 방향으로 개선해 나간다면 자연히 식품 속 유익한 영양소를 충분히 드실 수 있습니다. 다시 말해 특정 슈퍼푸드에 의존하기보다는 다양한 식품을 골고루 먹고, 건강한 식습관을 유지하는 것이 가장 효과적인 암 예방과 치료의 전략입니다.

질문 암 환자가 프로바이오틱스 제품을 먹어도 괜찮을까요? 프로바이오틱스 제품이 암 환자에게 어떨 때 좋은지, 혹시 먹으면 안 되는 경우가 있을지 궁금해요.

답. 프로바이오틱스는 장 건강을 증진하고 면역기능을 조절하는 살아 있는 미생물로, 암 환자에게도 여러 가지 긍정적인 효과를 제공할 수 있습니다. 항암 치료, 방사선치료 등의 암 치료 과정에서 장내미생물 균형이 깨져 설사, 변비, 메스꺼움과 같은 소화기 문제가 발생했을 때, 락토바실러스(Lactobacillus)와 비피도박테리움(Bifidobacterium)과 같은 특정 유산균은 증상을 완화하고 영양소 흡수를 도와 암 관련 피로를 줄이는 데 도움을 주기도 합니다. 또한 장점막을 보호하고 발암물질의 배출을 촉진하며, 면역체계를 조절해 감염 예방 및 염증 감소 효과도 기대할 수 있습니다. 그러나 시중에 판매하는 모든 프로바이오틱스 균주가 이러한 효능이 검증된 것은 아닙니다. 임상시험 등과 같은 과학적 검증 절차를 거치지 않은 균주들의 경우, 복용을 해도 효과가 없을 가능성이 큽니다.

한편 프로바이오틱스 섭취에 각별히 주의해야 하는 경우가 있습니다. 면역기능이 심하게 떨어진 환자, 집중적인 화학요법을 받거나 골수이식을 한 환자의 경우가 바로 그렇습니다. 이런 환자들이 프로바이오틱스를 섭취할 경우 감염 위험이 증가할 수 있습니다. 낮은 백혈구 수를 가진 경우 때때로 세균혈증이나 패혈증이 생겼다는 보고들이 있습니다. 또한 일부 환자는 프로바이오틱스를 먹고 나서 복부팽만감, 가스, 경미한 소화불량을 경험할 수도 있으며, 특정 면역억제제나 항생제와 반응할 가능성이 있기 때문에 섭취 전 의료진과의 상담이 반드시 필요합니다.

정리하자면 암 환자가 프로바이오틱스를 먹으려면 반드시 사전에 의료진과 상의해야 하고, 임상적으로 안전성과 효능이 검증된 균주를 선택해야 합니다. 고용량 보충제보다는 요구르트, 케피어와 같은 발효식품을 섭취하거나, 식단 자체를 장내미생물 균형을 회복하는 방향으로 변경하는 것이 바람직합니다. 또한 프로바이오틱스 섭취 후 소화불량, 설사, 복부팽만감, 복통 등 이상 반응이 나타나면 즉시 섭취를 중단하고 전문가의 조언을 받아야 합니다.

프로바이오틱스는 적절한 상황에서 암 환자의 장 건강, 면역기능 및 영양상태를 개선하는 데 도움을 줄 수 있지만, 면역이 저하된 환자나 특정 암 치료를 받는 환자는 감염 위험이 증가할 수 있으므로 신중한 접근이 필요합니다.

질문 '맞춤 영양 식단'이 있다던데, 어떤 건가요?

답. 우리 몸에는 100조 개 이상의 미생물이 공생하고 있는데요, 이들 미생물과 그들이 생성하는 물질의 총체를 마이크로바이옴이라고 합니다. 마이크로바이옴은 우리 몸의 건강을 유지하는 데 필수적인 역할을 하며, 최근 연구에 따르면 면역조절, 염증반응 억제, 면역치료제 반응성 증진 등에 기여하는 것으로 밝혀졌습니다. 마이크로바이옴이 건강하게 유지되면 종양 억제에 긍정적인 영향을 미칠 수 있지만, 반대로 장내미생물 균형이 깨지는 디스바이오시스(Dysbiosis) 상태가 되면 다양한 암의 발병과 진행을 촉진하고 암 치료의 효과를 저해할 수 있습니다. 이러한 연구 결과를 바탕으로, 최근에는 암 환자의 마이크로바이옴을 분석하고 이를 치료와 병행해 치료 효과를 극대화하고 부작용을 최소화하는 전략이 주목받고 있습니다.

장내 마이크로바이옴을 암 예방과 치료에 유리한 방향으로 조절하는 가장 효과적인 방법은 바로 식이조절입니다. 마이크로바이옴의 구성은 사람마다 제각기 다르며, 같은 사람이라도 나이, 질병, 항생제 및 치료제 복용 여부에 따라 바뀔 수 있습니다. 따라서 개인별 마이크로바이옴을 정확하게 분석하고, 가장 효과적으로 조절할 수 있는 맞춤형 식단을 제안하는 것이 중요합니다. 이를 통해 암 치료 효과를 극대화하는 동시에 치료 과정에서 발생할 수 있는 영양불균형, 면역력 저하 등의 부작용을 줄일 수 있습니다. 이러한 접근법을 '정밀영양(Precision Nutrition)' 또는 '개인 맞춤형 영양(Personalized Nutrition)'이라고 합니다.

그러나 아직 정밀영양이 암 치료에 실질적으로 적용될 수 있는 치료 전략으로 완전히 확립된 것은 아닙니다. 암 환자를 위한 개인 맞춤형 식이 지침 개발이 점차 중요해지고 있으며, 많은 전문가들은 향후 정밀영양 전략과 마이크로바이옴 조절을 병행하는 것이 암 치료와 관리의 새로운 패러다임이 될 것으로 기대하고 있습니다. 지속적인 연구와 임상시험을 통해 마이크로바이옴을 기반으로 한 맞춤형 영양 치료가 보다 구체화된다면, 이는 암 예방과 치료 효과를 극대화하는 데 중요한 역할을 하게 될 것입니다. 실제로 똑같은 면역치료를 해도 어떤 사람은 효과가 있고 어떤 사람은 반응이 좋지 않은데, 그 원인이 마이크로바이옴의 구성에 따라 다를 수 있다는 연구 결과도 있습니다. 물론 우리가 무엇을 먹는지에 따라 우리 몸속 미생물의 종류와 그 상태는 수시로 달라질 수 있기 때문에 골고루 먹는 것 그리고 가공식품, 당이 높은 식품, 포화지방 함량이 높은 식품을 피하는 것이 무엇보다 중요합니다.

part 3

함께 극복하는 암

모두의 건강한
일상을 위하여

1

활기찬 식생활 가이드

외출 시 건강하게 음식 먹는 방법

늘 집에서 건강하게 차려 먹을 수 있다면 좋겠지만 그럴 상황이 안 될 때 음식에 대한 고민이 커지기 마련입니다. 특히 외부 활동(사회생활, 여행 등)이 많아지면 외식을 할 수밖에 없지요.

집에서 만들기 어려운 음식을 먹거나, 멋있는 장소나 색다른 음식, 맛있는 음식을 먹는 것은 그 자체로 좋은 기분 전환이 됩니다. 최근에는 건강식을 위주로 판매하는 곳도 많아졌고, 또 관심 있는 음식에 대해 알아보고 맛집을 찾아다니는 일도 재미가 쏠쏠하다는 이야기가 있으니까요.

물론 먹고 싶은 음식만 먹다 보면 영양불균형이 생길 수 있으며, 밖에서 먹는 끼니는 집에서 만드는 것보다 아무래도 조미료나 양념이 세기 마련입니다. 어떻게 하면 외식을 하면서도 조금 더 건강하게 먹을 수 있을까요? 다음의 원칙을 고려하면 밖에서도 건강하게 음식을 먹을 수 있습니다.

- 규칙적으로 식사하기(늦은 시간 식사 피하기)
- 소스는 따로 찍어 먹기
- 튀김류는 최대한 자제하기(찌거나 구운 음식으로 대체)
- 끼니에 단백질과 채소를 충분히 더하기
- 건강한 간식을 늘 챙기기

건강해지기 위해서는 일상에서 '덜 달게, 덜 짜게, 덜 기름지게' 먹는 식습관을 실천하는 것이 무엇보다 중요합니다. '건강한 것을 얼마나 먹는가'를 따지기보다는 '몸에 해로운 것 혹은 해로운 습관을 얼마나 덜 먹고 안 하는가'에 집중해 보세요.

식사 유형에 따른 건강한 메뉴 고르는 방법

외식이란 외부 음식점에서 먹는 것은 물론 배달 음식, 마트에서 파는 완전 조리된 음식, 편의점 음식 및 간식을 이용하는 것 등이 모두 포함됩니다. 외식을 할 때 아래 내용을 참고한다면 건강한 외식을 하는 데 도움이 될 것입니다.

① 한식

가장 건강한 외식. 외식의 정석을 꼽자면 밥과 다양한 반찬이 나오는 한식입니다. 그중에서도 담백하게 즐길 수 있는 수육, 생선, 삼계탕, 쌈채소, 비빔밥 등을 추천합니다. 국밥 형태의 국물류는 나트륨 함량이 높아 주의가 필요합니다. 어쩔 수 없이 국밥류를 먹어야만 하는 경우, 설렁탕같이 간을 직접 할 수 있는 음식이 좋습니다. 소화에 무리가 없다면 쌀밥 대신 잡곡밥을 먹는 편이 좋습니다.

② 중식

중식은 대체적으로 기름을 많이 사용하는 메뉴가 대다수지만, 쇼마이나 소룡포 같은 만두류, 완탕면, 마파두부(덜 짜게 요청), 볶음 요리, 찜 요리 등은 괜찮습니다.

③ 일식

일식은 생선 요리나 샤부샤부, 낫토, 두부 요리, 덮밥 요리가 좋습니다만, 무엇보다 중요한 건 소스의 양을 줄이는 것입니다.

백혈구수치가 떨어져 음식을 제한해야 하는 경우, 회 같은 날음식은 가급적 피해주세요.

④ 양식

양식 또한 고열량 음식이 많습니다. 햄버거, 피자, 파스타 등을 섭취할 때는 샐러드나 채소를 베이스로 한 반찬류를 곁들여 주세요.

피자에 들어간 소스나 토핑, 파스타소스는 나트륨이나 지방 함량이 대체적으로 높습니다. 곁들이는 샐러드에는 가급적 드레싱을 뿌리지 않고 먹거나 아주 살짝만 뿌려 먹는 게 좋고, 스테이크 또한 충분히 익혀 먹는 게 좋습니다.

⑤ 가정 간편식(Home Meal Replacement) 또는 냉동 도시락

가정 간편식은 식품공전 분류 기준에서 즉석섭취, 편의식품류에 속하며 3개의 식품 유형으로 구분됩니다.

- **즉석섭취식품**: 손질 및 가열 등 별도의 조리 과정 없이 섭취할 수 있는 도시락, 김밥, 햄버거, 선식 등의 식품
- **신선편의식품**: 세척 및 절단 등의 간단한 가공을 거쳐 섭취하는 샐러드, 새싹채소 등의 식품

- **즉석조리식품**: 단순 가열 등의 조리 과정을 거쳐 섭취하는 냉동 도시락, 국, 탕, 순대, 수프 등의 식품

한동안 '냉동 도시락은 건강에 좋지 않다'라는 인식이 강했지만, 최근에는 소비자의 기호에 맞게 좋은 품질의 제품도 많이 개발되고 있습니다. 신선한 식품을 조리해서 먹는 게 제일 좋겠지만 불가피한 경우 편의성을 고려해 냉동 식품을 드실 수도 있겠지요. 부득이하게 냉동 식품을 먹어야 한다면, 단백질 함량이 높은 상품(단백질이 최소 20g 이상 포함될 것)으로 고르는 것을 추천합니다.

⑥ 편의점

시간이 부족하거나, 저렴한 금액으로 한 끼를 해결하고자 한다면 편의점을 이용해도 괜찮습니다. 최근의 편의점은 제품도 다양해지고, 품질도 높아졌습니다. 게다가 편의점에서 판매되는 상품에는 반드시 영양정보가 표시돼 있습니다. 이러한 정보를 잘 활용하면 편의점 음식도 건강하게 먹을 수 있습니다.

추천하는 품목으로는 저염 도시락, 샐러드, 채소스틱, 생과일, 삶은 달걀, 연두부, 닭가슴살(팩), 샌드위치, 부리토, 요구르트, 저지방 우유, 두유, 오트밀, 아몬드밀크, 누룽지탕, 컵밥(소스 조절 필요), 프로틴 식품(셰이크, 단백질바) 등이 있습니다.

| 편의점 추천 품목 영양정보

제품명	1회 제공량	에너지 (kcal)	탄수화물 (g)	단백질 (g)	지방 (g)	나트륨 (mg)	포화지방 (g)
연두부	140g	70	3	6	3.6	19.6	0.5
간장불고기 도시락	426g	647	92	28	19	1077	2.6
아몬드브리즈 (오리지널)	190mL	45	5.4	1.2	2.3	115	0.2

제품명	1회 제공량	에너지 (kcal)	탄수화물 (g)	단백질 (g)	지방 (g)	나트륨 (mg)	포화지방 (g)
담백한 누룽지탕	60g	225	52	4	0	9	0
컵강된장비빔밥	285g	340	66	11	3.7	880	0.7
참치마요 삼각김밥	105g (1개)	177	27	6	5	430	0.8
불고기 삼각김밥	105g (1개)	169	30.5	5.71	2.86	186.667	1.71
마시는 프로틴	250mL	110	8	20	0.6	120	0.4
단백질바	70g (1개)	180	17	20	7	300	3
닭가슴살	100g	114	1	23	2	640	0.5
*BLT샌드위치	191g	327	38.6	12.5	13.6	756.36	4.53
에그샌드위치	147g	468	61	11	20	900	4.9
삶은 달걀	50g (1개)	76	3	6	4.6	188	1.4
스트링치즈	20g (1개)	60	0.1	6	3.7	110	2.5
크래미	15g (1개)	12.5	1.67	1.33	0.08	115	0
참치통조림	100g	210	0	19	15	410	1.3
치킨부리또	145g	319	41	14	11	623.5	2.9
오트밀시리얼	50g (1컵)	197	40	5	1.25	44	0.38

* BLT샌드위치는 Bacon, Lettuce, Tomato의 약자로 이 세 가지 재료가 주로 사용되는 샌드위치를 말함.

리코타치즈 샐러드	190g	210	25	3.7	10.8	158	6
두부텐더 샐러드	130g	200	10	5	17	475	2.7
혼합과일컵	200g	119	32	0.7	0.3	1.3	0
믹스너츠	30g	170	10	6	12	90	1.6
두유	190mL	125	12	6	6	200	1.2
저지방 우유	200mL	80	10	6	2	100	1
그릭요거트 (플레인)	95g	95	13	6	2.4	55	1.6
맛밤	80g	125	28	3	0.9	10	0

* 편의점 상품조사 및 국가표준식품성분표 참조(25년 1월 기준).
** 위 표는 일반적인 제품을 기반으로 한 것이며, 실제 제품의 영양성분은 브랜드나 제조사에 따라 다를 수 있으므로 구매 시 영양성분표를 꼭 확인하시기 바랍니다.

그렇다면 편의점 식품, 구체적으로 어떻게 고르면 좋을까요? 큰 원칙은 앞서 〈외출 시 건강하게 음식 먹는 방법〉에서 언급한 것처럼 '덜 달게, 덜 짜게, 덜 기름지게' 먹는 것입니다.

- step 1: 한 끼당 권장섭취량, 하루 권장섭취량을 지키기
  예) 한 끼당 800kcal 이하, 가공식품으로부터 섭취하는 당류 17g 이하, 단백질 20g 이상, 나트륨 1000mg 이하, 포화지방 6g 이하 섭취(한국인 영양소 섭취기준 및 학교급식 영양관리 기준에 따름)
- step 2: 상품에 표시돼 있는 영양정보 꼼꼼히 확인하기

- step 3 : 가능한 한 덜 짠, 덜 단, 덜 기름진 음식 선택하기
- step 4 : 건강한 조합으로 식단 구성해 보기

이렇듯 편의점 제품을 구매할 때는 반드시 영양정보 표시를 확인하고, 자신의 건강 상태에 맞는 식품을 골라 하루 권장섭취량을 넘지 않게 먹는 게 중요합니다. 아래의 예시는 이 책에서 추천하는 편의점식 건강 조합의 사례입니다.

조합 1 부드럽고 자극 없는 한 끼

추천 상품: 구수한 누룽지탕, 연두부, 달걀, 그릭요거트
(탄단지 비율: 탄수화물 60%, 단백질 20%, 지방 20%)

| 조합 1. 에너지 및 영양소 함유량

제품명	1회 제공량	에너지 (kcal)	탄수화물 (g)	단백질 (g)	지방 (g)	포화지방 (g)	나트륨 (mg)
구수한 누룽지탕	60g	225	52	4	0	0	9
연두부	140g	70	3	6	4	0	20
달걀	50g (1개)	76	3	6	5	1	188
그릭요거트 (플레인)	95g	95	13	6	2	2	55
총		466	71	22	11	3	272

조합 2 밥을 메인으로 한 든든한 한 끼

추천 상품: 불고기삼각김밥, 리코타치즈샐러드, 프로틴 음료
(탄단지 비율: 탄수화물 52%, 단백질 24%, 지방 24%)

| 조합 2. 에너지 및 영양소 함유량

제품명	1회 제공량	에너지 (kcal)	탄수화물 (g)	단백질 (g)	지방 (g)	포화지방 (g)	나트륨 (mg)
불고기 삼각김밥	105g	169	30	6	3	2	187
리코타치즈 샐러드	190g	210	25	4	11	6	158
프로틴 음료	250mL	110	8	20	1	0	120
총		489	63	30	15	8	465

조합 3 빵을 메인으로 든든한 한 끼

추천 상품: BLT샌드위치, 컵과일, 크래미, 저지방 우유
(탄단지 비율: 탄수화물 60%, 단백질 15%, 지방 25%)

| 조합 3. 에너지 및 영양소 함유량

제품명	1회 제공량	에너지 (kcal)	탄수화물 (g)	단백질 (g)	지방 (g)	포화지방 (g)	나트륨 (mg)
BLT 샌드위치	191g	327	39	12	14	5	756
방울토마토 컵과일	150g	119	32	1	0	0	119

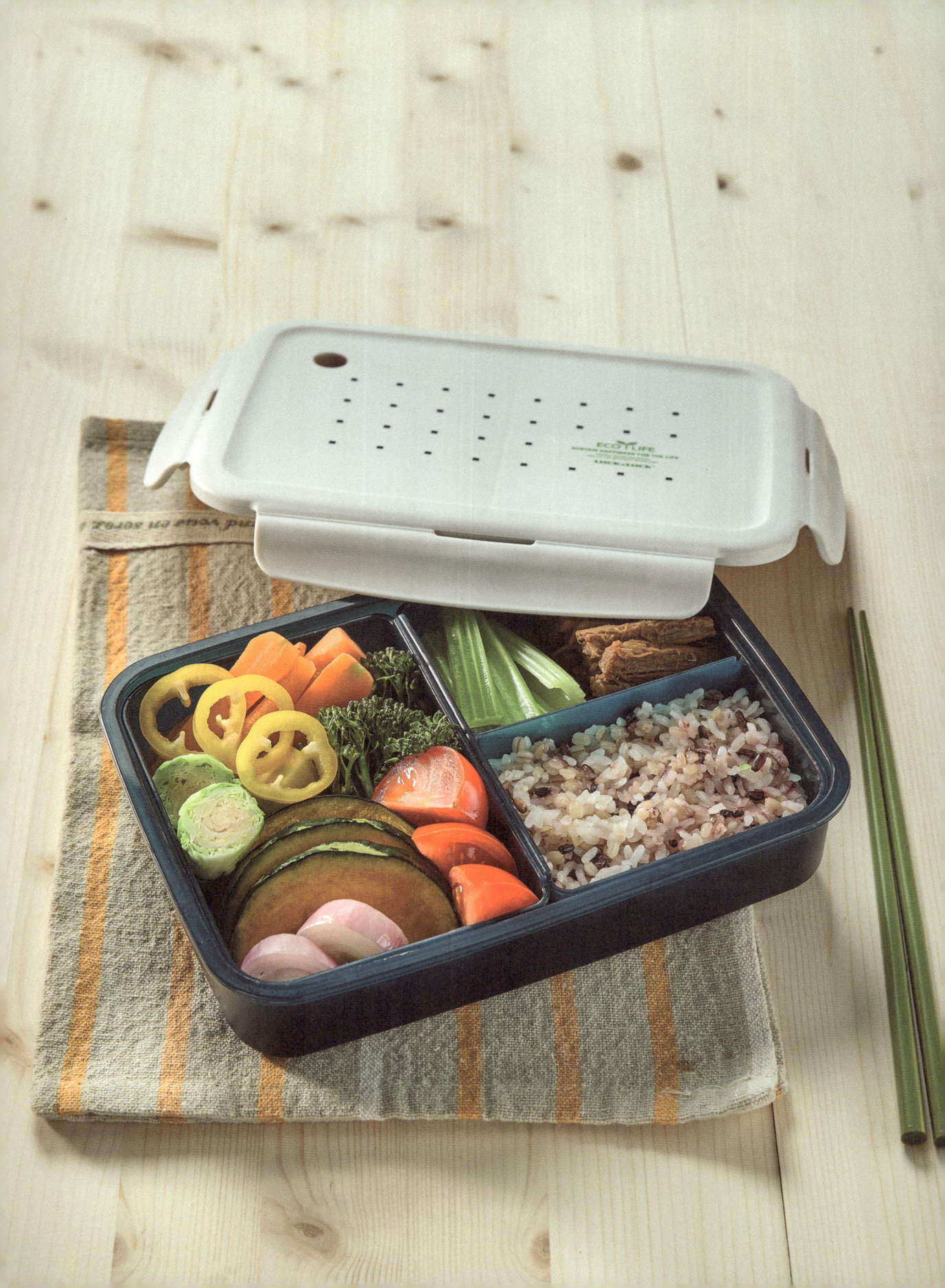

제품명	1회 제공량	에너지 (kcal)	탄수화물 (g)	단백질 (g)	지방 (g)	포화지방 (g)	나트륨 (mg)
크래미	15g	12	2	1	0	0	115
저지방 우유	200mL	80	10	6	2	1	100
총		538	83	20	16	6	1090

⑦ 집 도시락

식당을 이용하기 힘들거나 외부에서 식사를 해결하기 어려울 때 직접 만든 도시락은 좋은 대안이 됩니다. 수제 도시락은 나의 입맛과 취향, 건강상태를 고려해 맞춤으로 준비할 수 있지만, 그만큼 부담감도 커지기 마련이지요.

도시락에서 가장 중요한 것은 위생입니다. 특히 냉장고에 수일간 보관 중이던 반찬을 (상온에서) 도시락에 옮겨 담을 땐 균이 빠르게 증식할 수 있으므로 주의해야 합니다. 그날 만든 반찬 위주로 도시락을 싸고, 반찬을 상온에 오랫동안 두지 않도록 주의해 주세요. 도시락을 포장하고 보관하는 팁은 아래와 같습니다.

- 밥과 반찬은 충분히 식혀서 냉장 또는 냉동 보관하기(실온 보관은 피하기)
- 보관이 쉽도록 국물이 적은 반찬으로 구성하기
- 신선함을 유지하기 위해 소스는 따로 담기
- 냉장(냉동) 보관한 밥과 고기 등은 전자레인지로 따뜻하게 데워서 먹기(4분이면 채소찜도 가능)

건강한 수제 도시락을 만들기 위해 무엇을 어떤 방식으로 조리하면 좋을지 묻는다면, 큰 원칙은 앞서 <외출 시 건강하게 음식 먹는 방법>에서 언급한 것과 다르지 않습니다. '덜 달게, 덜 짜게, 덜 기름지게' 먹는 게 무엇보다 중요합니다. 아래의 네 가지 팁을 기억해 주세요.

- 단백질 20g 이상 확보하기
- 나물, 구운 채소 등 식이섬유를 충분히 포함하기
- 들기름, 올리브유 등 건강한 지방을 사용하기
- 구이, 볶음, 찜 등 간단한 조리 방법 활용하기

전자레인지 4분 채소찜 만들기

1. 채소를 깨끗이 씻은 후 적당한 크기로 썰어 전용 용기에 담아 전자레인지에 돌려 주세요. 딱딱한 종류의 채소일 경우, 더 작게 잘라 주세요.
2. 좋아하는 드레싱 혹은 들기름이나 참기름을 곁들여 즐기세요. 소금이나 후추를 뿌려 먹어도 좋습니다.
3. 조금 더 든든하게 먹고 싶다면 닭가슴살이나 두부를 곁들여도 좋아요.

* 전자레인지에 돌릴 땐 스팀 구멍이 있는 전용 뚜껑을 사용하거나 랩으로 덮고 구멍을 뚫어 증기가 빠져나갈 수 있도록 해 주세요!
* 살짝 익힌 채소는 비빔밥 재료로 사용해도 좋아요!

건강 도시락 영양소 구성 가이드

메뉴	1회 제공량 (g)	에너지 (kcal)	단백질 (g)
현미밥, 쌀밥, 콩밥 등	150~200	260	5
닭가슴살을 포함한 육고기류, 가시 없는 생선, 고기장조림류	100	150~200	20

달걀 요리, 연두부(1팩/소포장)	100	80	5~6
나물 반찬(시금치, 콩나물 등), 채소찜	50~100	40	3
김치, 저염 장아찌	30	10	1

* 위 구성은 탄수화물, 지방과 균형을 맞춰 한 끼에 섭취하는 단백질량이 20~30g이 되도록 구성한 것입니다.
** 탄수화물(밥) 섭취량을 조절해 섭취 에너지양을 늘리거나 줄일 수 있습니다.

⑧ 간식

평소 좋아하는 간식 중 영양이 풍부한 식품 위주로 간식거리를 챙겨 적당량 먹는 게 좋습니다. 이동할 때나 실내에서도 언제든지 먹을 수 있도록 항상 소지하고, 가까운 곳에 두어 허기지고 당이 떨어질 때 바로바로 먹을 수 있도록 합니다. 간식은 제품 뒷면에 표시된 영양정보를 참고해 고르고 가급적 자연식품을 위주로 선택해 주세요. 되도록 단순당(액상과당, 설탕)이 덜 들어간 제품을 고르는 걸 추천합니다. 추천하는 간식 종류로는 한 주먹 과일, 채소스틱, 삶은 달걀, (수제)채소칩, 저지방 우유, 아몬드밀크, 두유, 프로틴 제품(음료나 바 종류) 등이 있습니다.

외식과 회식 관련 질문과 답

질문 암 치료 후 직장에 복귀하기 위해 준비하고 있습니다. 식사를 어떻게 해야 할지 걱정인데요, 외식을 해도 되나요? 회식 때는 어떻게 해야 할까요?

답. 직장 복귀를 앞두고 제일 걱정되는 부분은 아무래도 끼니를 해결하는 일이겠지요. 점심때 매번 외식을 해야 하는 상황에서 밖에서 사 먹는 음식이 건강에 안 좋을까 봐 도시락을 싸 다녀야 하나 싶겠지만 그렇게까지 부담을 가질 필요는 없습니다. 물론 도시락을 싸서 다닌다면 더할 나위 없이 좋겠지만 외식을 해도 괜찮습니다. 다만 메뉴를 고를 때 영양소가 골고루 포함된 것 위주로 섭취하고 너무 맵거나 짠 음식은 되도록 피하세요. 직원 식당이 있는 직장이라면 영양사가 알아서 균형 잡힌 식단을 짜서 운영하기 때문에 안심하고 드셔도 됩니다. 때때로 회식에 참여하는 것도 가능하고요. 회식을 주로 고깃집에서 하다 보니 육고기를 먹어도 되는지, 지방을 너무 많이 섭취하는 게 아닌지 등이 신경 쓰일 텐데, 고기 1인분에 쌈채소와 반찬 등을 골고루 먹어 영양소의 균형을 맞춰 준다면 큰 문제는 없습니다. 고기와 함께 나오는 찌개류 역시 먹는 것 자체는 문제가 되지 않습니다. 나트륨 섭취량을 조절하기 위해 국물 대신 두부나 애호박 같은 건더기 위주로 섭취해 주세요(물론 술은 마시면 안 됩니다).

사실 암 환자라고 해서 못 먹을 음식은 없습니다. 다만 몸 상태를 최상으로 유지하기 위해서는 건강한 음식을 챙겨 먹는 것, 또 음식을 건강한 방식으로 챙겨 먹는 것이 중요하다는 사실을 잊지 마세요.

질문 전자레인지는 전자파가 많이 나온다고 하는데, 암 환자가 사용해도 괜찮을까요?

답. 전자파 측정 결과, 전자레인지에서 나오는 전자파는 미미한 수준으로 인체에 해를 가하지는 않습니다. 다만 밀착하여 측정한 경우 일반적인 가전제품보다는 큰 자기장이 발생한다는 연구 결과가 있으므로 되도록 30cm 이상 떨어져서 작동시켜 주세요.

전자레인지에 음식물을 조리하는 것 자체만으로는 아무런 문제가 발생하지 않으므로 전용 용기에 넣어 사용하는 등의 사항만 주의한다면 편리하게 맛있는 음식을 즐길 수 있습니다.

질문 데워 먹는 식품은 정말 안전한가요? 환경호르몬이 나오는 거 아닌가요?

답. 전자레인지 전용 용기를 사용한다면 환경호르몬을 걱정할 필요는 없습니다. 폴리프로필렌(PP)이라 불리는 전자레인지 전용 용기는 높은 내열성을 자랑합니다. 뜨거운 음식을 포장할 때, 또 배달 음식에 주로 사용되는 불투명한 용기가 바로 폴리프로필렌 용기입니다. 반드시 용기에 'PP'가 각인돼 있는지 혹은 '전자레인지 사용 가능 용기' 등이 적혀 있는지 확인 후 전자레인지에 넣어 주세요.

질문 전자레인지에 사용하면 안 되는 재질이 있나요?

답. 내열 온도가 낮은 플라스틱 재질의 용기를 전자레인지에 사용할 경우, 녹거나 외형이 변형될 수 있습니다. 특히 일반 폴리에틸렌테레프탈레이트(PET) 재질이나 고주파에 의해 영향을 받을 수 있는 멜라민수지 재질은 전자레인지 사용에 적합하지 않습니다.

금속 재질(도금 장식 포함)의 용기나 알루미늄호일 역시 전자레인지에서 나오는 마이크로파가 투과하지 못하고 튕겨져 나가 화재를 일으킬 수 있으니 절대 사용해선 안 됩니다. 유리용기의 경우에도 내열 용기인지 확인한 후 사용해야 합니다.

질문 전자레인지를 사용할 때 주의할 점을 알려 주세요.

답. 앞서 언급한 바처럼 반드시 전자레인지 전용 용기를 사용해야 합니다. 또한 밀봉한 용기는 터질 수 있으므로 사용을 자제하고 스팀이 빠져나갈 수 있도록 반드시 뚜껑이나 랩을 씌우도록 합니다. 비닐랩을 씌울 땐 가급적 식품이 닿지 않도록 해야 합니다. 특히 지방이 많은 음식이 비닐랩에 닿게 되면 화학성분이 노출될 가능성이 있으므로 주의가 필요합니다.

달걀, 밤, 포도처럼 껍질이 있는 경우 반으로 자르거나 칼집 혹은 구멍을 내야 터지지 않습니다. 제품 겉면에 적힌 조리 시간을 준수해 전자레인지를 사용하고 적정한 조리 시간을 알 수 없을 땐 30초, 1분 단위로 끊어서 사용해 주세요. 전자레인지 사용 후엔 용기 안쪽의 수증기나 식품 온도가 생각보다 높을 수 있으니 화상에 주의해야 하고 음식을 꺼낼 땐 꼭 장갑을 착용해 주세요.

질문 전자레인지로 어떻게 하면 맛있게 조리할 수 있을까요?

답. 전자레인지의 주된 기능은 '데우기'입니다. 음식의 수분이 빠져나가지 않도록 잘 데워야 음식의 고유한 맛이 사라지지 않고 딱딱해지지도 않지요. 그러기 위해서는 되도록 짧은 시간 안에 음식을 데워야 하므로 냉장고에서 꺼낸 음식을 곧바로 전자레인지에 넣지 말고 실온에 얼마간 방치했다가 데워 주세요. 그릇은 각진 그릇 대신 둥그런 종류의 것을 사용해야 음식이 골고루, 빨리 데워집니다.

전자레인지의 원리는 음식 내의 수분을 이용해 익히는 것입니다. 그러다 보니 수분을 적게 포함한 물질은 잘 데워지지 않는데요, 이때 물을 살짝 뿌려 주면 훨씬 잘 데워집니다. 또한 음식을 전자레인지 한가운데 놓기보다는 가장자리에 놓는 편이 더 잘 데워집니다. 재료가 2개 이상일 땐 비슷한 간격으로 가장자리에 놓아야 골고루 잘 익습니다.

카레나 국 같은 액체 종류의 음식은 귀찮더라도 데우는 도중에 한 번씩 꺼내서 내용물을 휘저어 준 뒤 다시 데우면 더 따뜻하게 드실 수 있습니다.

회식할 때 꿀팁!

아무래도 술을 먹어야 할 확률이 높기 때문에 일부러 회식을 피하는 경우도 있을지 모르겠습니다. 그러나 암 환자(혹은 회복기에 접어든 경우)에게 있어 회식이 금기인 것은 아닙니다. 먹기 힘든 음식, 참석하기 힘든 때가 있다면 먹을 수 있는 메뉴, 참석할 수 있을 때를 동료들에게 솔직히 이야기해 보세요. 함께 어울리며 식사를 하는 일은 정신적으로 유익한 일이 될 수 있으니까요. 메뉴가 고기라면 쌈과 채소를 충분히 함께 섭취하고, 메뉴가 회라면 날음식은 다른 동료들이 먹도록 두고 생선구이나 탕 요리를 즐기세요. 음료 역시 술 대신 탄산이나 물, 차 등으로 대체하면 됩니다.

2

암 치료 중 나만의 인생 식단

**환자들이 직접 뽑은
인생 식단 베스트**

---

1. 입맛 챙기는 월남쌈

47세 여성 / 23년 12월 유방암 3기 진단 /
선행 항암 치료, 전절제술, 방사선치료, 항호르몬 치료 시행

● **재료**

파프리카, 당근, 깻잎, 오이 등 다양한 채소

샤부샤부용 고기 또는 육전용 고기 (오리고기나 닭가슴살, 크래미도 가능)

라이스페이퍼, 땅콩소스나 칠리소스 등

● **이렇게 만들어 봐요**

1   채소들을 얇게 채 썰어 줍니다.

2 고기류를 삶거나 구워 익혀 줍니다(질겨지지 않도록 주의합니다).

3 라이스페이퍼를 따뜻한 물에 담갔다가 접시에 올려 원하는 재료들을 듬뿍 넣고 잘 말아 주면 완성입니다.

● 이 음식이 왜 도움이 됐나요?

암 치료를 하다 보면 입맛이 없어지기도 하고 변비도 자주 생기잖아요. 하지만 약도 먹어야 하고, 치료도 받으러 다녀야 하니, 입맛이 없어도 뭔가를 먹는 게 중요합니다. 월남쌈은 채소들을 다양하게 먹을 수 있고, 또 안에 내용물을 입맛에 따라, 기분에 따라 바꿀 수도 있어서 질리지 않고 맛있게 먹을 수 있어요.

● 음식과 관련해 주로 어디서 정보를 얻었나요?

교수님께도 여쭤보고, 영양팀에서도 교육을 받았어요. 항암 치료 받을 때 간호사 선생님께도 이것저것 물어봤고요. 빈혈도 있었고, 변비도 생겨서 생전 처음으로 변비약도 먹어 봤어요. 아무래도 약만 계속 먹기는 좀 그래서 식단으로 방법을 찾아봐야겠다 싶었죠. 나름대로 책과 인터넷을 통해 변비에 좋은 음식을 많이 연구했습니다.

● 식생활로 고민 중인 암 환자들에게 하고 싶은 말이 있나요?

자기만의 음식을 찾는 것이 중요하다는 말을 하고 싶어요. '비빌 언덕'이라고 해야 하나요? 치료식에서도 자신만의 소울 푸드는 필요한 법이니까요.

2. 10분 완성 초간단 우삼겹채소찜

35세 여성 / 20년 3월 유방암 2기 진단 /
선행 항암 치료, 전절제술, 보형물 동시 재건 시행

● **재료**

숙주, 알배추, 양배추, 깻잎, 파 등 집에 있는 채소

두부나 우삼겹 등 샤부샤부용 고기 300g

소금 1/3큰술, 후추 1/3큰술, 맛술 2큰술, 참치액 1큰술

간장 3큰술, 식초 1큰술, 물 1큰술, 설탕 1/2큰술

청양고추 1개(선택)

● **이렇게 만들어 봐요**

1. 채소들을 씻어 냄비 바닥에 깔아 줍니다.
2. 채소 위에 우삼겹 또는 샤부샤부용 고기를 깔아 줍니다.
3. 소금, 후추, 맛술, 참치액을 넣고 냄비 뚜껑을 닫아 줍니다. 칼칼하게 먹고 싶다면 청양고추를 하나 잘게 썰어 같이 넣어 주세요.
4. 그대로 중불에서 7분간 익혀 줍니다.
5. 끓는 동안 간장, 식초, 물, 설탕을 넣고 찍어 먹을 소스를 만들어 주면 완성입니다.

● **이 음식이 왜 도움이 됐나요?**

항암 치료 때는 입맛이 급격히 떨어지는데, 그때 잘 챙겨 먹지 않으면 그 독한 약을 견뎌 낼 체력을 비축할 수가 없어요. 이 레시피는 단백질과 채소를 양껏 먹을 수 있으면서도 아주 간단하죠(재료 손질까지 10분이면 충분해요!). 항암 치료 때는 물론이고 항

암 치료가 끝난 후에도 먹기 좋은, 너무 간단한데 맛있고 영양가 높은 레시피입니다.

● **음식과 관련해 주로 어디서 정보를 얻었나요?**

유튜브를 많이 봤어요. 또 카카오톡에 암교육센터 채널을 추가해 둔 상태라 거기에 올라오는 식단 자료나 교육을 들었던 것도 도움이 많이 됐어요.

● **식생활로 고민 중인 암 환자들에게 하고 싶은 말이 있나요?**

평생 체력 하나는 자신 있었고, 입맛이 떨어져 본 적도 없는데 항암 치료 중에는 이런 저조차도 확실히 입맛이 떨어지더라고요. 먹는 즐거움을 되찾으려 무던히 노력했어요. 안 먹어 본 음식들을 하나씩 만들어 보고 맛보면서 먹는 것과 관련한 소소한 기쁨을 되찾았던 것 같아요.

3. 암을 이기는 파이토케미컬주스

51세 남성 / 20년 전립선암 진단 /
수술, 방사선치료, 항호르몬 치료 시행

● **재료**

사과 5개, 토마토 7개, 당근 4개
비트 1개, 양배추 1/2개, 브로콜리 1개

● **이렇게 만들어 봐요**

1 토마토, 당근, 양배추, 브로콜리를 깨끗하게 씻어 부드러워질 때까지 삶아 줍니다.

2 삶은 채소를 나머지 과일 및 채소와 함께 넣고 믹서로 갈아 줍니다.

● 이 음식이 왜 도움이 됐나요?

구토 증상 때문에 한창 고생하던 때에 이 주스를 알게 돼 도움을 많이 받았습니다. 이외에도 블루베리, 청경채, 마늘, 녹차 등을 많이 먹으려고 노력했어요. 항암 치료를 잘 견디고 면역력을 높이기 위해 단백질 섭취도 소홀히 하지 않았고요. 영양제는 방사선치료에 방해가 된다고 하여 별도로 섭취하지 않았습니다.

● 음식과 관련해 주로 어디서 정보를 얻었나요?

병원에서 진행하는 영양교육과 책자를 자주 참고하였습니다.

● 식생활로 고민 중인 암 환자들에게 하고 싶은 말이 있나요?

영양팀에서 진행하는 교육을 꼭 들으세요!

4. 현미버섯톳밥&콩비짓국

58세 남성 / 21년 대장암 1기 진단 /
상행결장수술 시행

● 재료

현미 1컵, 말린 톳 1/2컵, 표고버섯 5개, 백태콩

멸치육수, 김치, 파, 마늘, 새우젓 국물, 소금, 국간장

● **이렇게 만들어 봐요**

1. 현미는 6시간 이상, 백태콩은 2시간 이상 물에 불려 줍니다. 톳은 물에 한번 씻어 줍니다.
2. 불린 현미를 체에 밭쳐 물기를 제거한 후 참기름에 살짝 볶아 줍니다.
3. 표고버섯을 물에 살짝 데쳐 편으로 썰고, 마늘과 간장으로 약간의 간을 해 참기름에 살짝 볶아 줍니다.
4. 볶은 현미와 표고버섯, 씻어 둔 톳을 전기압력밥솥에 넣고, 현미밥 모드로 밥을 지어 줍니다(기호에 따라 달래 간장을 첨가하면 더욱 맛이 좋아집니다).
5. 불린 백태콩을 믹서기에 갈아 줍니다.
6. 김치는 물에 한번 헹군 후 작게 썰고, 들기름에 살짝 볶아 멸치육수와 함께 끓여 줍니다.
7. 육수가 한소끔 끓어오르면 갈아 둔 백태콩을 넣고 한 번 더 끓인 후, 새우젓 국물, 파, 마늘, 소금 및 국간장으로 간을 해 주면 완성입니다.

● **음식과 관련해 주로 어디서 정보를 얻었나요?**

삼성서울병원 영양팀 강의, 유튜브, 대학병원 암 전문 의사 선생님들이 쓴 책 등 정말 가릴 것 없이 닥치는 대로 공부했어요. 아내도 같이 공부해서 많이 도와줬고요.

● **식생활로 고민 중인 암 환자들에게 하고 싶은 말이 있나요?**

수술 직후에는 좋아하지도 않는 죽을 먹어야 해서 최대한 다양한 식재료를 이용해 질릴 틈 없이 여러 종류의 죽을 만들어 먹었습니다. 현재는 일반식을 먹고 있는데 죽 식단에서 일반식으로 넘어올 때 몸에 부담이 가지 않도록 조리 시 음식 간이 세지 않게 신경 썼어요. 영양소를 골고루 먹기 위해 노력했고, 특히 탄수화물을 줄이고 단백질과 식이섬유

를 많이 먹었어요. 또 제철 채소, 과일, 생선 등을 많이 먹고, 재료를 굽거나 튀기는 방식보다는 삶거나 데치는 방식으로 조리해 영양소를 파괴하지 않으면서 재료 고유의 맛도 살리려 했어요. 그 덕분에 여러 가지 음식을 접하며 건강하고 즐거운 식사를 할 수 있었습니다. 이렇게 먹다 보니 새삼 느낀 건데, 스트레스 안 받고 마음이 편한 것도 중요하지만 무엇보다 음식이 정말 중요한 것 같아요. 확실히 건강이 예전보다 많이 좋아졌음을 느껴요.

5. 토마토닭가슴살채소볶음

22세 여성 / 침샘암 1기 진단 /
수술 후 방사선치료 중

● **재료**

토마토, 양파, 새송이버섯, 느타리버섯

닭가슴살, 브로콜리, 양배추, 올리브유, 간장, 소금, 이탈리안 시즈닝

● **이렇게 만들어 봐요**

1. 올리브오일을 두른 팬에 양파와 간장을 볶아 줍니다.
2. 새송이버섯, 느타리버섯, 닭가슴살, 브로콜리, 양배추를 넣어 함께 볶아 줍니다.
3. 마지막으로 토마토를 넣고 소금을 약간 뿌려 살짝 익혀 준 뒤, 이탈리안 시즈닝으로 마무리해 주면 완성입니다.

● **이 음식이 왜 도움이 됐나요?**

두 달 전 대학생 딸아이가 침샘암 진단을 받았어요. 림프 전이로 재수술까지 받고 퇴원한 지 이제 일주일이 되어 가고 있는데, 날마다 항암 식단으로 삼시 세끼 차려 주기가 참 힘들었어요. 아이가 채소나 과일, 생선류를 잘 안 먹는데, 유일하게 토마토는 좋아해서 자주 해 주는 식단이에요. 유기농 버섯, 브로콜리, 우리 콩 두부 등 식재료를 주문해 현미밥에 청국장과 함께 차려 주면 곧잘 먹어서 방사선치료 앞두고 많이 먹이고 있어요. 토마토, 버섯, 브로콜리, 양배추 같은 채소들은 항암에 가장 좋은 식재료들이잖아요? 여기에 단백질까지 조합해 주면 맛도 영양도 챙긴, 환상의 식단인 거죠.

● **음식과 관련해 주로 어디서 정보를 얻었나요?**

병원에서 진행된 영양 교육 세션에 가족 모두 같이 가서 공부했어요. 딱히 엄청 힘든 건 없었고, 일찍이 준비를 시작해 둔 편이라 허둥대지 않고 곧잘 대처할 수 있었어요.

● **식생활로 고민 중인 암 환자들에게 하고 싶은 말이 있나요?**

한번 암에 걸리고 나면 그전과 똑같은 식생활로 돌아갈 순 없어요. 유기농 식재료, 좋은 식재료에 관심을 갖게 되죠. 발아현미밥, 채소 위주의 식단, 특히 토마토, 브로콜리, 양배추 등을 활용한 메뉴 등은 레시피를 찾기도 쉬우니 하나씩 도전해 보세요.

6. 최강의 채소수프

28세 여성 / 23년 10월 호지킨림프종 진단 /
키트루다 면역 항암 치료 중 암이 재발되어 다시 항암 치료 중

● **재료**

양파, 양배추, 단호박, 당근

고구마, 토마토(미나리, 시금치, 연근, 우엉, 브로콜리 등도 가능)

● **이렇게 만들어 봐요**

1. 채소들을 깨끗이 씻어 한 입 크기로 썰어 줍니다.
2. 큰 냄비에 채소와 물을 1:3의 비율로 부어 줍니다.
3. 냄비 뚜껑을 덮고 팔팔 끓입니다.
4. 냄비 속 재료가 끓어오르면 약불에서 30분간 더 푹 끓여 줍니다.

조리 *tips*

+ 간은 기호에 따라 후추나 소금, 된장, 카레, 천일염 등으로 해 주면 돼요. 간을 하지 않고 채소 본연의 맛을 즐기는 것도 좋아요.
+ 보관은 냉장 3일, 냉동 일주일 정도를 넘기지 않도록 해 주세요.
+ 한 번에 먹는 양은 250~300mL가 적당해요.

● **이 음식이 왜 도움이 됐나요?**

매일매일 생채소를 챙겨 먹기란 얼마나 번거로운가요. 저는 이 수프를 주로 아침으로 먹는데, 이렇게 한 끼를 해결하니 마음도 몸도 너무 편했어요. 몸에 좋은 게 먹으면서도 느껴진달까요. 간을 안 하고 먹으면 처음에는 좀 싱겁게 느껴지기도 하는데, 먹다 보면 채소 본연의 맛에 반할 거예요.

● **음식과 관련해 주로 어디서 정보를 얻었나요?**

유튜브와 책을 많이 찾아봤어요. 병원에서 하는 교육도 찾아 들었고요. 아무래도 원론적인 이야기의 경우, 제게 꼭 맞는 디테일한 습관이나 레시피 등을 찾기 위해 다양한 시도를 했던 것 같아요.

● **식생활로 고민 중인 암 환자들에게 하고 싶은 말이 있나요?**

두루두루 조심하는 것도 중요하지만, 암 치료는 마라톤이라고 생각하고 오래 지속할 수 있는 자기만의 루틴을 찾는 게 무엇보다 중요한 것 같아요. 다른 영양소는 모르겠는데, 하루에 할당된 채소(식이섬유) 섭취량을 맞추는 게 너무 힘들더라고요. 찾고 찾다가 정착한 게 저로서는 이 채소수프랄까요. 게다가 림프종의 경우, 덱사메타손이라는 스테로이드제를 먹기 때문에 오히려 체중이 느는 경우가 많은데, 이 같은 채소 위주의 식단이 살이 찌지 않도록 조절해야 하는 부분에서 많은 도움이 됐어요.

7. 토마토달걀볶음

35세 남성 / 20년 9월 악성림프종 4기 진단 /
조혈모세포이식 시행

● **재료**

토마토 1개, 달걀 2개, 아보카도 오일, 간장 1큰술
다진 마늘(선택), 양배추나 양파 등 집에 있는 채소(선택),
새우(선택), 강황 가루(선택)

● **이렇게 만들어 봐요**

1 채소를 깨끗이 씻어 한 입에 먹기 좋은 크기로 썰어 줍니다. 토마토 껍질 섭취

가 꺼려지는 경우, 끓는 물에 3분간 토마토를 데친 후 건져 내서 껍질을 벗기고 조리합니다.

2   달걀은 알끈이 없어질 때까지 잘 풀어 줍니다.
3   팬에 기름을 두르고 센불로 달궈 줍니다.
4   토마토와 채소를 넣고 볶아 줍니다.
5   토마토가 살짝 흐물흐물해질 때쯤 불을 중약 불로 맞추고 달걀물을 부어 줍니다. 이때 간장을 넣어 간을 해 줍니다.
6   천천히 볶아 주며 달걀을 익힙니다(너무 바싹 익히는 것보다는 살짝만 익혀 먹는 게 더 부드러워요). 기호에 따라 강황 가루를 뿌려 완성합니다.

● 이 음식이 왜 도움이 됐나요?

저한텐 이색 음식이라 매일 반복되는 식단 가운데서도 물리지 않고 먹을 수 있었어요. 빠르게 조리할 수 있다는 것도 장점이고요(조리 시간 총 10분). 항암 치료를 건강하게 잘 받기 위해서는 체력이 중요한데, 고단백 요리인 데다가 채소, 속 재료들을 다양하게 응용해 볼 수 있고 맛도 있어서 영양소균형을 맞추기 좋았어요.

특히 토마토에 들어 있는 항산화 성분 라이코펜은 암 발생 위험을 줄이는 데 도움이 된다고 해요. 이 라이코펜은 지용성 성분이라 기름을 활용해 조리하면 체내 흡수율이 높아진다고 합니다. 전 여기다가 강황 가루를 살짝 뿌려서 먹는데, 강황에 들어 있는 커큐민 역시 지용성 항산화 성분이라 기름을 활용해 조리하면 체내 흡수율이 높아진다고 해요. 맛있는 데다 아무래도 건강해지는 기분이라 정신적으로도 긍정적인 영향을 많이 받은 거 같아요.

● 음식과 관련해 주로 어디서 정보를 얻었나요?

주로 인터넷에서 찾아봤어요. 대체로 먹고 싶은 것 위주로 먹긴 했지만 피자나 파스타 등 밀가루 음식은 자제하려고 노력했어요. 이색 음식을 먹는 걸 좋아해서 새로운 음식에 도전해 보기도 하고요. 최근에는 케밥에 도전해 봤는데 맛있더라고요.

● **식생활로 고민 중인 암 환자들에게 하고 싶은 말이 있나요?**

저는 집에서 만들어 먹기도 하고 밖에서 사 먹기도 하고 그냥 먹고 싶은 걸, 먹고 싶은 때에 먹고 있어요. 음식 때문에 너무 스트레스받지 않는 게 좋지 않을까요? 잘 먹어서 죽는 사람은 없는데 못 먹어서 죽는 사람은 많이 봤어요. 잘 먹어야 치료받을 체력도 비축하고 건강하게 지낼 수 있어요.

8. 부추달걀순두부탕

28세 여성 / 23년 7월 급성골수성백혈병 진단 /
동종조혈모세포이식을 앞둠

● **재료**

순두부 1개, 부추, 달걀 2개, 굴소스, 소금과 참기름 약간

● **이렇게 만들어 봐요**

1. 잘 씻은 부추를 4~5cm 길이로 먹기 좋게 썰고 달걀은 잘 풀어 준비합니다.
2. 기름을 두른 냄비에 달걀물을 풀어 스크램블하듯 볶아 줍니다.
3. 달걀이 어느 정도 익으면 잘라 둔 부추와 함께 볶고, 굴소스를 넣어 간을 해 줍니다(이 단계로 끝내면 달걀부추볶음으로 먹을 수 있어요).
4. 냄비에 순두부를 하나 다 넣어 주면 순두부에서 물이 나오며 자작하게 변하

는데, 이때 소금과 굴소스로 간을 한 번 더 해 줍니다.
5 내용물이 끓어오르면 불을 끄고 참기름을 한 바퀴 둘러 주면 완성입니다.

조리 *tips*

+ 간을 약하게 해서 순두부탕으로 먹어도 되고, 간간하게 해서 덮밥처럼 먹어도 좋아요.

● 이 음식이 왜 도움이 됐나요?

항암 치료로 소화기관이 약해져서 자극적인 음식을 먹을 수 없었는데, 이걸로 도움을 많이 받았어요. 두부, 달걀을 통해 단백질을 섭취할 수 있었고, 부추 또한 혈액순환이나 간 건강, 피로회복 등에 좋다고 하잖아요? 무엇보다 일단 먹고 나면 속이 편했어요. 또 혈액암의 경우, 멸균식을 먹어야 하는 기간이 있는데 그때 한 끼 딱 먹고 끝내기 좋고, 요리를 잘 못해도 쉽게 따라 할 수 있어 자주 해 먹었습니다.

● 음식과 관련해 주로 어디서 정보를 얻었나요?

병원 간호사 선생님께 많이 여쭤봤어요. 멸균식은 한 끼를 다 먹어야 한다고 말씀하시길래 그렇게 따라 했어요. 자취 경력이 10년 정도 되는데, 안전하게 조리하고 튀긴 음식은 되도록 자제했어요(기름이 튀거나 해서 상처가 생길 수 있으니까요). 주로 두부, 채소스튜, 수육을 많이 해 먹었고, 메스꺼움이 심할 땐 사과, 고구마, 시리얼 등을 먹었어요. 병원 밥은 오히려 더 못 먹겠더라고요. 사실 저는 병원만 벗어나면 바로 입맛이 도는 편이라 입원하게 되면 언제나 퇴원만 손꼽아 기다리곤 해요.

● 식생활로 고민 중인 암 환자들에게 하고 싶은 말이 있나요?

몸에 나쁜 것만 아니면 먹고 싶은 걸, 먹을 수 있을 때 최대한 많이 드시라 말씀드리고 싶어요. 어차피 병원에 있을 때는 치료 약 때문이든, 정신적인 이유로든 많이 먹기는 힘들기 때문에 퇴원 후 통원 치료 때 먹고 싶은 걸 최대한 많이 드세요.

9. (매운) 버섯칼국수&마늘김치

40세 여성 / 소아암 완치, 위암 2기 진단 /
항암 치료 중

● **재료**

사골곰탕 팩, 느타리버섯, 대파, 양파, 미나리

국간장 1/2큰술, 고춧가루 1큰술, 다진 마늘 1/2큰술

차돌박이나 우삼겹(선택), 칼국수 사리(선택), 밥(선택)

● **이렇게 만들어 봐요**

1. 사골곰탕과 물을 1:1 비율로 넣고 양념장을 넣고 끓여 줍니다(양념장은 고춧가루와 다진 마늘, 국간장을 잘 섞어 줍니다).
2. 느타리버섯, 미나리, 대파, 양파 등을 넣고 끓이다 채소가 어느 정도 숨이 죽기 시작하면 고기(선택)를 넣고 적당히 익으면 채소와 함께 먹습니다.
3. 칼국수 사리를 넣고 면을 먹습니다.
4. 마지막에 국물을 한 국자 정도 남기고 미나리, 양파, 당근 다진 것에 달걀을 풀어 밥을 볶아 줍니다. 참기름을 한 번 둘러 주면 볶음밥이 완성됩니다.

조리 *tips*

+ 요즘은 조리용 밀키트도 잘 나와서 그걸 활용해도 좋아요.

+ 마늘김치는 시중에 판매하는 제품을 활용해도 좋아요.

● **이 음식이 왜 도움이 됐나요?**

독한 항암제 때문에 구토를 자주 했어요. 게다가 병원 밥은 간이 약해서 먹다 보면 오히려 속이 메스꺼워졌죠. 그래서 저는 입원 치료가 끝날 때면 항상 이번 회차를 잘 마쳤다는 보상으로 매콤한 버섯칼국수를 먹곤 했습니다. (항암제에 취한 건 아니지만) 속을 해장하는 느낌이었달까요. 항암 치료로 잃었던 입맛을 돌아오게 하고 퇴원 후의 일상을 다시 시작하는 데 도움이 되었습니다.

- **음식과 관련해 주로 어디서 정보를 얻었나요?**

삼성병원 쪽에서 해 준 식단 교육도 듣고, 유튜브도 검색해 봤어요. 식단을 나름 조절한다고는 하는데 아무래도 하던 습관이 있다 보니 아주 철저하게는 잘 안 되더라고요. 그래도 많이 씹고, 천천히 오래 먹는 것, 적당량 먹는 걸 지키기 위해 스스로에게 30분짜리 모래시계를 선물했습니다.

복직을 앞두고 가장 걱정거리가 바로 간식이에요. 에너지는 높되 소화가 잘되는 걸로 중간중간 먹으려 하는데, 아무래도 밀가루나 설탕 등이 들어간 음식이 많더라고요. 그런 걸 피해서 어떻게 잘 조절해 챙겨 먹을 수 있을까, 고민 중입니다. 그치만 저는 기본적으로 '먹고 싶은 건 되는 대로 먹자' 주의예요. 잘 먹어야 치료도 잘 받을 수 있고, 무엇보다 암 발병은 먹는 것보다 유전적·환경적 영향이 크다고 생각하니까요.

- **식생활로 고민 중인 암 환자들에게 하고 싶은 말이 있나요?**

저는 위암 말고도 소아암을 진단받고 완치된 경험이 있습니다. 그때는 약이 지금처럼 좋지도 못 했고, 저 역시 너무 어린 나이라 힘들게 치료를 받았던 기억이 있어요. 그래도 신약 덕분에 완치된 후로는 맛집도 많이 찾아다니고 뭐든 좋아하는 걸 맛있게, 잘 먹었어요.

새로운 암이 발병한 지금, 이런 상황에서도 나름대로 버틸 수 있는 건 평소 '잘 먹는 것'에서 비롯된 게 아닐까 생각합니다. 다양한 시행착오를 통해 좋아하는 걸 먹되, 양이나 먹는 속도 등을 조절하는 방식으로 건강과 체력을 지키는 게 중요해요.

10. 감자두부국 & 배추말이전골

32세 여성 / 21년 3월 비호지킨림프종 진단 /
항암 치료, 조혈모세포이식, CAR T-세포치료 시행

● **재료**

감자, 두부, 숙주, 알배추, 당근, 마늘종, 파
코인 육수, 간장이나 소금, 액젓, 소스

● **이렇게 만들어 봐요 (감자두부국)**

1   채소들을 깨끗이 씻고, 감자는 먹기 좋은 크기로 썰어 줍니다.
2   냄비에 숙주를 한 줌 깔아 줍니다.
3   물을 적당량 붓고 코인 육수를 넣은 뒤 기호에 따라 간장이나 소금, 액젓을 넣어 줍니다.
4   냄비 속 내용물이 살짝 끓으면 먹기 좋게 썬 두부와 대파를 맨 위에 올리고 한 번 더 끓여 주면 완성입니다.

● **이렇게 만들어 봐요 (배추말이전골)**

1   배추는 심지 부분과 이파리 부분으로 나눠 잘라 줍니다.
2   배추의 이파리 부분을 뜨거운 물에 살짝 데쳐 찬물로 헹구고 물기를 가볍게 짜 줍니다. 배추 데친 물은 버리지 말고 육수용으로 남겨 둡니다.
3   당근과 마늘종(다른 채소가 있다면 그걸 활용해도 좋아요)을 배추 이파리 안에 말릴 정도의 크기로 썰어 줍니다.
4   배추 이파리에 채소들을 올리고 돌돌 말아 반으로 썰어 줍니다.

5   냄비에 숙주를 한 줌 깔고 그 위에 배추 심지, 두부로 자리를 잡아 둔 뒤 배추 말이를 가지런히 올려 줍니다.

6   냄비에 배추 데친 물과 코인 육수를 붓고 기호에 따라 간장이나 소금, 액젓을 넣어 끓여 주면 완성입니다.

● **이 음식이 왜 도움이 됐나요?**

비호지킨림프종으로 세 번의 항암 치료와 조혈모세포이식을 받고 나니 매운 걸 곧잘 먹던 제가 '맵찔이'가 되었습니다. 또한 면역력이 약해지고 위와 장이 예민해진 탓인지 덜 익힌 음식을 먹거나 위생 상태가 좋지 못한 음식을 먹으면 금방 배가 아팠습니다. 항암 부작용이 전부 복통과 설사 쪽으로 온 게 아닌가 싶을 정도로 설사가 잦았달까요. 언젠가는 한 달 내내 죽만 먹어야 했던 적도 있었습니다. 그러다 보니 몸에 좋은 건강한 재료로 맵지 않고 간편하게 만들 수 있는 음식이 뭐가 있을까 고민하게 되었고, 그 결과로 찾은 게 바로 감자두부국과 (이보다는 조금 더 손이 가지만) 배추말이전골이었습니다.

오랜 투병으로 집에 있는 시간이 많아지다 보니 자연스레 뭔가를 먹는다는 게 참 매번 똑같고 재미가 없어지더라고요. 다행히 요리하는 건 좋아하는 편이라 그나마 똑같은 가운데 다른 걸 찾아내기 위해 이것저것 요리도 해 보고, 예쁘게 플레이팅도 해 가면서 지루함을 견뎌 냈던 것 같아요. 또 가족들이 저를 먹이겠다고 이것저것 좋다는 걸 잔뜩 사 와서 냉장고에 재료가 너무 많이 쌓일 때, 배추말이전골로 '냉장고털이'를 할 수 있었습니다.

● **음식과 관련해 주로 어디서 정보를 얻었나요?**

투병 당시 암교육센터의 식단 관련 책자를 많이 참고했어요. 뭐든지 잘 먹는 게 가장 중요하지만 조혈모세포이식 후 회 같은 날음식은 당장 먹을 수 없어 꾹 참고 있어요 (게다가 저는 뭐만 하면 바로 설사로 오는 타입이라 더 조심해야 했고요). 입맛이 없거나 컨디션이 안 좋을 때는 암교육센터 책자를 꾸준히 참고하고 있습니다.

● **식생활로 고민 중인 암 환자들에게 하고 싶은 말이 있나요?**

저는 먹는 것, 정확히는 '잘 먹는 것'도 치료 과정의 하나라고 생각해요. 음식을 도저히 못 먹겠다면 요즘은 뉴케어 같은 보조 음료도 잘 나오니까 그런 거라도 잘 챙겨 드시라 말씀드리고 싶어요. 뭐라도 좋으니까 잘 드세요!

11. 채소육수를 활용한 샤부샤부

60세 여성, 딸이 간호 중 / 24년 3월 담도암 1기 진단 /
수술 후 항암 치료 시행

● **재료**

채소다시마육수(p. 43 참고), 차돌박이 또는 우삼겹, 좋아하는 채소

● **이렇게 만들어 봐요**

1. 채소들을 깨끗이 씻어 먹기 좋은 크기로 썰어 줍니다.
2. 샤부샤부 냄비에 채소육수와 고기를 넣고 샤부샤부를 해 먹거나 한소끔 끓여 국처럼 만들면 완성입니다.

● **이 음식이 왜 도움이 됐나요?**

채소들의 숨을 한번 죽여 놓으면 부드러워져 더 많이 먹을 수 있어요. 또 지방이 적

은 소고기를 곁들여 먹으면 단백질도 듬뿍 섭취할 수 있어 기력 회복에 도움도 되고요. 무엇보다 깔끔한 채소육수 덕에 입맛이 살아나서 그게 참 좋았습니다. 육수는 직접 만들어도 되고 시중에 판매하는 채소육수를 구매해 사용해도 좋아요.

● **음식과 관련해 주로 어디서 정보를 얻었나요?**

언론사에서 발간하는 건강 소식지에서 힌트를 얻고, 네이버 카페 등에서도 노하우를 검색하곤 했습니다. 지금 다니는 병원에서 한 달에 한 번 진행하는 항암 후 식단 관리, 건강 관리 교육을 비대면으로 듣기도 했고요. 유기농식품 판매 사이트에서 채소육수를 종종 구매해 샤부샤부를 해 먹기도 하고, 생산자가 직접 판매하는 식재료들을 구매하기도 하는 등 이래저래 좋은 먹거리들을 사려고 노력 중이에요.

● **식생활로 고민 중인 암 환자들에게 하고 싶은 말이 있나요?**

건강보조제나 뉴케어 같은 건강기능음료 등에 너무 의존하기보다는 제철 음식을 많이 먹고, 필요하다면 고기도 잘 먹어야 해요. 일주일에 2~3번 정도 생선도 잘 챙겨 먹고, 튀긴 것만 빼면 다양하게 골고루 많이 먹는 게 좋아요.

또 하루 30분 정도는 가벼운 운동을 통해 몸을 움직여 주는 게 좋아요. 자꾸 아픈 것만 생각하면 정상세포도 '아픈 모드'로 바뀔지 몰라요. 저는 자기 전에 엄마 배를 문질러 주면서 "오늘도 수고했어"라고 말해 주곤 하는데, 그럴 때면 배에서 꾸르륵꾸르륵 소리가 나거든요. 뭔가 대답해 주는 것처럼요. 이렇게 장기들이 다 알아듣도록 말을 걸어 주는 것도 좋은 것 같아요.

웰스토리 건강 요리사 선정!
환자들의 인생 식단으로 만드는 아침·점심·저녁

환자들이 치료받을 때 먹었던 인생 식단을 참고하여 웰스토리 건강 요리사가 아침·점심·저녁 메뉴를 정해 보았습니다.

이렇게 건강을 위해 직접 요리를 만들어 먹으면서 자신만의 레시피를 찾아 보세요. 나를 위해 직접 요리해서 먹는 하루하루가 쌓여 행복하고 건강한 나를 만들어 갈 수 있습니다.

---

1. 아침 조합

토마토달걀볶음 + 밥 또는 빵
+ 생채나 나물 또는 김치류

● **추천 이유**

토마토와 달걀은 아침에 부담 없이 먹기 좋습니다. 채소와 단백질도 골고루 먹을 수 있고, 조리도 손쉬운 편이라 추천합니다.

● **이렇게 먹으면 더 좋아요**

브로콜리나 청경채, 시금치, 마늘종같이 푸른색 채소를 더해 주면 좋습니다. 더 건강하게 섭취하고 싶다면 밥은 콩밥이나 잡곡밥으로, 빵이라면 통곡물빵으로 골라 주세요. 달걀은 중불에서 저어 가며 천천히 익혀야 더 부드러워집니다.

2. 점심 조합

직접 간 콩비짓국과 현미버섯톳밥
+ 생채나 나물 또는 김치류

● **추천 이유**

비지와 버섯, 톳 등 영양소 면에서 재료들이 조화로워 추천합니다.

● **이렇게 먹으면 더 좋아요**

동물성단백질을 추가하면 좋아요. 비짓국이나 톳밥에 돼지고기를 추가하거나, 혹은 톳밥에 생선살이나 오징어 또는 전복 같은 해물류를 넣어도 좋고, 비짓국에 조개살이나 달걀을 추가로 넣어도 좋습니다.

3. 저녁 조합

채소육수를 활용한 샤부샤부 + 밥
+ 생채나 나물 또는 김치류

● **추천 이유**

집에 있는 재료를 활용하기 좋고, 저녁 식사 때 먹어도 소화시키기 부담스럽지 않을 정도로 담백한 요리라 추천합니다. 국물양을 조절하면 찜으로도 즐길 수 있고, 샤부샤부로도 즐길 수 있어요.

● **이렇게 먹으면 더 좋아요**

숙주, 청경채, 단호박, 버섯 등 다양한 채소를 추가하면 더 좋습니다.

맺음말

　암을 처음 진단받은 순간부터 완치의 순간까지 암환자와 가족의 먹는 것에 대한 관심은 매우 높습니다. 하지만 관심도에 비해 직접 요리를 해서 먹는 경우는 많이 없어진 것 같아요. 그래도 그때그때 신선한 재료로 짜지 않고 덜 달게 조리하여 바로 먹는 음식이 최고의 보약이라는 것을 우리는 알고 있습니다.

　하지만 말이 쉽지 치료로 한창 몸과 마음이 힘들 때 직접 요리해 먹는 것은 참 어려운 일입니다. 그래서 이 책에서는 간편하게 조리하는 방법(육수·소스·드레싱 만드는 법, 만능 레시피 등)에 대해 소개하고자 노력하였습니다. 또한 증상별 추천 메뉴를 통해 치료의 영향으로 먹는 데 어려움을 겪는 환자들이 그나마 편히 먹을 수 있는 음식을 정리했습니다. 특히 유형별 한 상 차림을 통해 환자들이 손쉽게 바로 따라 할 수 있는 식단을 구성했습니다. 마지막으로 활기찬 식생활 가이드를 통해 외식, 회식, 전자레인지를 활용한 조리법, 건강한 편의점 음식을 고르는 법 등을 정리하여, 치료 후 주어진 환경 속에서 나를 위한 건강한 먹거리를 찾아 먹을 수 있는 실용적인 팁을 제시했습니다. 그리고 암 치료 중 나만의 인생 식단을 통해 환자가 치료 중에 먹었던 음식의 경험을 공유함으로써 치료를 잘 받고 잘 먹으면 나을 수 있다는 희망의 메시지를 담았습니다.

　장장 1년이라는 긴 시간에 걸쳐 암 환자의 건강한 식단에 대해 정리하면서 먹는 것이 정말 중요하다는 것을 새삼 깨닫게 되었습니다. 이 책을 통해 한 끼라도 더 건강하고 행복한 식사를 할 수 있길 바랍니다.

집필진 일동

암 치유 건강식단

1판 1쇄 발행 2025년 9월 24일
1판 2쇄 발행 2026년 1월 5일

지은이 삼성서울병원 & 삼성웰스토리
펴낸이 고병욱

펴낸곳 청림출판(주)
등록 제2023-000081호

본사 04799 서울시 성동구 아차산로17길 49 1010호 청림출판(주)
제2사옥 10881 경기도 파주시 회동길 173 청림아트스페이스
전화 02-546-4341 **팩스** 02-546-8053

홈페이지 www.chungrim.com **이메일** life@chungrim.com
인스타그램 @ch_daily_mom **블로그** blog.naver.com/chungrimLife
페이스북 www.facebook.com/chungrimLife

ⓒ 삼성서울병원 & 삼성웰스토리, 2025

ISBN 979-11-93842-50-8 13510

※ 이 책은 저작권법에 따라 보호를 받는 저작물이므로 무단 전재와 무단 복제를 금합니다.
※ 책값은 뒤표지에 있습니다. 잘못된 책은 구입하신 서점에서 바꾸어 드립니다.
※ 청림Life는 청림출판(주)의 실용도서 전문 브랜드입니다.